AHO

JANNIS BIRTH

Das Geheimnis der Nährstoffexplosion

SPROSSEN

MODERNE VEGANE ERNÄHRUNG IN DER SACKGASSE UND EIN WEG ZURÜCK

Inhaltsverzeichnis

Das Wunder

Alles Lebendige kann wachsen. Das Wunder des neuen Lebens beginnt mit dem Kleinsten – dem fast unsichtbaren Sprössling. Der Samen wird gepflanzt und fängt an in die Höhe zu schießen. Dieser unscheinbare Prozess ermöglicht jedem Menschen, jedem Tier und jeder Pflanze den Sprung in diese Welt.

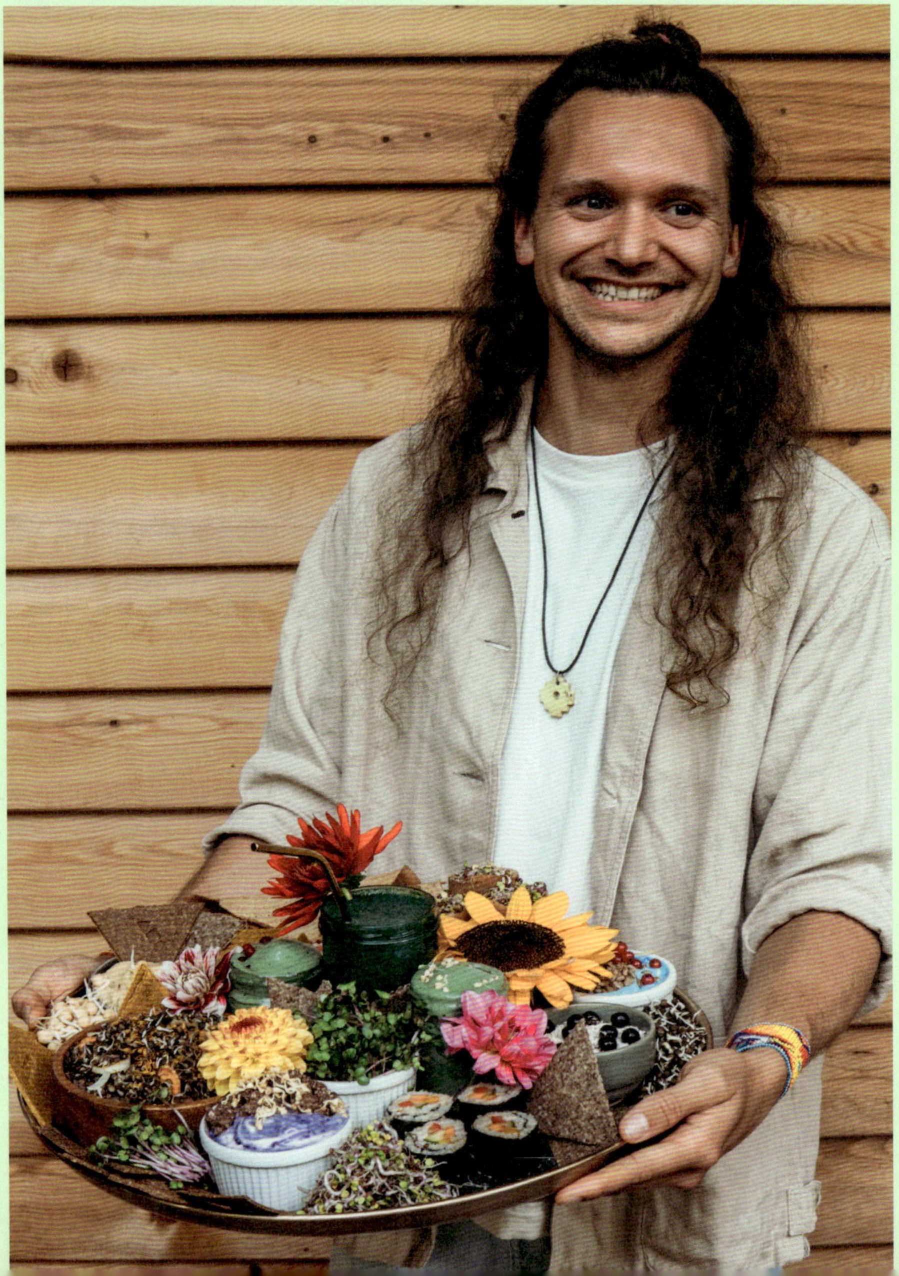

des neuen Lebens

In der lebendigen Natur ist dieser Kreislauf unumgänglich und im Großen wie im Kleinen wiederzufinden. Der sogenannte Urknall beschreibt in der Kosmologie den Beginn des Universums, den Anfangspunkt der Entstehung von Materie und ganzer Planeten.

Im Höhepunkt der Zeugung des menschlichen Lebens kann die Ekstase des Urknalls nachempfunden werden. In der pflanzlichen Welt, die uns auf der Erde umgibt, ist dieser Höhepunkt der Moment der Nährstoffexplosion. Der pflanzliche Samen wird in die feuchtwarmen Tiefen der Erde gepflanzt und arbeitet sich danach als Lebenskeim langsam ans Licht.

Nicht aus Zufall wird in jeder ursprünglichen Gesellschaft deshalb die vegetative Welt mit der „Mutter" Erde beschrieben. Die runde Kugel, in der ein Mensch erwacht, ähnelt nicht umsonst unserem Heimatplaneten und gilt als Symbol der bedingungslosen Fürsorge und Wiederauferstehung. Jede indigene Tradition kennt die unbegrenzte Weisheit des ewigen Kreises. Der ewige Kreis beschreibt, dass nichts zusammenhangslos ist oder zufällig entsteht. In dieser ursprünglichen Philosophie gilt alles als miteinander verbunden, bedingt und voneinander abhängig. In der christlichen Mythologie unserer westlichen Gesellschaft ist diese Idee mit der Wiederauferstehung und dem ewigen Leben erhalten geblieben. Sie schwebt als Symbolik noch immer im Unterbewusstsein der gegenwärtigen Moderne. In der traditionell indigenen Weltanschauung hat das ewige Leben weniger mit der Trennung von Himmel und Erde zu tun, sondern vielmehr mit der Erkenntnis, dass sich das Leben stetig neu erschafft. Die sogenannte „Ewigkeit" hat ihre Beständigkeit somit eher in einer permanenten Veränderung und Anpassung. Dieser Prozess lässt sich in allem finden und kann auch im sprießenden Korn erkannt werden. Das Korn keimt, wächst, reift, schützt sich, wird vom Frühling wieder geweckt und beginnt erneut zu wachsen. Der bezaubernde Kreislauf der Natur schwingt sich durch die Unendlichkeit und bewahrt das Geheimnis allen Lebens.

In diesem Buch schaffe ich eine Verbindung zwischen der unglaublichen Erkenntnis der Nährstoffexplosion und der praktischen Anwendung dieses theoretischen Wissens auf die menschliche Ernährung. Schwammige Begriffe wie Langlebigkeit und Verjüngung sollen dadurch ein stabiles Fundament bekommen. Von Extremen und versteiftem Dogmatismus halte ich persönlich nicht viel. Damit etwas Neues im Alltag integriert werden kann, muss es simpel sein, Spaß machen und positiv spürbar sein. Wenn die Einfachheit vom Geheimnis der Nährstoffexplosion erstmal in seiner Fülle erkannt wird, kann jeder Mensch sich mit simplen Maßnahmen nährstoffreicher ernähren und dem Körper endlich die notwendigen Lebensmittel für einen gesunden Körper zur Verfügung stellen.

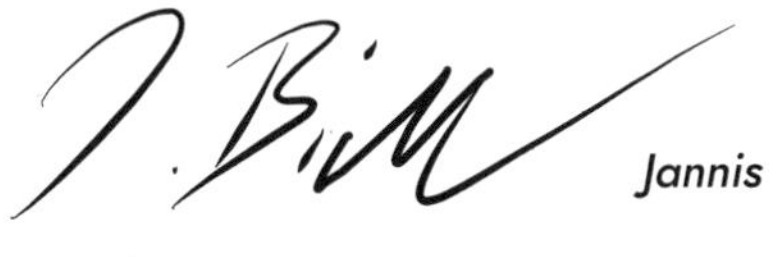

Jannis Birth

KAPITEL 1

Moderne vegane Ernährung

in der
SACKGASSE

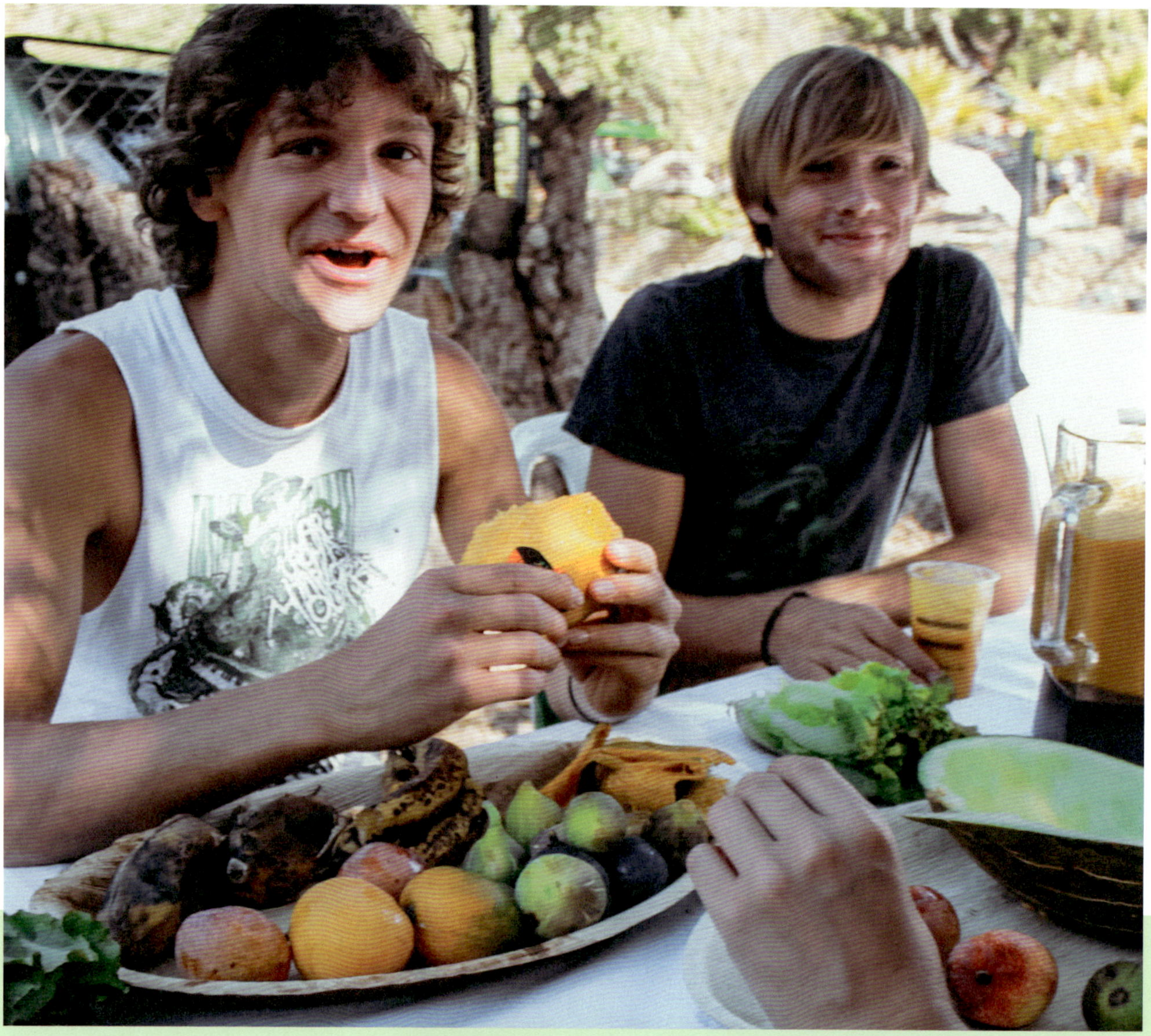

2011 besuchte ich gemeinsam mit meinem Freund Alex das „Raw Fruit Festival“ im südspanischen Andalusien. Zu dieser Zeit lebte ich ausschließlich von rohem Obst, Gemüse, Nüssen und Samen.

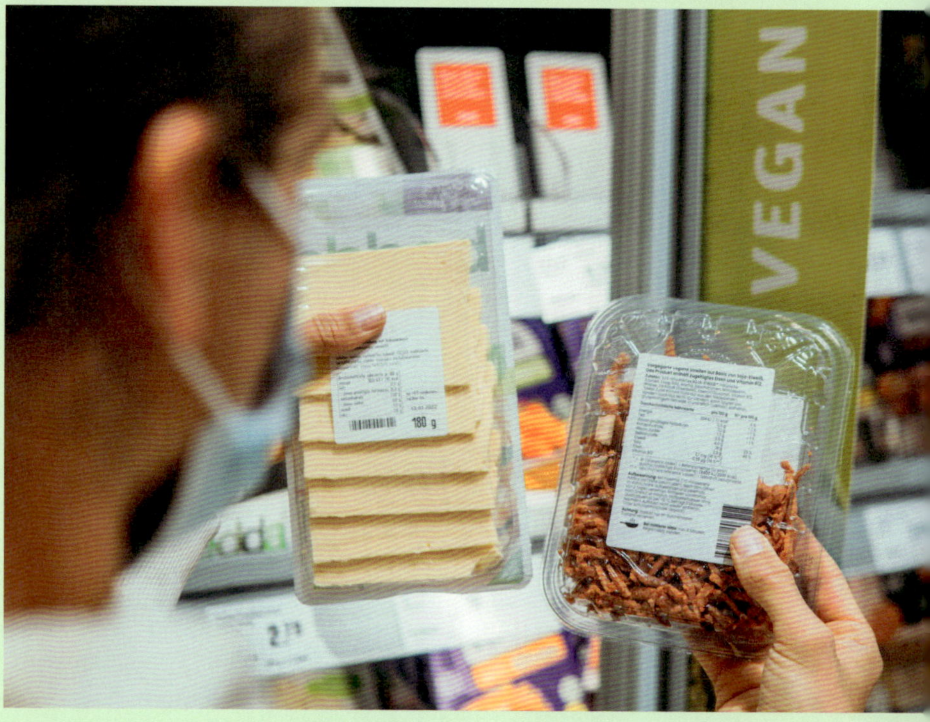

KAPITEL 1

Moderne vegane Ernährung in der Sackgasse

Oft wird die vegane Ernährung als gesunde Alternative gegenüber der konventionellen Ernährung gesehen. Im Folgenden möchte ich zeigen, dass die moderne vegane Ernährung in allen Bereichen elementare Schwachstellen hat.

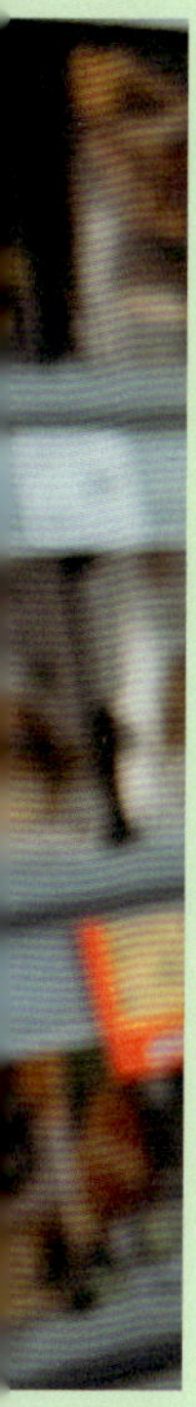

Spätestens 2021 gibt es in jedem deutschen Discounter hochverarbeitete vegane Ersatzprodukte.
Diese pflanzlichen Alternativen zu Fleisch beinhalten z.B. neben Aromen, Maltodextrin und Farbstoffen zu 93% rehydriertes Soja aus „Nicht-EU-Ländern“ der konventionellen Landwirtschaft.
Die kuhmilchfreie Alternative zu Käse beinhaltet neben erhitztem Öl, behandelter Stärke und künstlichem Aroma keinerlei vollwertige Zutaten.

Als ich im Jahr 2010 Sportwissenschaften studierte, war ich so ziemlich der einzige Veganer auf dem gesamten Campus. Meine damals rein ethische Motivation für eine pflanzliche Ernährung legte den Grundstein für eine lange Erkundungsreise auf dem Gebiet der optimalen Gesundheit. Während ich von morgens bis abends Sportkurse belegte, musste mein Körper einiges leisten. Gleichzeitig studierte ich politische Wissenschaft und wollte geistig präsent sein.
In den Anfängen meiner veganen Ernährung habe ich alle Ernährungsstile ausprobiert und bin häufig gescheitert. Unzählige verschiedene Ansätze und Ernährungsformen waren zum einen aufregend und zum anderen stark verwirrend.
Während meiner Selbstversuche verfolgte ich ein stetiges Ziel: Ich wollte meinen Körper optimal ernähren, um Höchstleistungen zu erzielen. Damit nicht jeder Einzelne die vielen Umwege selbst nehmen muss, möchte ich mein Wissen in diesem Buch teilen. Offen und ehrlich kommuniziere ich die bedeutsamen Schwierigkeiten einer veganen Ernährung, um die daraus folgenden Lösungsansätze klar und einfach aufzuzeigen.

Kultiviertes Gemüse und gezüchtetes Obst

Natürliches Obst und Gemüse hat einen guten Ruf. Allerdings steckt der Teufel im Detail. Hybridfrüchte „ohne Kerne" sind nur die Spitze des Eisbergs.

Persönlich bin ich den Tofuwürstchen, der Sojamilch, dem Fake-Meat und dem veganen Käse dieser Welt dankbar, dass sie vermehrt einem Teil der Menschheit ermöglichen, sich von der industriellen Massentierhaltung und Ausbeutung des Planeten zu distanzieren. Aus ökologischer Perspektive ist dieser erste Schritt in Richtung nachhaltiges Konsumverhalten total wünschenswert. Auch die elementare Brisanz der moralischen Tragfähigkeit der Ernährung kann nicht geleugnet werden und in meiner Masterthesis der Philosophie habe ich mich mit der Thematik der Tierethik[1] bereits umfassender auseinandergesetzt. Die ökologische Sicht auf unser Essverhalten und die ethische Perspektive auf das Tierwohl sollen in diesem Buch jedoch nicht vorrangig beleuchtet werden. An dieser Stelle soll es um den gesundheitlichen Aspekt einer bedarfsgerechten Ernährung gehen.

Aus gesundheitlicher Perspektive sollte die alltägliche Ernährung nicht auf Ersatzprodukten, sondern auf natürlichen, vollwertigen Lebensmitteln beruhen. Nach einer gewissen Umstellungsphase hin zu einer gesünderen Ernährung wird dies den meisten Menschen schnell bewusst. Es geht meiner Meinung nach also bei einer pflanzlichen Ernährung nicht nur um die Meidung von Fleisch, Käse und Milch, sondern um wirklich nährstoffreiche Alternativen ohne gesundheitliche Nachteile.

Häufig münden die ernährungswissenschaftlichen Empfehlungen für eine gesunde vegane Ernährung deshalb auch in der Vorgabe, dass möglichst viel frisches Obst und Gemüse gegessen werden sollte.

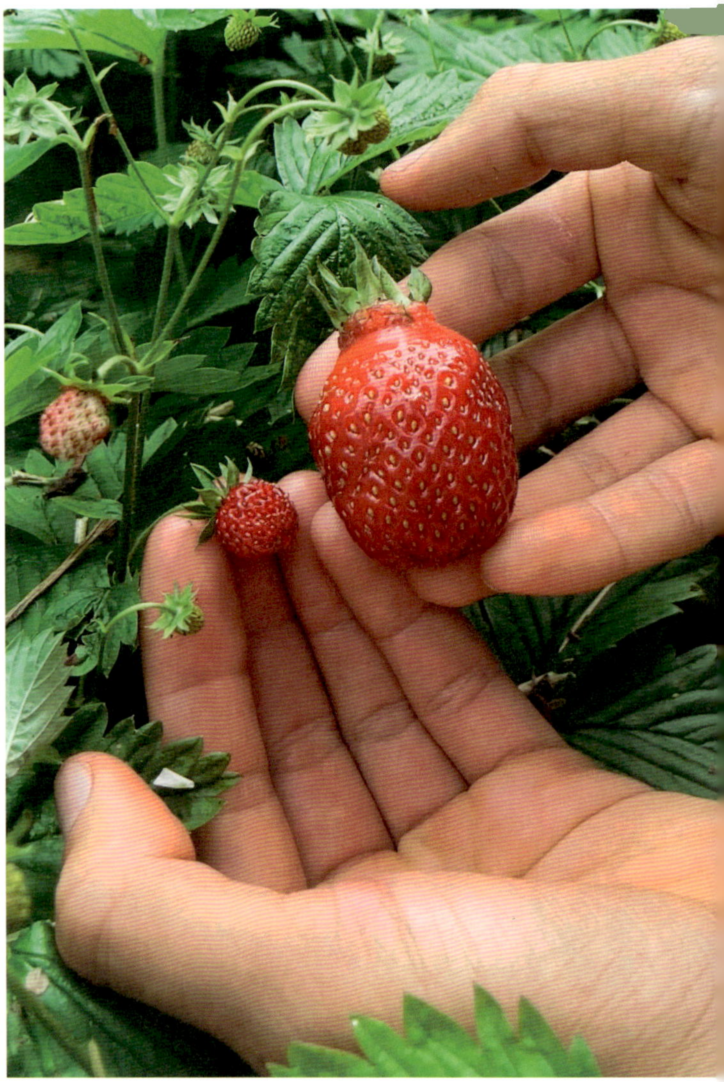

Vergleich einer wilden Walderdbeere, links, und einer konventionellen Kulturerdbeere, rechts. Selbst dieses recht kleine Exemplar einer gezüchteten Kulturerdbeere erscheint neben der natürlichen Walderdbeere riesig aufgebläht.

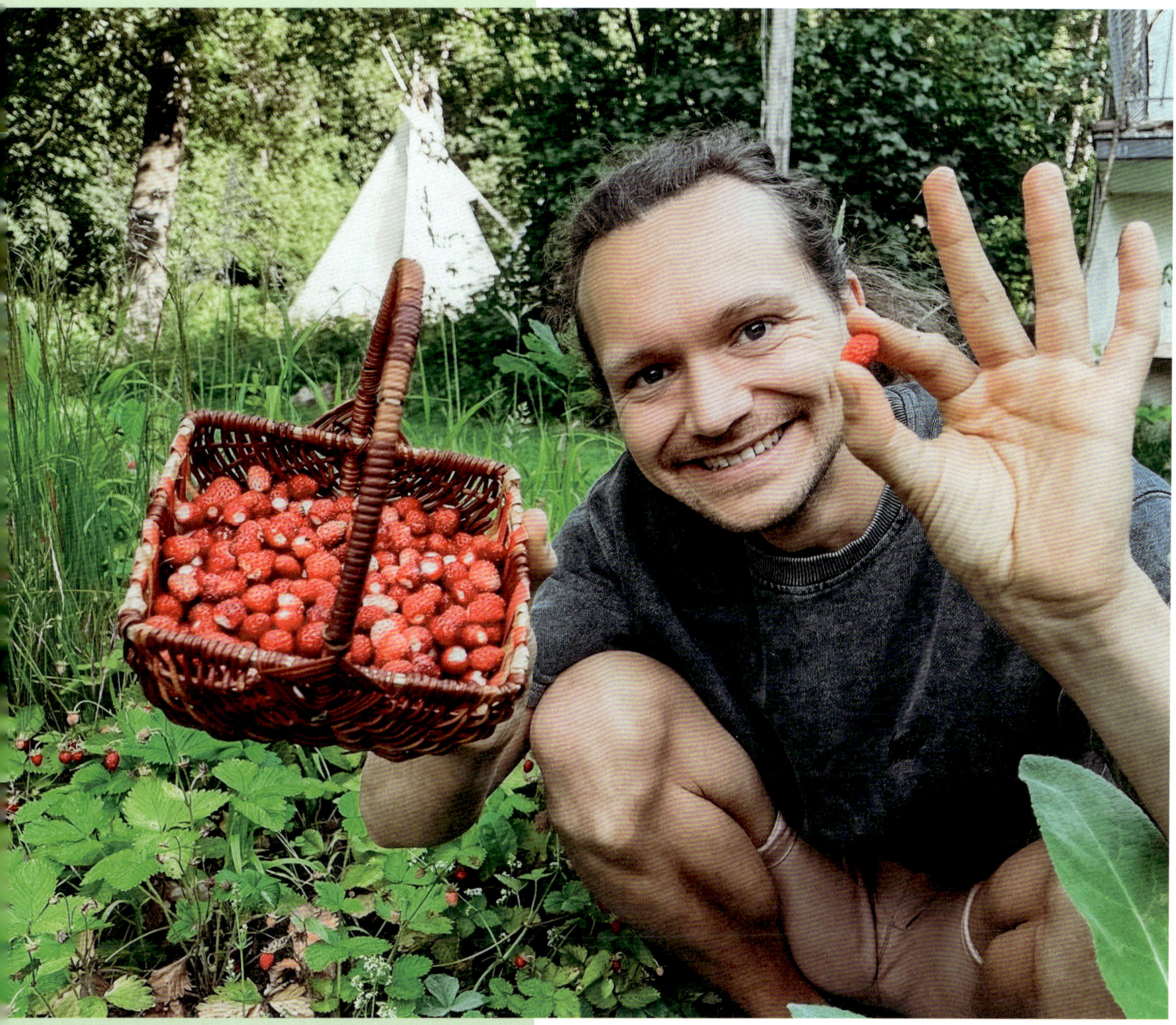

Auf unserem Grundstück wachsen viele wilde Walderdbeeren. Ohne Gartenarbeit verbreiten sich diese Naturwunder über Jahrzehnte am Waldrand. Die Walderdbeere enthält wesentlich mehr Vitamin C und deutlich weniger Fruktose als die immer größer gezüchtete Variante.

Ich habe mich während meines Sportstudiums deshalb vorwiegend von Obst und Gemüse ernährt und konnte anfänglich auch enorme Leistungsfortschritte vermerken. Jedoch ist der Wassergehalt von Obst und Gemüse exorbitant hoch. Dadurch muss ein unglaubliches Volumen gegessen werden, um wichtige Mikro- und Makronährstoffe abdecken zu können. Außerdem gibt es einen weiteren Nachteil von Obst und Gemüse, der leider nicht zu leugnen ist und 99% des verfügbaren Angebots betrifft. Jedes Obst und Gemüse aus dem Supermarkt oder auch Bioladen ist durch eine Kultivierung des Anbaus überzüchtet. Die prallen Früchte im Eingangsbereich der Discounter sind hybride Wasserspeicher, die auf maximale Süße gezüchtet wurden.

Als ich drei Monate isoliert in der Natur am Hang eines Vulkans in Lateinamerika lebte, fand ich immer wieder wilde Papaya. Diese wilde Urfrucht war klein wie eine Beere, hatte ausgesprochen wenig Fruchtfleisch, viel Schale und sehr viele Kerne. Der Vergleich zu der Supermarkt-Papaya oder der gezüchteten Riesenvariante vom Bauernmarkt war extrem. Dieses Beispiel ist für jede Region dieser Erde reproduzierbar. Wir müssen uns nur Walderdbeeren und die glänzenden Riesenerdbeeren anschauen. Die moderne Erdbeere ist süßer als die ursprüngliche Walderdbeere, hat weniger Vitamin C und mehr Fruktose. Auch die großen weißfleischigen Blaubeeren können mit dem Antioxidantiengehalt von tief-violetten Wildheidelbeeren nicht im entferntesten mithalten. Kultiviertes Gemüse und gezüchtetes Obst kann aufgrund des hohen Wasser- und Zuckergehalts keine Grundlage für eine gesunde vegane Ernährung bilden. Dem Obst und Gemüse fehlen wesentliche Mikronährstoffe, die ein gesunder Körper unabdingbar benötigt. Alle Früchte aus Übersee werden zudem unreif geerntet, damit auf dem langen Transportweg durch die andernfalls weiche Konsistenz nicht zu viele Druckstellen entstehen. Diese unreifen Früchte enthalten zum einen weniger Nährstoffe, da sie nicht ausreichend lang durch den Baum oder die Palme mit Mineralien aus der Erde versorgt werden konnten. Zum anderen sind sie durch ihre Säure schädlich für die Zahngesundheit.

Neben veganen Ersatzprodukten kann der Mikronährstoffbedarf auch nicht von vermeintlich gesundem Obst und Gemüse ausreichend gedeckt werden. Die kultivierten Pflanzen weisen nicht den ursprünglichen Gehalt an Mikronährstoffen von unverzüchteten Wildkräutern oder von Wildfrüchten und Wildbeeren auf. Aus meiner Perspektive ist Obst und Gemüse, entgegen des vorherrschenden Images, nicht natürlich. Kultiviertes Obst und Gemüse ist eine unnatürliche, einseitige Züchtung zu Gunsten der Profitmaximierung einer monokulturellen Landwirtschaft und eines gewinnmaximierenden Absatzes für den Lebensmitteleinzelhandel.

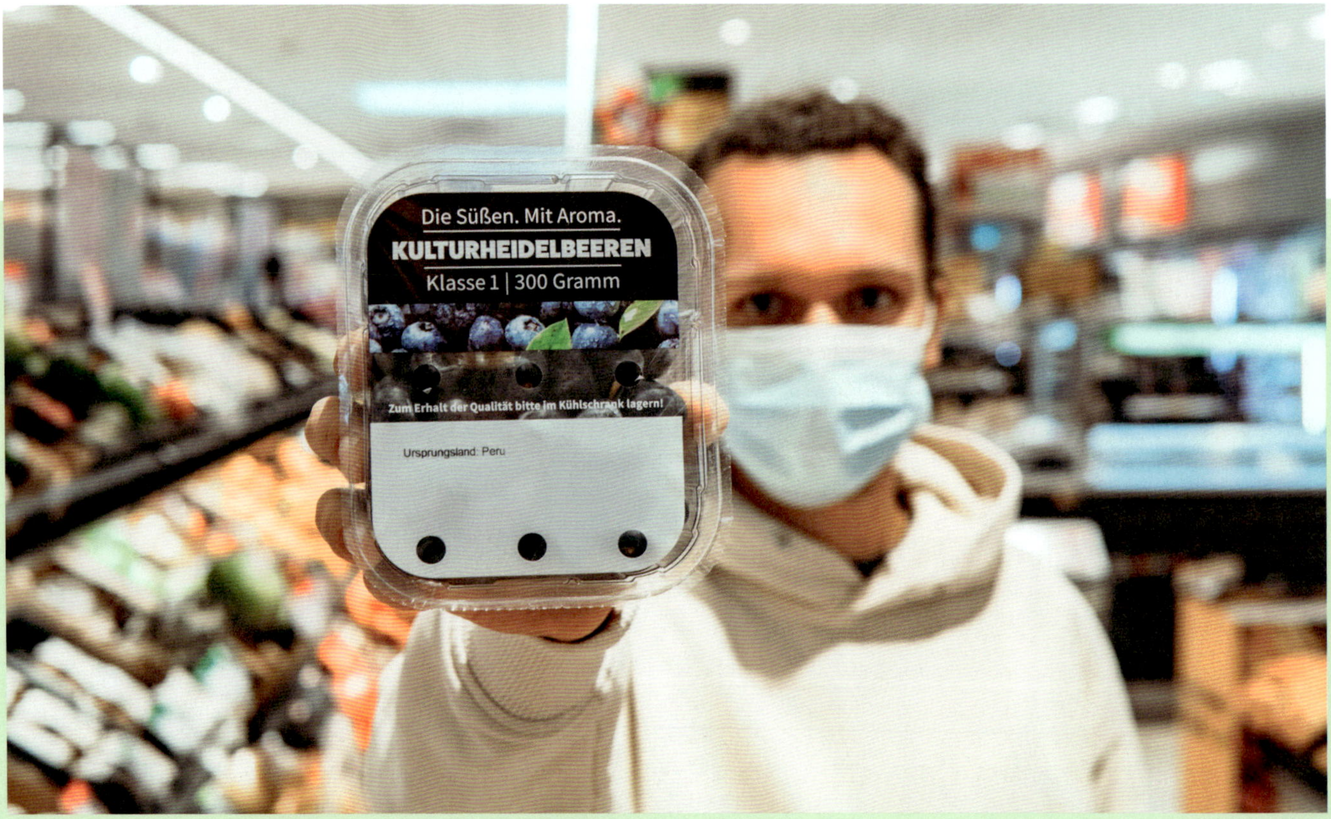

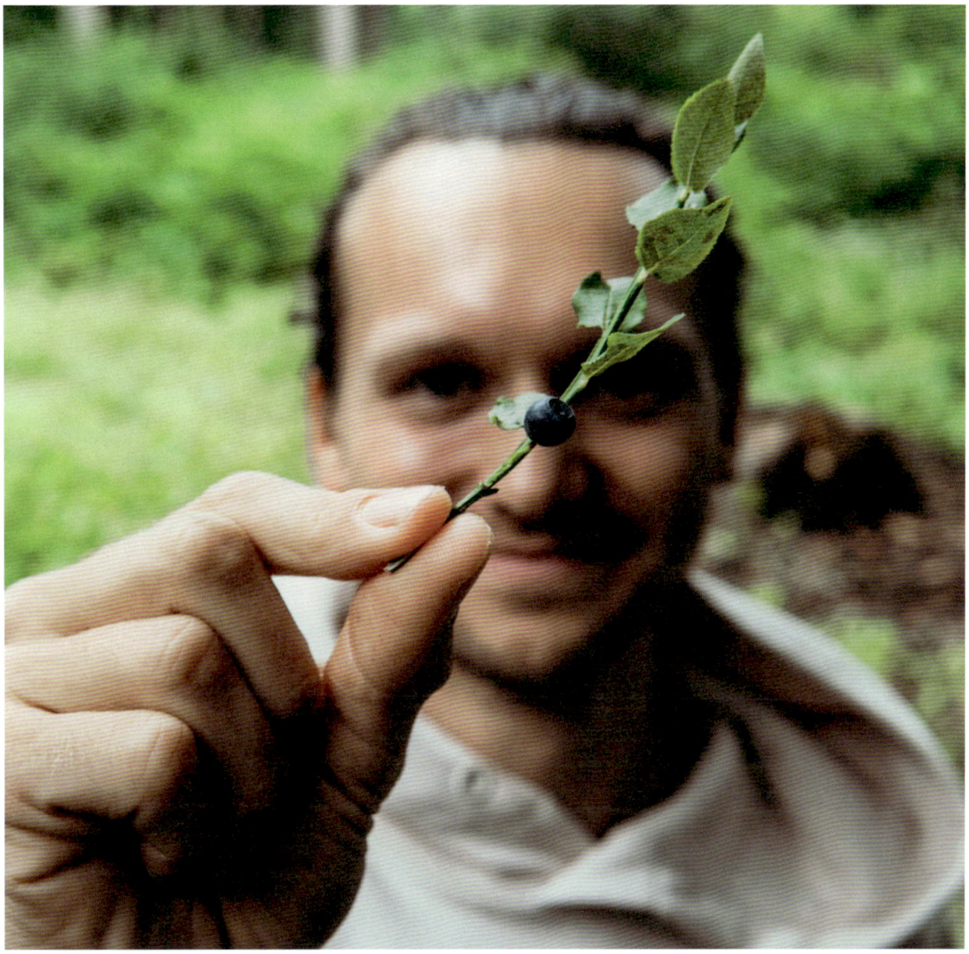

Auch wilde Heidelbeeren finden wir im Wald nicht weit entfernt von unserem Haus. Zum Vergleich: „Die süßen Kulturheidelbeeren mit Aroma" ist ca. 5-10 Mal größer als die Wildheidelbeere. Die Antioxidantien der natürlichen Wildheidelbeere ist im Vergleich mit der gezüchteten Kulturheidelbeere wesentlich höher. Wildheidelbeeren sind innen tief lila und leicht sauer. Kulturheidelbeeren sind innen blass-weiß und süß.

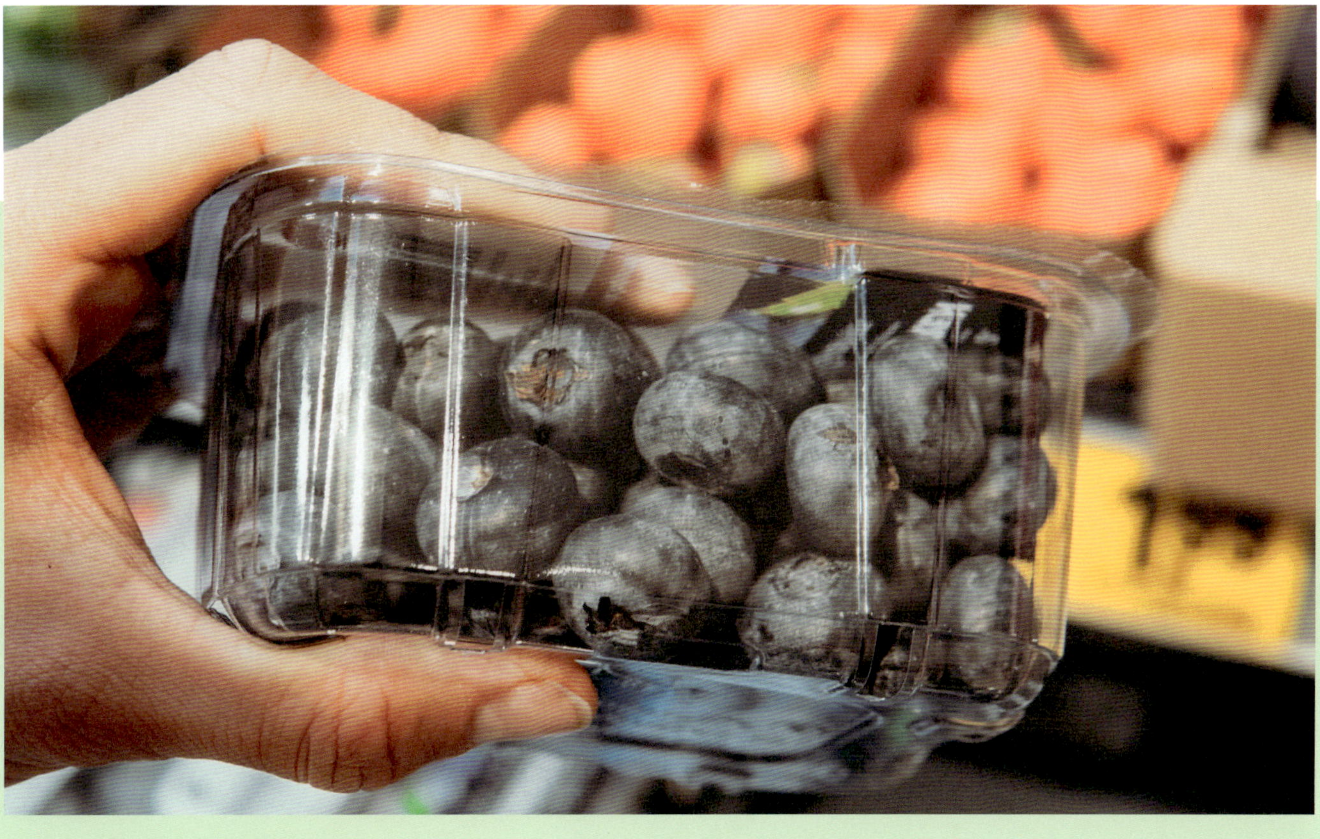

Nachteile von Weißmehl und Vollkorn

Backwaren, Brot und Brötchen sind eine feste Grundlage der deutschen Ernährung. Die vermeintlich gesunde Alternative zu Weißmehlbrot ist das beliebte Vollkornbrot. Doch auch, wenn im vollen Korn wesentlich mehr Vitamine und Mineralien enthalten sind, haben moderne Vollkornprodukte wesentliche Nachteile für die menschliche Ernährung.

Als ich während meines Studiums der Sportwissenschaft in der Leibniz Universität in einem Seminar zur bedarfsgerechten Ernährung saß, bekamen alle Teilnehmer ein Stück Schwarzbrot und sollten von dem Geschmack berichten. Das Brot schmeckte neutral bis herzhaft und leicht salzig. Anschließend sollten alle Studenten ein gleich großes Stück nochmals probieren und vorher 50 Mal kauen. Wie wiederkäuende Kühe saßen alle Studenten im Seminarraum und kauten vor sich hin. Nach ca. 30 Mal Kauen war das kleine Stück Schwarzbrot vom Speichel bereits so sehr verflüssigt, dass die letzten 20 Mal „Kauen" nur noch einem Herumwälzen der Flüssigkeit galten. Allen Teilnehmern im Seminar fiel der süße Geschmack auf, der sich im Mundraum ausbreitete. Die Dozentin erklärte uns, dass die Alpha-Amylase die im Brot vorhandene Stärke in einfachere Zucker spaltet und sich somit der süßliche Geschmack im Mund verbreiten kann. Die Stärke aus den Kohlenhydraten (z.B. aus Getreidemehl) muss in Zucker zerlegt werden, damit wir Menschen Energie gewinnen können. Der menschliche Körper ist ohne das im Speichel enthaltene Enzym nicht dazu fähig, Stärke vollständig zu verstoffwechseln. Nur wenn die Alpha-Amylase im Speichel die Stärke im Mundraum vorverdaut, kann der Körper etwas mit diesen komplexen Kohlenhydraten anfangen. Nun wird jedem aufmerksamen Leser relativ schnell klar sein, dass wir in der Regel nicht 50 Mal kauen, wenn wir stärkehaltige Lebensmittel essen. Du kannst es selbst mit einem Stück Brot versuchen. Dabei wirst du höchstwahrscheinlich merken, dass du noch nie so lange auf einem kleinen Stück Brot herumgekaut hast, bevor du es geschluckt hast. Der Schluckreflex setzt bereits viel früher ein und wir müssen ihn bewusst unterdrücken, um so lange zu kauen, bis ein Stück Brot wirklich süß wird. Das ist auch nicht weiter schlimm, zeigt uns aber, dass der menschliche Körper für zu viel stärkehaltige Nahrungsmittel nicht gemacht ist. Wir können als omnivore Gattung eine gewisse Menge an Stärke verstoffwechseln, aber nicht vollständig. Die gleichen Überlegungen gelten im Übrigen nicht nur für Brot aus Getreide, sondern auch für Reis, Buchweizen, Mais, Kartoffeln, Quinoa, Hafer, Bulgur, Nudeln oder andere stärkehaltige Kohlenhydrate. Für den menschlichen Körper sind diese Lebensmittel also nicht uneingeschränkt empfehlenswert, zumindest nicht in der Form, in der sie normalerweise gegessen werden.

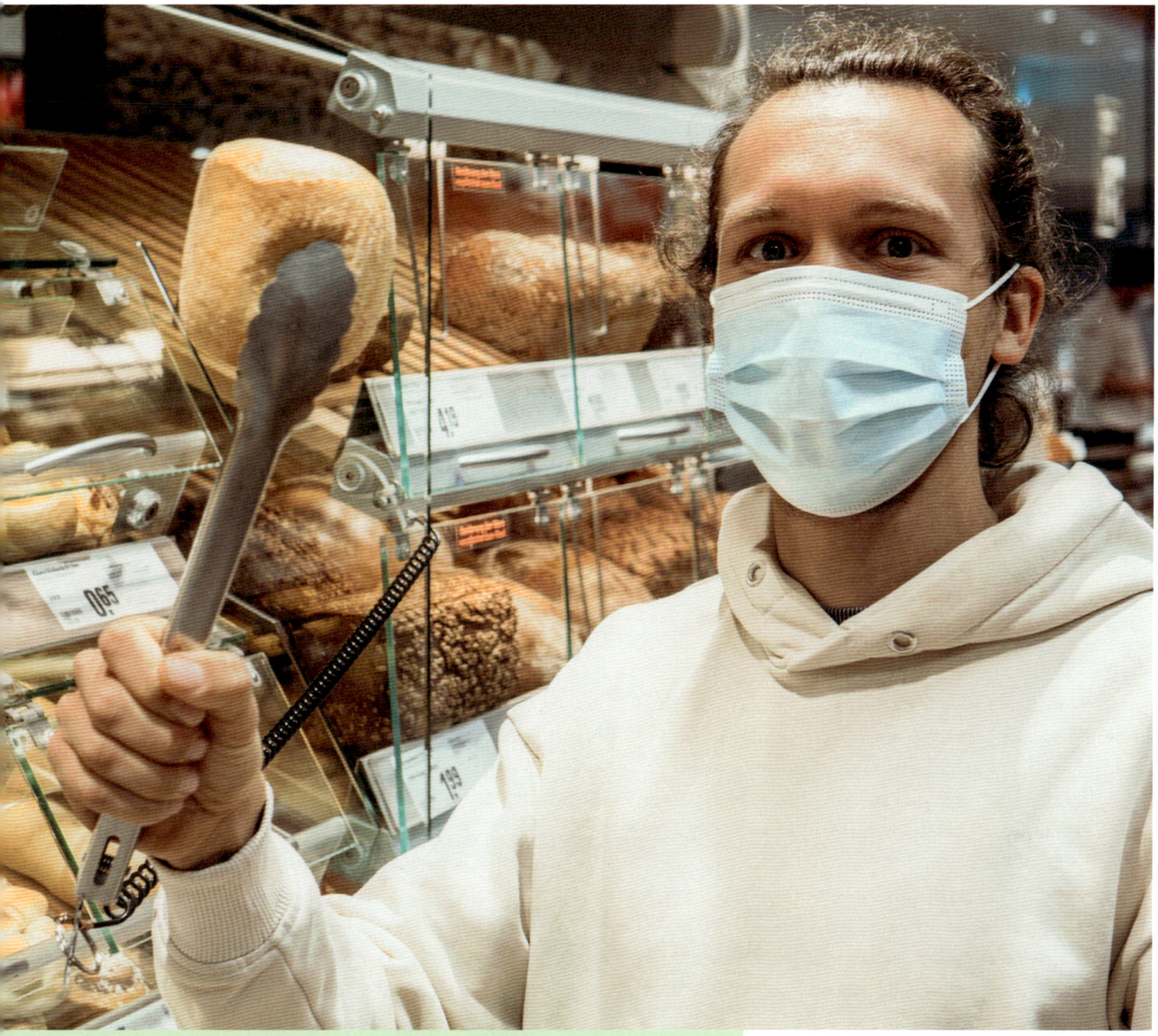

Ob beim Bäcker oder im Supermarkt neben der Fleischtheke: Das Weißmehlbrötchen ist der absolute Bestseller. Als gelegentliche Ausnahme sind diese isolierten Lebensmittel nicht weiter schädlich. Als langfristige Grundlage können Backwaren, die auf Weißmehl basieren, den Körper jedoch nicht mit genügend Mikronährstoffen versorgen. Über Jahrzehnte kann sich so ein tiefgreifender Mangel an B-Vitaminen etablieren.

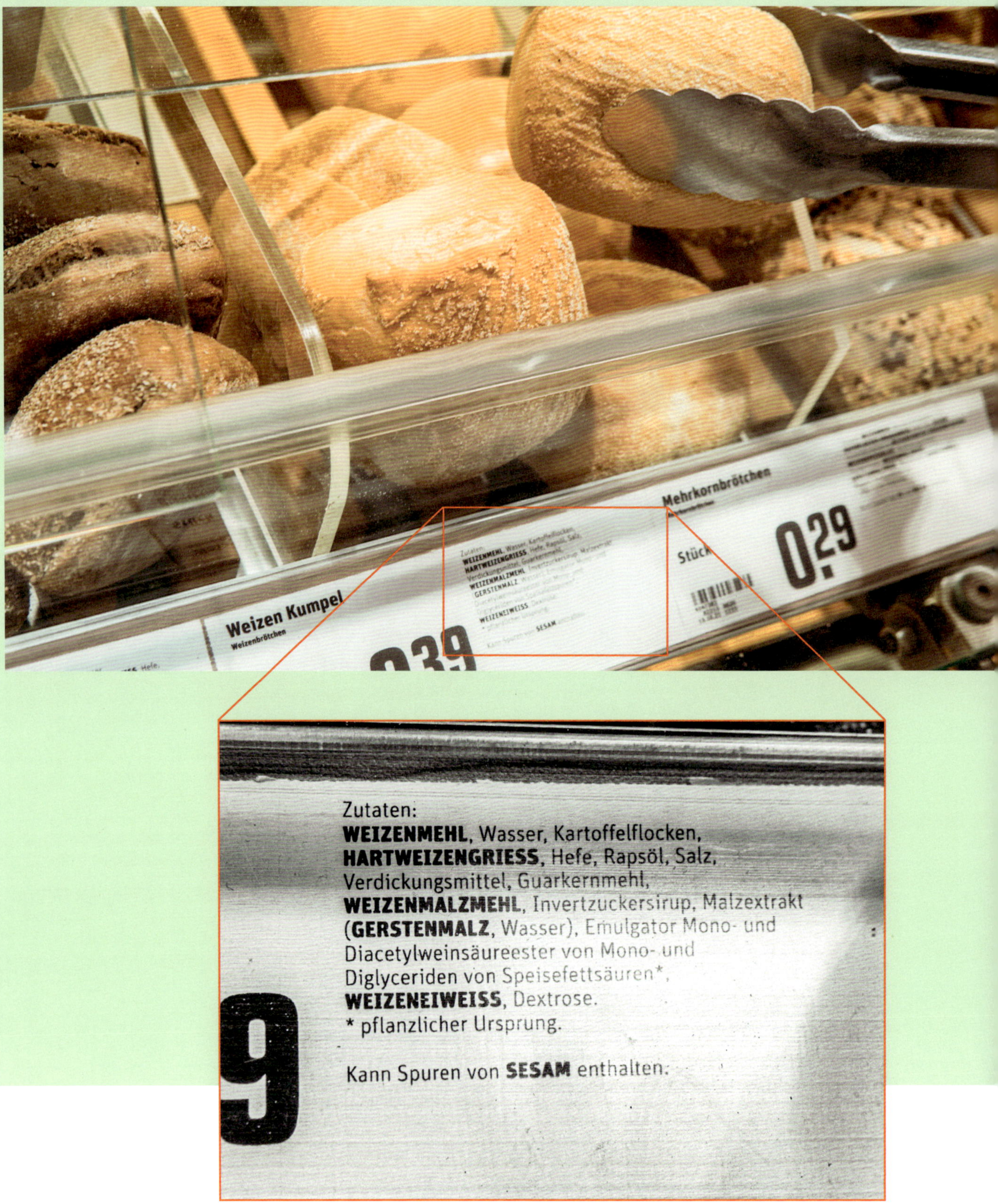
Weizen Kumpel
Weizenbrötchen
Mehrkornbrötchen
Stück
0,29
Zutaten:
WEIZENMEHL, Wasser, Kartoffelflocken,
HARTWEIZENGRIESS, Hefe, Rapsöl, Salz,
Verdickungsmittel, Guarkernmehl,
WEIZENMALZMEHL, Invertzuckersirup, Malzextrakt
(**GERSTENMALZ**, Wasser), Emulgator Mono- und
Diacetylweinsäureester von Mono- und
Diglyceriden von Speisefettsäuren*,
WEIZENEIWEISS, Dextrose.
* pflanzlicher Ursprung.
Kann Spuren von **SESAM** enthalten.

Des Weiteren gibt es mit dem Nährstoffräuber „Phytinsäure" einen elementaren Nachteil der kohlenhydrathaltigen Getreide- und Pseudogetreidesorten. Insbesondere das angeblich gesunde Vollkorngetreide weist den demineralisierenden Antinährstoff „Phytinsäure" auf. Deshalb ist auch das hochgepriesene Vollkorngetreide keine langfristig gesunde Alternative gegenüber Weißmehl. Sogar der sogenannte „Vollwertpapst" Dr. Bruker hat sich in seinen letzten Lebensjahren nicht mehr wie ein üblicher Vollwertköstler von allerhand Vollkorngetreide und Frischkornbrei ernährt, sondern vermehrt von pflanzlicher Rohkost. Es ist keine Einbildung von Unwissenden, dass Vollkorngetreide schwer im Magen liegt. Vollkorngetreide umgibt eine Getreideschale, die das Korn vor Fressfeinden wie Insekten schützen soll. Die zahlreichen Antinährstoffe innerhalb dieser Getreideschale schwächen die Verdauung. Darauf werde ich im späteren Kapitel „Was ist die Nährstoffexplosion?" noch tiefer eingehen.
Obst, Gemüse, Weißmehl- und Vollkorngetreide stellen im Gedankengut der modernen veganen Ernährung die Grundlage eines gesunden Lebensstils dar. Diese drei elementaren Lebensmittel sind bei genauerem Hingucken in ihrer konventionellen Form jedoch leider nicht uneingeschränkt zu empfehlen.

**Weizenmehl,
Wasser,
Kartoffelflocken,
Hartweizengrieß,
Hefe,
Rapsöl,
Salz,
Verdickungsmittel,
Guarkernmehl,
Weizenmalzmehl,
Invertzuckersirup,
Malzextrakt (Gerstenmalz, Wasser)
Emulgator Mono- und Diacetylweinsäureester von
Mono- und Diglyceriden von Speisefettsäuren,
Weizeneiweiß,
Dextrose**

Die Zutatenliste von konventionellen Backwaren sind meist erschreckend lang und kryptisch.

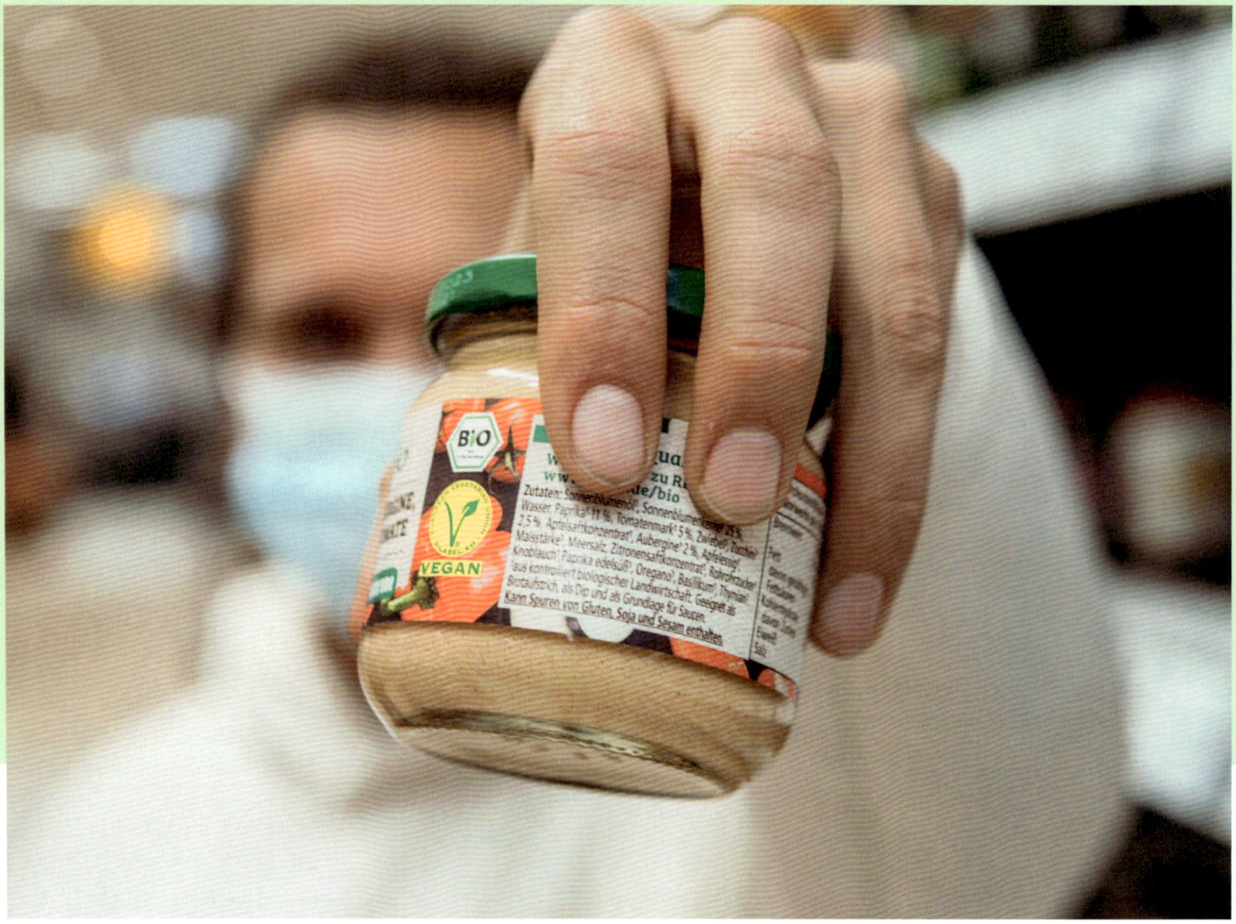

Pflanzliche Aufstriche basieren meist auf stark Omega-6 haltigem Sonnenblumenöl. Dieser vegane Bio-Aufstrich enthält darüber hinaus als zweite Zutat Sonnenblumenkerne. Später kommen Zucker und konzentriertes Tomatenmark. Langfristig ist dieser Belag zum Weißmehlbrötchen stark entzündungsfördernd.

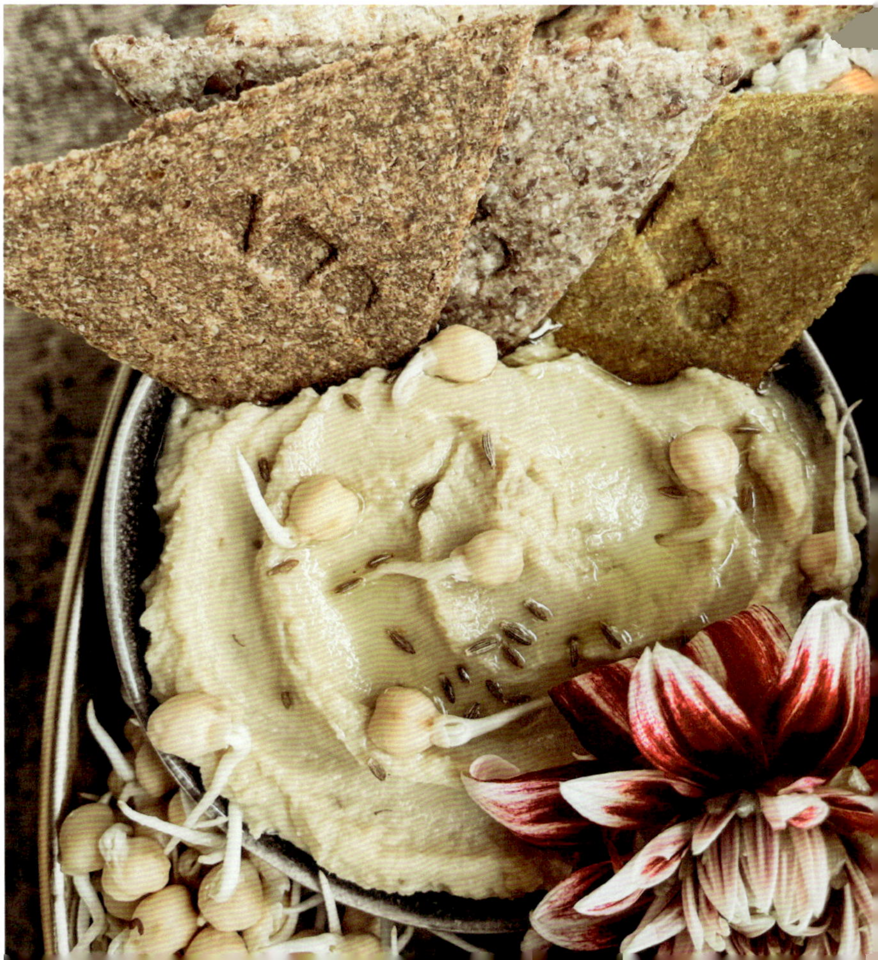

Als Alternative zu herkömmlichen Aufstrichen können gekeimte Kichererbsen als Basis für pflanzliche Aufstriche dienen. Der gekeimte Hummus kann mit Omega-3-haltigem Leinöl aufgewertet werden.

Entzündungen und falsch kombinierte Fettsäuren

Nein, Fett macht nicht fett. Aber es kommt auf die richtigen Fette an. Unbemerkt werden in der modernen veganen Ernährung tierische Fette zum Großteil mit Omega-6 Fettsäuren aus Sonnenblumenöl ersetzt. Dieses Missverhältnis macht die moderne vegane Ernährung leider stark entzündungsfördernd.

Kohlenhydrate sind der Hauptantriebsmotor des menschlichen Organismus und letztlich kann der Mensch nur durch Glukose denken, laufen und lachen. Aufgrund der Nachteile von Getreide und Obst sind in den letzten Jahren einige neue Diätformen wie „Low Carb", „Zero Carb" oder die „Ketogene Diät" entstanden. Alle vereint der Gedanke, dass möglichst viel Fett gegessen werden sollte, damit der Stoffwechsel sich umstellt und ohne bzw. mit wenigen Kohlenhydraten läuft. Ich persönlich halte nicht viel von unausgeglichenen Extremen und möchte betonen, dass jeder Mikro- und Makronährstoff zurecht eine elementare Funktion in der Physiologie des menschlichen Organismus hat. Dennoch gibt es einige Menschen, die auf Kohlenhydrate weitgehend verzichten und ihre primäre Quelle an Kalorien in Fetten sehen. Insbesondere bei der veganen Ernährung kann dies fatale Folgen haben, die ich im Folgenden erklären möchte.

Die meistgenutzten Fette der gegenwärtigen veganen Ernährung sind für die Gesunderhaltung des menschlichen Körpers nicht besonders förderlich.
Fast alle Aufstriche oder Fertigprodukte und selbst die Haferdrink aus dem Supermarkt beinhalten als Fettquelle hauptsächlich Sonnenblumenöl.

Um in Harmonie zu sein, braucht alles im Leben jedoch eine gewisse Balance. Die Waage ist seit Urzeiten das Symbol der Ausgeglichenheit. Außen wie innen kann diese Symbolik herangezogen werden, um zu analysieren, ob etwas „in Ordnung" ist oder ob eine Dysbalance vorherrscht. Solange ein harmonisches Gleichgewicht eingehalten wird, sind wir „in unserer Mitte" und fühlen uns gesund. Aus ernährungsphysiologischer Perpsektive bekommt diese Binsenweisheit eine fundamentale Bedeutung. Für eine gute körperliche Leistung sollte z.B. das Natrium-Kalium-Verhältnis ausgeglichen sein. Auch das Aminosäurenspektrum braucht eine gewisse Harmonie, damit der Körper Proteine neu bilden kann. Im menschlichen Körper müssen die Verhältnisse verschiedener Nährstoffe gewährleistet sein. Für die praktische Anwendung ist aber zuallererst das richtige Verhältnis von Fettsäuren wichtig, weil dies darüber entscheidet, ob der Körper zu Entzündungen neigt oder Entzündungen hemmt. Um ein ausgeglichenes Fettsäuren-Verhältnis zu gewährleisten, muss in der Ernährung eigentlich nur auf ein Detail geachtet werden. Dieses Detail ist aber so fundamental, dass es unbedingt das notwendige Grundlagenwissen für eine gesunde pflanzliche Ernährung darstellen sollte. Deshalb möchte ich diese einfache Erkenntnis hier mit euch teilen.

Omega-6-Fettsäuren wirken auf den Körper entzündungsfördernd

Die wichtigsten essentiellen Fettsäuren, also lebensnotwendigen Quellen von Fett, sind die Omega-3 und die Omega-6-Fettsäuren. Omega-3 ist entzündungshemmend und Omega-6 ist entzündungsfördernd. Beide Eigenschaften sind wichtig und haben ihre vollkommene Berechtigung. Durch Entzündungen können unerwünschte Stoffe aus dem Körper, z.B. in Form eines Pickels, ausgeleitet werden. Ein zuviel an Omega-6 blockiert jedoch die Omega-3-Fettsäuren (ALA) und die entzündungshemmenden Wirkungsformen (EPA, DHA) des Omega-3 können nicht gebildet werden.

In der veganen Ernährung basiert jedoch tatsächlich nahezu jeder Brotaufstrich auf „High Oleic" Sonnenblumenöl. Die zugrunde liegenden Sonnenblumenkerne sind aus einer in Russland gefundenen Mutante gezüchtet und haben besonders viel Omega-6.

Darüber hinaus ist so ziemlich jedes vegane Ersatzprodukt mit erhitztem Öl versetzt. Da Omega-3 nicht hitzestabil ist, sind in diesen Produkten ebenfalls fast ausschließlich entzündungsfördernde Omega-6-Fettsäuren enthalten. Nun bleiben der konventionellen veganen Ernährung zu guter Letzt noch die ganzen Nussmuse, welche häufig ebenfalls aufgrund ihres Omega-3 zu Omega-6 Verhältnisses stark entzündungsfördernd sind. Insbesondere das Erdnussmus hat einen hohen Anteil an Omega-6-Fettsäuren, da die Erdnüsse so gezüchtet wurden, dass die in den USA so beliebte Erdnussbutter besonders gut hergestellt werden kann.

Das offiziell „gesunde" Verhältnis von Omega-6 zu Omega-3 ist in Deutschland bei 5:1. Evolutionär war das optimale Verhältnis sogar bei 1:1.

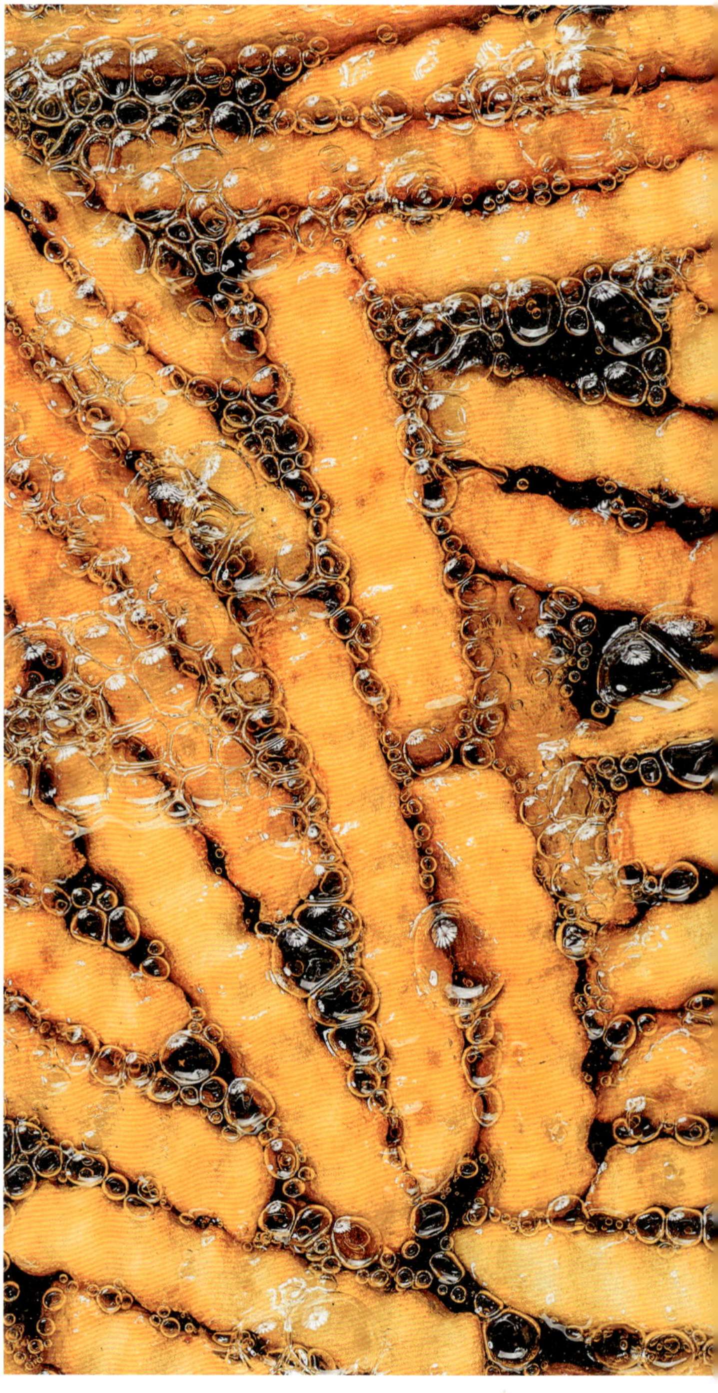

Bei erhitzten Ölen zerfallen die hitzesensiblen Omega-3-Fettsäuren. Übrig bleiben nur Omega-6-Fettsäuren. Frittierte Pommes wirken somit stark entzündlich.

Omega-3-Fettsäuren wirken hingegen entzündungshemmend

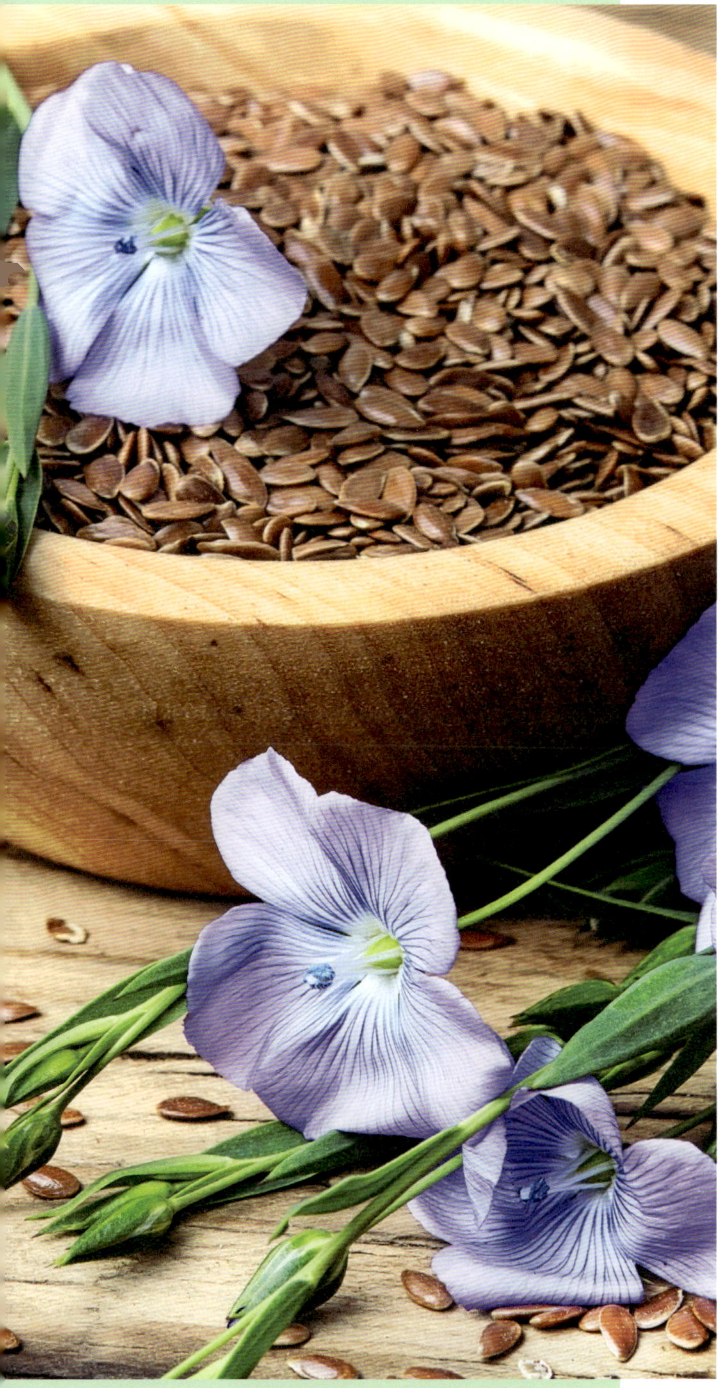

Lein, Raps und Hanf sind lokale Ölsaaten, die viel Omega-3 enthalten. Sie sollten in einer gesunden Ernährung nicht fehlen.

Prähistorisch gesehen nahmen Menschen zu Urzeiten also gleich viel Omega-6 wie Omega-3 zu sich. Bis dato hat sich das Verhältnis immer weiter verschoben und liegt heutzutage bei 10:1. Menschen, die sich vegetarisch ernähren, haben ein durchschnittliches Verhältnis von 10-16:1 und Menschen mit einer rein pflanzlichen Ernährung liegen bei einem Wert von 14-20:1. Veganer und Veganerinnen sind somit tatsächlich am weitesten vom empfohlenen Verhältnis von 5:1 bzw. dem ursprünglichen Verhältnis von 1:1 entfernt.

Dies zeigt deutlich, wie desaströs es um die entzündungsfördernde Wirkung konventioneller veganer Produkte steht. Beispielsweise hat Sonnenblumenöl ein Missverhältnis von 120:1! Dieses Verhältnis ist durch Produkte mit einem guten Omega-3 zu Omega-6 Verhältnis wie Hanfsamen kaum auszugleichen. Deswegen rate ich dir tatsächlich, dass du die auf Sonnenblumenöl basierenden Produkte komplett aus deinem Speiseplan streichst.

Öle sind als hochkonzentrierte Extraktionen, ähnlich wie weißer Zucker und Weißmehl, alles andere als ursprünglich. Konzentrierte Öle können somit das Omega-3 zu Omega-6 Verhältnis stark beeinflussen. Dieses Extrem kann auch genutzt werden, um das Missverhältnis zu beheben. Von daher empfehle ich täglich Leinöl, da dies das einzige Öl ist, welches mit einem Verhältnis von 1:4 mehr Omega-3 als Omega-6 hat.

Wirklich langfristig zu empfehlen sind allerdings immer die ganzen Ölsaaten, da diese neben Fett auch weitere wichtige Vitamine, Mineralien und Proteine enthalten. Diese werden bei der Gewinnung des isolierten Öls aus der Ölsaat oder der Nuss entfernt.

Alle Aufstriche aus dem Supermarkt oder Bioladen mit Sonnenblumenöl, jedes Fastfood, Fertigprodukt, Chips und andere Snacks, alle Nussmuse und alle Ersatzprodukte mit erhitzten Fetten sind entzündungsfördernd – und zwar so dermaßen, dass die utopische Menge an Leinöl, die zum Ausgleichen notwendig wäre, gar nicht konsumiert werden könnte. Unreine Haut, Rötungen, Schwellungen, Überwärmungen und funktionelle Einschränkung sind die Folge einer jahrzehntelangen Dysbalance der Fettsäuren.

Die moderne vegane Ernährung hat diesbezüglich mit ihrem extrem hohen Anteil an entzündungsfördernden Omega-6-Fettsäuren eine schlechte Ausgangslage und sollte in diesem Bereich komplett überdacht werden.

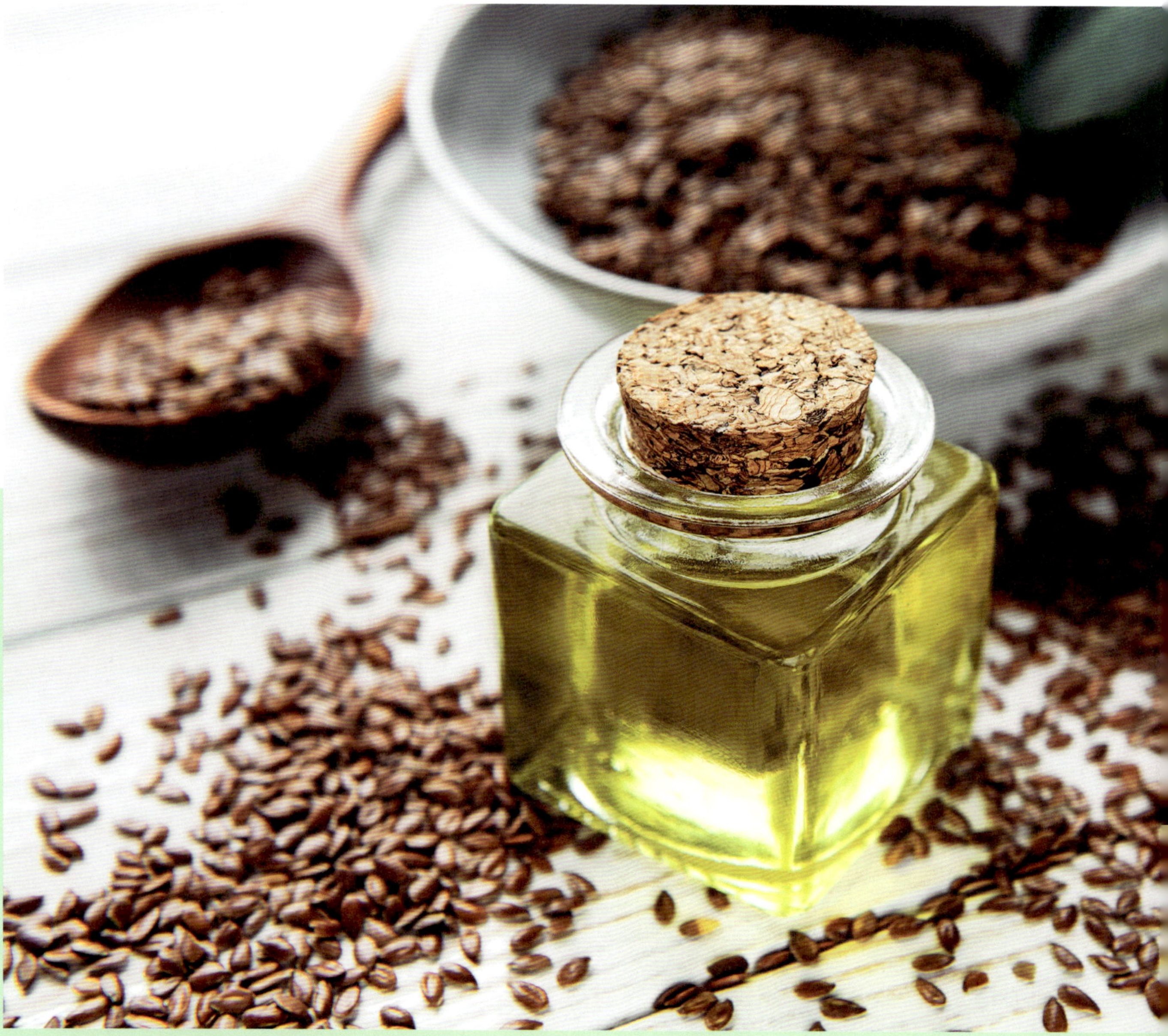

Vegane Lebensmittel und ihr Fettsäurenverhältnis:

Öle	Omega-6 : Omega-3	
Leinöl	1:4	*Stark entzündungshemmend*
Hanföl	3:1	
Walnussöl	6:1	
Rapsöl	2:1	
Löwenzahn	1:3	
Gartenkresse	1:3	
Brennnessel	1:3	
Tofu	6:1	
Grünkohl	1:2	
Spinat	1:5	
Rosenkohl	1:3	
Feldsalat	1:2	
Brokkoli	1:4	
Olivenöl	8:1	
Avocado	12:1	
Maisöl	50:1	
Sonnenblumenöl	120:1	*Stark entzündungsfördernd*
Distelöl	150:1	

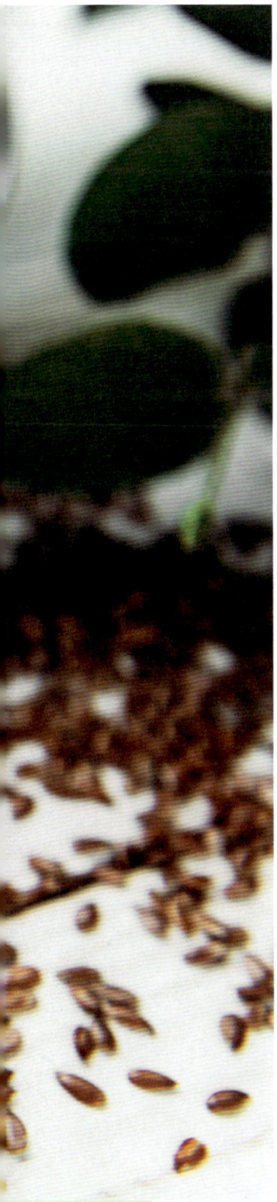

Das Missverhältnis vom häufig genutzten Sonnenblumenöl ist desaströs! Leinöl kann als einziges Öl ein Ungleichgewicht von Omega-6 zu Omega-3 ausgleichen. Wenn Öle in der Ernährung verwendet werden, sollte täglich ebenfalls Leinöl verwendet werden. Zu sehen ist aber auch, dass ursprüngliche Wildkräuter und dunkelgrünes Blattgemüse ein sehr gutes Fettsäurenverhältnis vorweisen können.

Blähende Hülsenfrüchte und Proteinmangel

Hülsenfrüchte sind die Haupteiweißquelle der modernen veganen Ernährung. Jedoch werden die blähenden Nebenwirkungen von Hülsenfrüchten bei einer Ernährungsumstellung ziemlich deutlich.

In der modernen veganen Ernährung gibt es vereinfacht gesagt zwei Extreme. Auf der einen Seiten stehen die „konventionell vegan lebenden Menschen" mit massig Seitan-, Tofu-, Kichererbsen-, Lupinen-, Bohnen-, Erbsen- oder anderen Produkten, die primär auf Hülsenfrüchten basieren. Diese Menschen essen eiweißhaltige Speisen und sind gut mit Proteinen versorgt. Da Produkte aus dieser Kategorie häufig mit Getreide, Reis oder anderen Kohlenhydratquellen kombiniert werden, ist das Aminosäurespektrum abgedeckt und einer guten Proteinversorgung steht prinzipiell nichts im Weg. Der schwerwiegende Nachteil für konventionell vegan lebenden Menschen liegt jedoch darin, dass die Hauptproteinquellen allesamt stark blähend sind. Hülsenfrüchte sind zwar proteinhaltig, haben jedoch im Schnitt die doppelte Menge an Kohlenhydraten gegenüber Protein. Das Problem ist, dass genau diese stärkehaltigen Kohlenhydrate aus Hülsenfrüchten so schwer verdaubar sind. Warum unsere Verdauungsenzyme Stärke nicht ausreichend in kürzere Zuckerketten umwandeln können, habe ich im vorherigen Abschnitt über die Nachteile von Weißmehl und Vollkorn ausführlich beschrieben. Dazu kommt jedoch, dass Hülsenfrüchte einen enorm hohen Anteil an unverdaulichen Ballaststoffen haben (ebenfalls Kohlenhydrate). Ballaststoffe sind sicherlich in bestimmten Maßen förderlich für eine intakte Darmflora, können im Übermaß aber einfach überfordernd für die Verdauung sein. Ein in Hülsenfrüchten besonders hochkonzentrierter Ballaststoff namens Stachyose kann mangels eines zuckerspaltenden Enzyms im menschlichen Dünndarm nicht verdaut werden. Deshalb wird Stachyose durch die Darmflora fermentiert. In dieser darminternen Fermentation von Stachyose entstehen Gase und in weiterer Folge Blähungen. Eine gute Verdauung von konventionell vegan lebenden Menschen scheitert, wie bei den Getreideprodukten, wieder einmal an zu wenig enthaltenen Enzymen.

Die zweite extreme Strömung in der veganen Ernährung meidet aufgrund der genannten blähenden Eigenschaft von Hülsenfrüchten im Grunde genommen so gut wie jede pflanzliche Eiweißquelle. Ein Proteinmangel unter Veganern ist bei der Meidung von Hülsenfrüchten durchaus verbreitet. Auf Fachmessen für Rohkostinteressierte veranschaulicht ein Aminosäuren-Check regelmäßig den Mangel an Eiweißbausteinen. Dieser Eiweißmangel geschieht nicht über Nacht, sondern über langfristige Zeiträume. Nach mehreren Jahren „gesunder Ernährung" mit viel Obst und Gemüse und wenig denaturierter Nahrung schleicht sich Abgeschlagenheit, Müdigkeit und Kraftlosigkeit unbemerkt ein. Dieser Zustand lässt sich schwer selbst fühlen, weil der progressive Muskelschwund so oder so mit zunehmendem Alter voranschreitet. Diesem Muskelschwund kann natürlich durch funktionelles Krafttraining entgegengewirkt werden. Allerdings bringt das beste Krafttraining nichts, wenn die durch Sport verursachten Mikroverletzungen der Muskelfasern nicht durch ausreichende Proteinzufuhr regenerieren können. Ein Proteinmangel ist aber nicht nur an einem Körper mit wenig Muskulatur erkennbar, sondern hat insbesondere Fol-

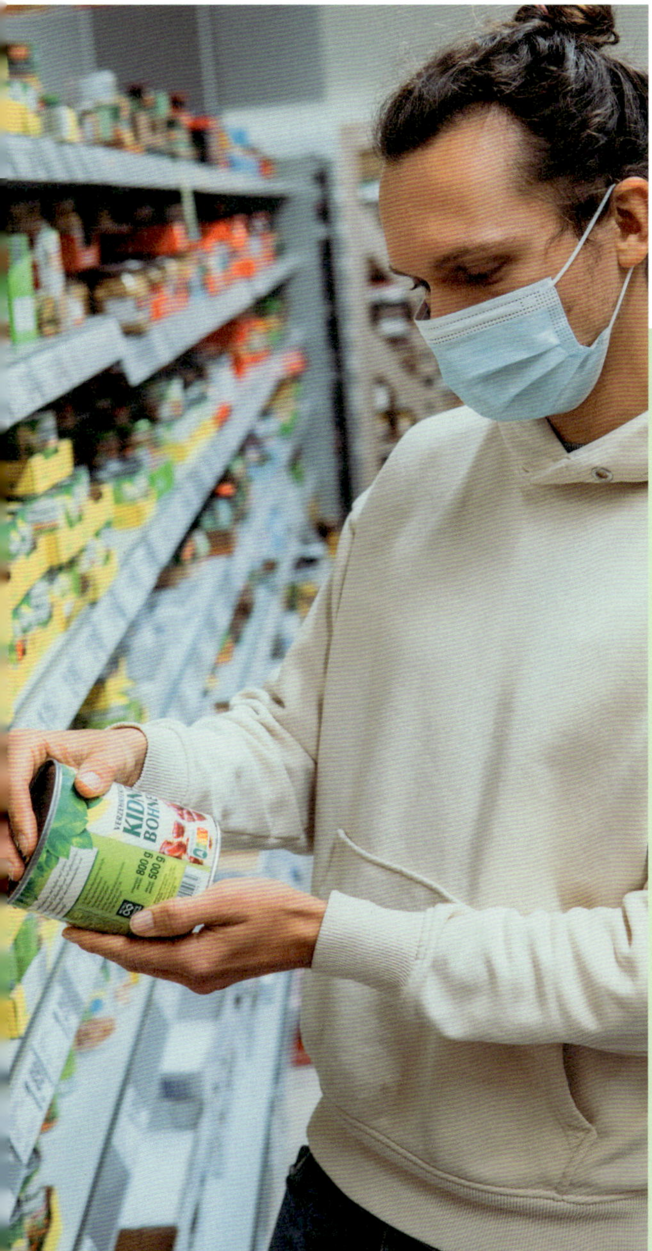

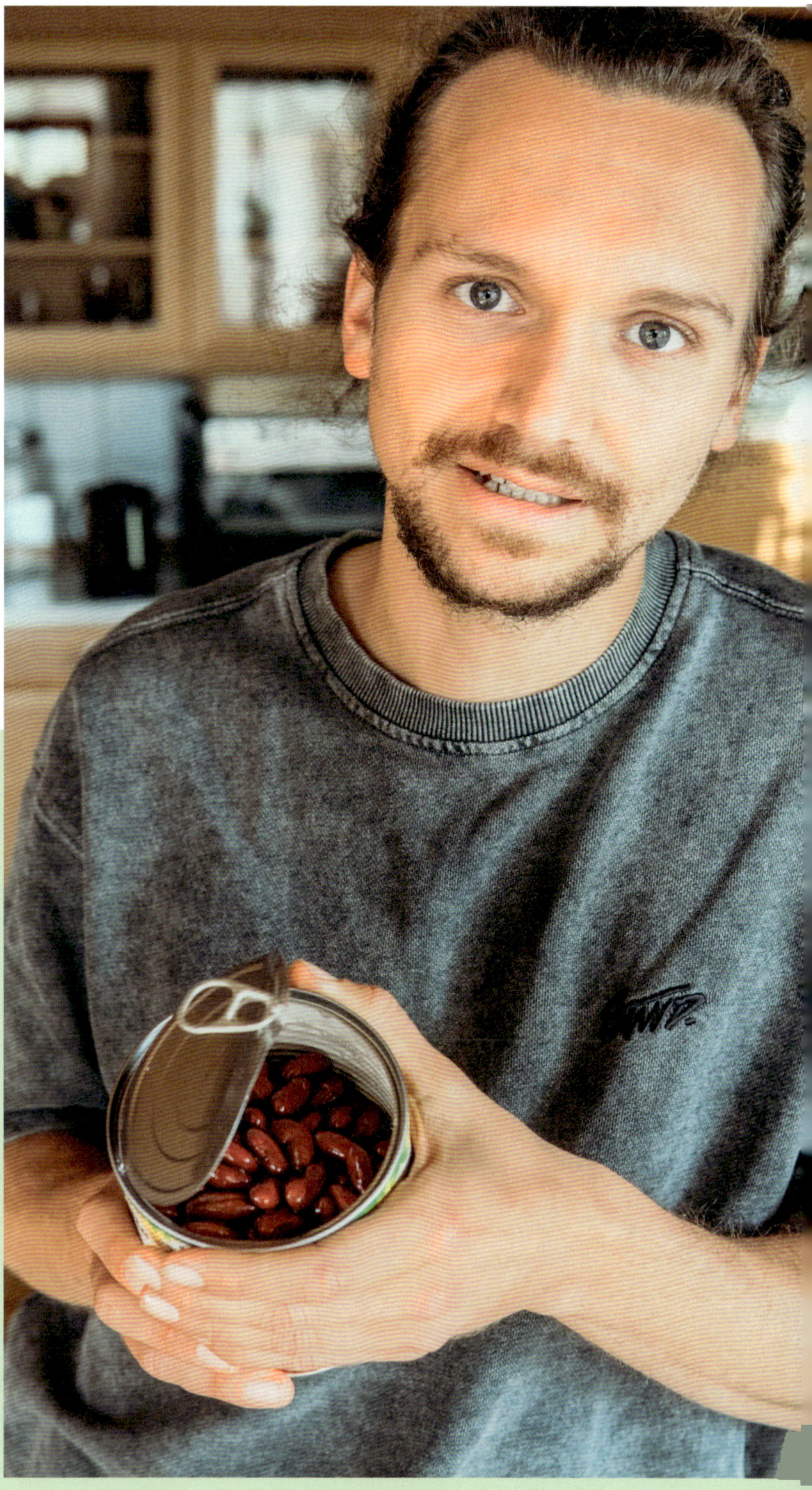

Die meisten Bohnen stammen heute aus Konservendosen. Sie sind stark blähend und durch die Haltbarmachung extrem histaminhaltig.

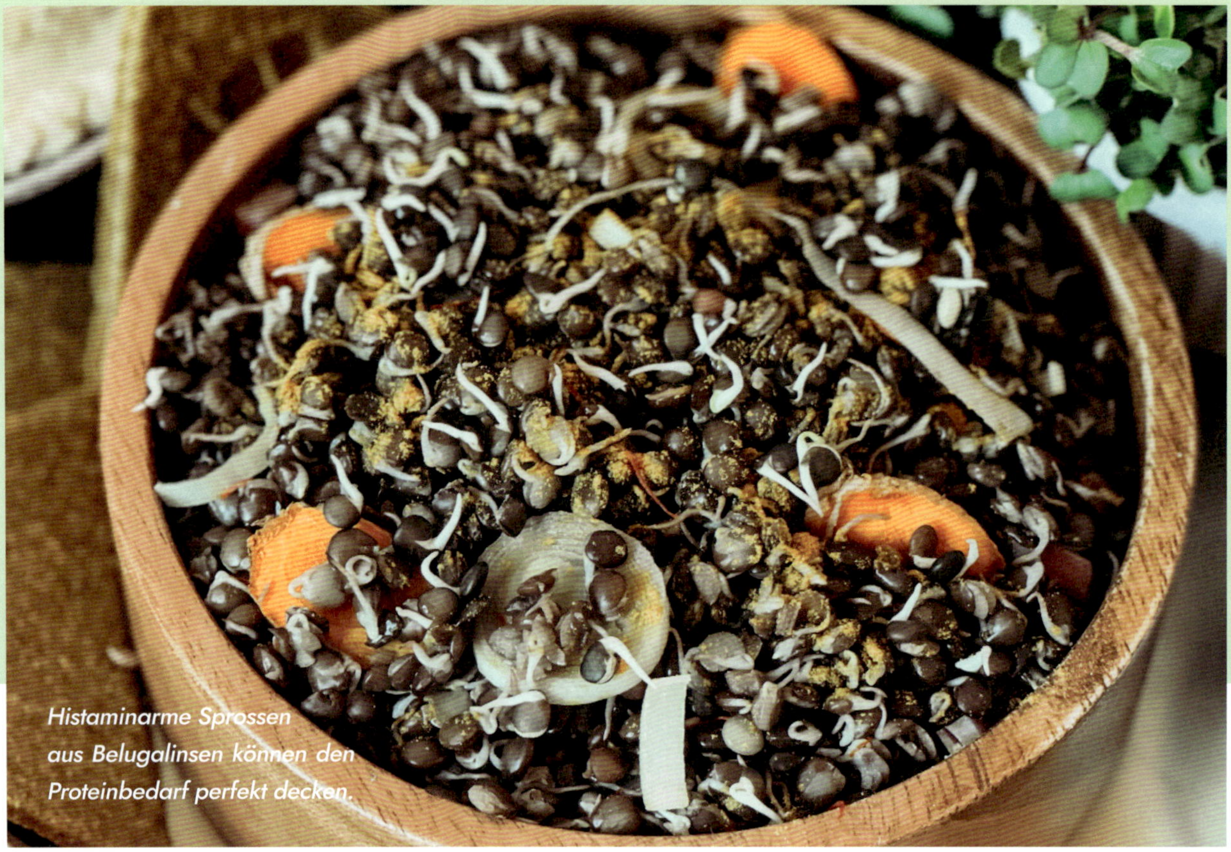

Histaminarme Sprossen aus Belugalinsen können den Proteinbedarf perfekt decken.

gen für eine intakte Psyche. Für die körpereigenen Hormone haben Aminosäuren eine elementare Funktion. Als Neurotransmitter sind sie zuständig für die Regulation des Glukosehaushalts (Insulin), beeinflussen die Genaktivität (mRNA) und ermöglichen grundlegende Funktionen wie Schlaf (Melatonin), Wachwerden (Noradrenalin) und Träumen (Dopamin und Serotonin). Proteine sind also nicht nur Bausteine von Muskulatur und Bindegewebe. Deshalb sollten wir das allgemeine Augenmerk auf die Proteinversorgung gerade bei einer gesunden, veganen Ernährung ohne blähende Hülsenfrüchte nicht verlieren. Es gibt alternative, pflanzliche Proteinquellen wie geschälte Hanfsamen (31 g Protein auf 100 g) oder Spirulina (57 g Protein auf 100 g), die sogar einen höheren Proteingehalt als Rindfleisch (ca. 26 g auf 100 g) vorweisen. Aber um seinen Proteinbedarf von 0,8 - 1,5 Gramm Protein pro Kilogramm Körpergewicht zu decken, bräuchte ein 70 kg schwerer Mensch ca. 200 g geschälte Hanfsamen oder ein Kilogramm Spirulina täglich und das ist mehr als unrealistisch.

Deshalb sollte eine gesunde vegane Ernährung aus meiner Perspektive Hülsenfrüchte als Proteinquelle nicht aus der Ernährung verbannen. Die blähenden Eigenschaften können durch eine korrekte Zubereitung mit einfachen Methoden reduziert werden. Das Wissen über die richtige Zubereitung der Nahrung ist sowohl bei Hülsenfrüchten als auch bei Getreide verloren gegangen.

Im folgenden Kapitel werde ich erklären, wie ein sehr leichter enzymatischer Prozess die demineralisierende Phytinsäure von Vollkorngetreide minimieren kann. Der gleiche Trick baut blähende Ballaststoffe wie Stachyose in Hülsenfrüchten ab und verwandelt Proteine in freie Aminosäuren.

Egal ob Veganer, Omnivore oder Flexitarier: Wer die folgenden Prozesse in seine alltägliche Ernährungsweise einbaut, kann die negativen Eigenschaften von Hülsenfrüchten und Getreidesorten meiden, ohne dass Hülsenfrüchte und Getreide generell umgangen werden müssen. Zusammen mit der Implementierung von essbaren Wildkräutern (Löwenzahn, Brennnessel, Giersch etc.), ursprünglichen Beeren (Walderdbeeren, Wildheidelbeeren, Brombeeren etc.), Omega-3-haltigen Ölsaaten (Goldene Leinsamen, geschälte Hanfsamen etc.) können mit dem folgenden Vorgang, den ich im nächsten Kapitel vorstelle, Hülsenfrüchte sowie Getreidesorten die Grundlage einer gesunden Ernährung bilden und den Körper mit den wichtigsten Mikro- und Makronährstoffen versorgen.

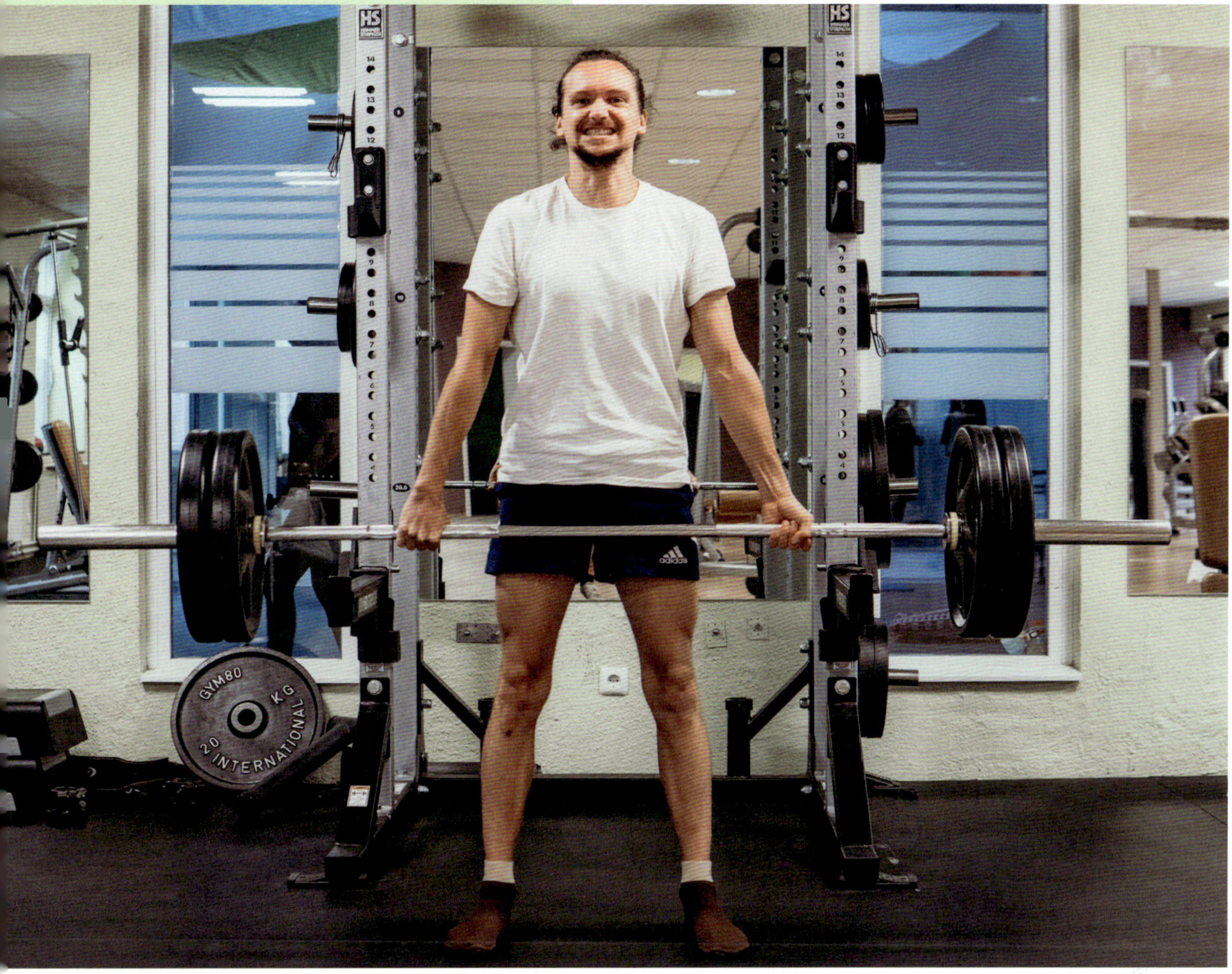

Kreuzheben stärkt hauptsächlich den unteren Rücken. Diese Ganzkörperübung mache ich hier mit 100 kg (2021). Die Maximalkraft trainiere ich mit meinem doppelten Körpergewicht von 130 KG.

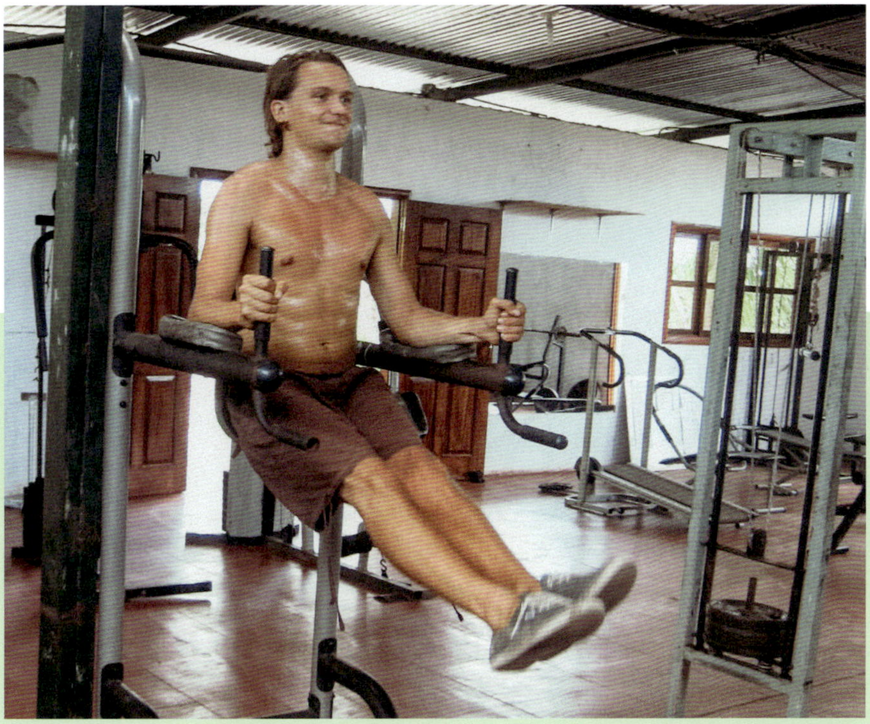

Übungen mit dem eigenen Körpergewicht können die Kraftausdauer gut stärken. Hier trainiere ich die Bauchmuskulatur in einem Fitnessraum in Nicaragua (2014). Mein Körpergewicht hat sich in den letzten 12 Jahren bei 65 kg eingependelt und verändert sich nur kurzfristig beim Fasten.

KAPITEL 2

Wieder
einer urspr
ERNÄHRUNG

entdeckung
ünglichen

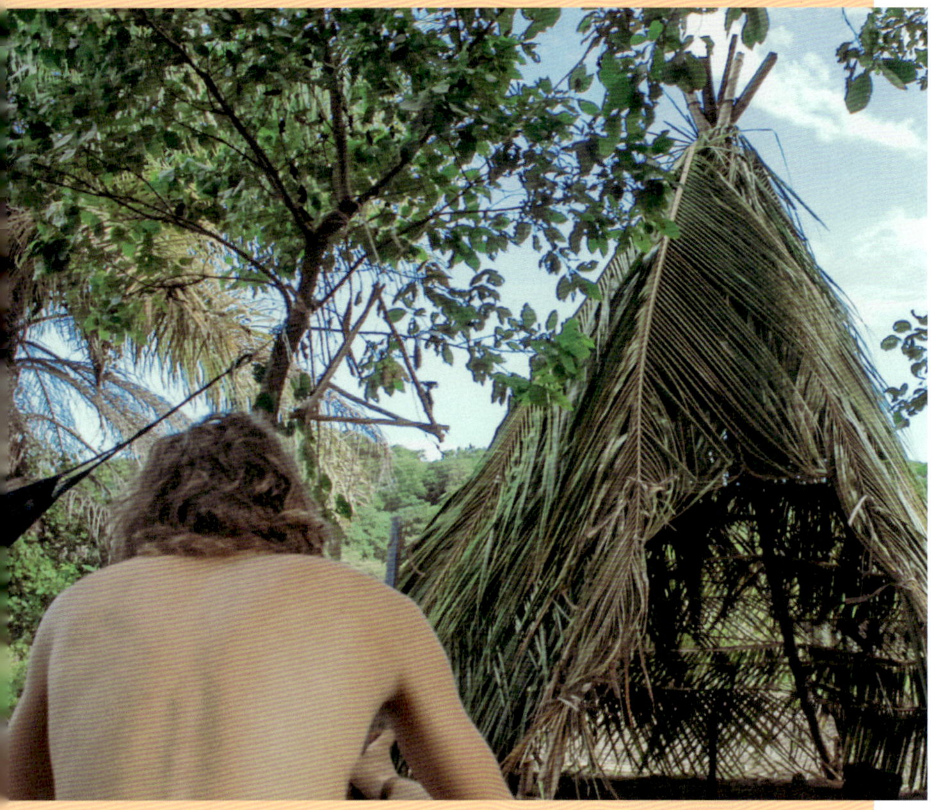

2013 haben Alex und ich für mehrere Monate in unserem selbstgebauten Palmentipi mitten in der Natur am Hang eines Vulkanes gelebt.

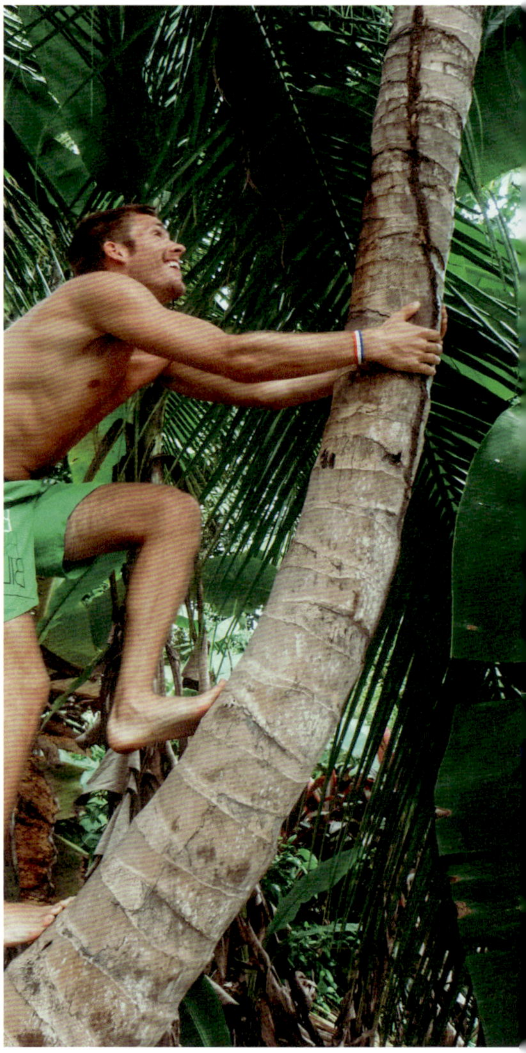

In Panama ernten wir zum ersten Mal selbst frische Trinkkokosnüsse.

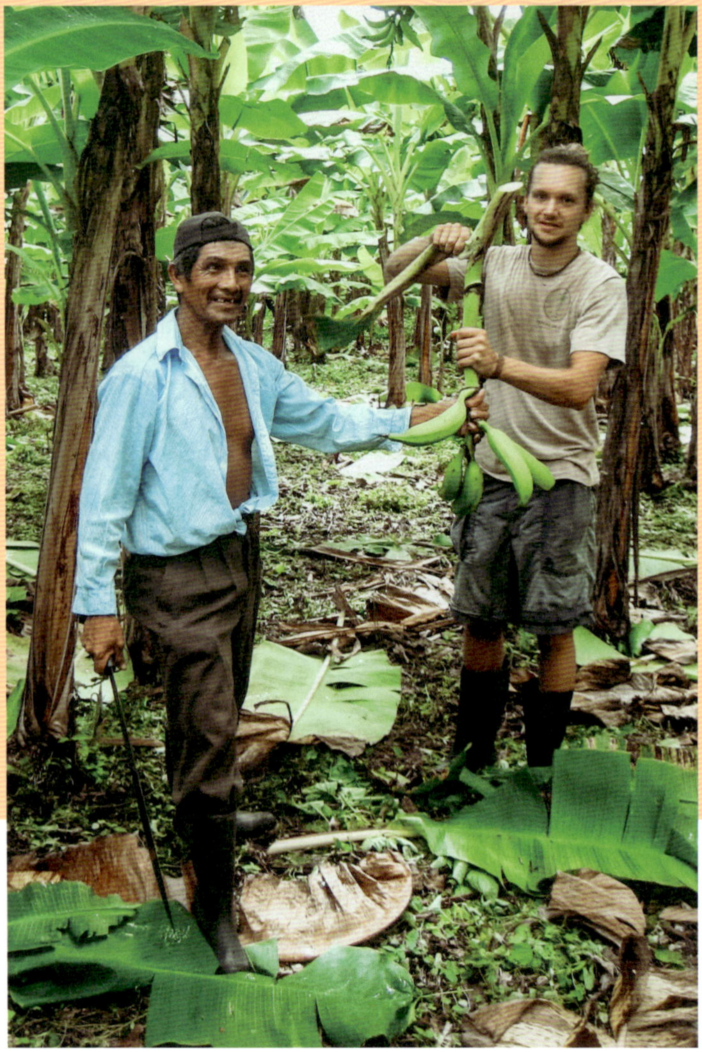

Santiago und ich bei der Ernte von Kochbananen in Nicaragua.

KAPITEL 2

Wiederentdeckung einer ursprünglichen Ernährung

Neben meiner theoretischen Auseinandersetzung mit einer gesunden Ernährung wollte ich immer auch von älteren Kulturen lernen. Auf meinen Reisen konnte ich entdecken, dass alle ursprünglichen Kulturen ihre Nahrung natürlich zubereiteten. Auch ohne Aluminiumdosen sind Hülsenfrüchte in Lateinamerika z.B. die Haupteiweißquelle und das ohne blähende Effekte. An dieser Stelle möchte ich von meiner dreijährigen Tropenreise erzählen.

Während meines Sportstudiums entdeckte ich, dass die lästigen Brennnesseln am Rand des Fußballfeldes mehr essentielle Mikronährstoffe haben als der Salat aus dem Supermarkt. Das Gartenunkraut enthält z.B. mehr Vitamin C als Orangen. Die Brennnessel hat einen ähnlich hohen Gehalt an Eisen wie z.B. der beliebte Blattspinat, aber gleichzeitig einen niedrigeren Oxalsäuregehalt. Aufgrund der geringen Oxalsäure und des vielen Vitamin Cs kann das pflanzliche Eisen besonders gut aufgenommen werden. Es gibt natürlich weitere essbare Wildkräuter, die unzählige Vorteile gegenüber konventionellem Gemüse haben. Ebenso sind schon viele gute Bücher über dieses Thema erschienen, weshalb ich an dieser Stelle nicht tiefer auf Wildkräuter eingehen möchte. Jedenfalls haben meine Kommilitonen auf dem Fußballfeld ziemlich schräg geschaut, als ich auf einmal die kleinen Brennnesselblätter am Spielfeldrand vorsichtig von der Pflanze entfernte, zu kleinen Paketen formte und mir direkt in den Mund steckte. So oder so dachten damals viele, als das Wort „vegan" noch ein Fremdwort war, dass ich ein bisschen abgedreht sein muss. Doch spätestens mit den Hollywood-Trends der Stars, die mit grünen Smoothies über den Walk of Fame liefen, wurde auch das Wildkräuteressen mehr oder weniger mainstreamtauglich. Mit essbaren Wildkräutern kann der Mineral- und Vitaminbedarf also tatsächlich weitestgehend gedeckt werden. Gezüchtetes Gemüse wird dann eigentlich nur noch zur geschmackvollen Dekoration benötigt. Allerdings lassen sich die Makronährstoffe durch essbare Wildkräuter nicht ausreichend decken. Ein physiologisch leistungsfähiger Körper benötigt ausreichend Kohlenhydrate, notwendige Proteine und essentielle Fettsäuren, um optimal zu funktionieren.

Die Suche nach uralten Traditionen

Wirklich unberührte Natur haben wir in Spanien nicht gefunden. Deshalb sind wir nach Lateinamerika gereist.

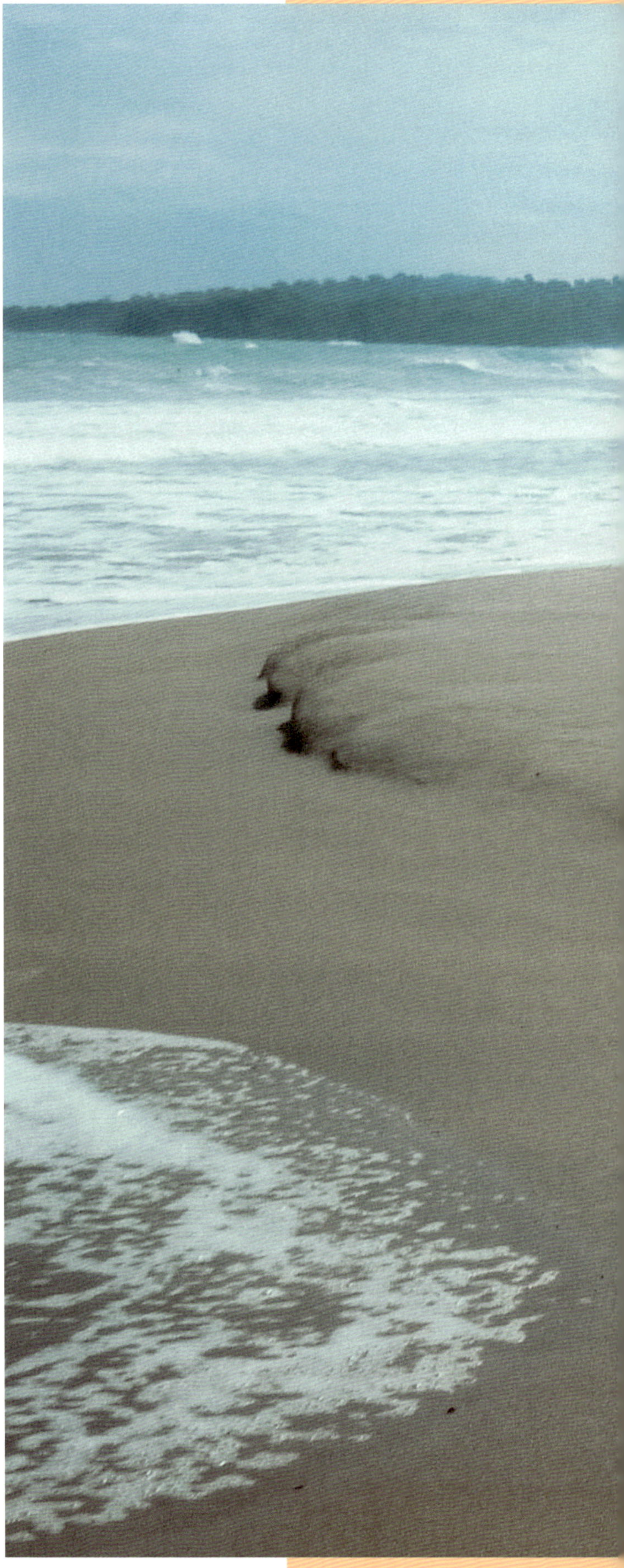

Nach meinem abgeschlossenen Studium bin ich zusammen mit meinem besten Freund Alex auf Reisen gegangen. Wir wollten raus aus dem ewig gleichen „Kindergarten, Schule, Studium, gut bezahlter Job, Ehe, Kind, Haus, einen Apfelbaum pflanzen, Rente, Tod"-Schema, welches mir seit jeher schön geredet wurde. Wir wollten raus aus dem Bekannten und rein in das neue Abenteuer. Um ehrlich zu sein, wollten wir genau das sein, was die Gesellschaft mit zwinkerndem Auge abwertend „Aussteiger" nennt. Für Alex und mich bedeutete diese neue Reise zu unbekannten Kulturen eher das Gegenteil – das „Einsteigen" in ein richtiges Leben. Dieses neue Leben fühlte sich selbstbestimmt an, frei von gesellschaftlichen Zwängen und geprägt von einer tiefen Naturerfahrung.
Nachdem wir bis zum südlichsten Punkt Europas gereist waren, trieb es uns in die Tropen. Oh, wie schön ist Panama! Das erste Mal auf Palmen klettern, unbegrenzt Kokosnusswasser trinken und mit einer Machete im Dschungel nach wilden Tropenfrüchten suchen.

Jannis am karibischen Strand in Costa Rica.

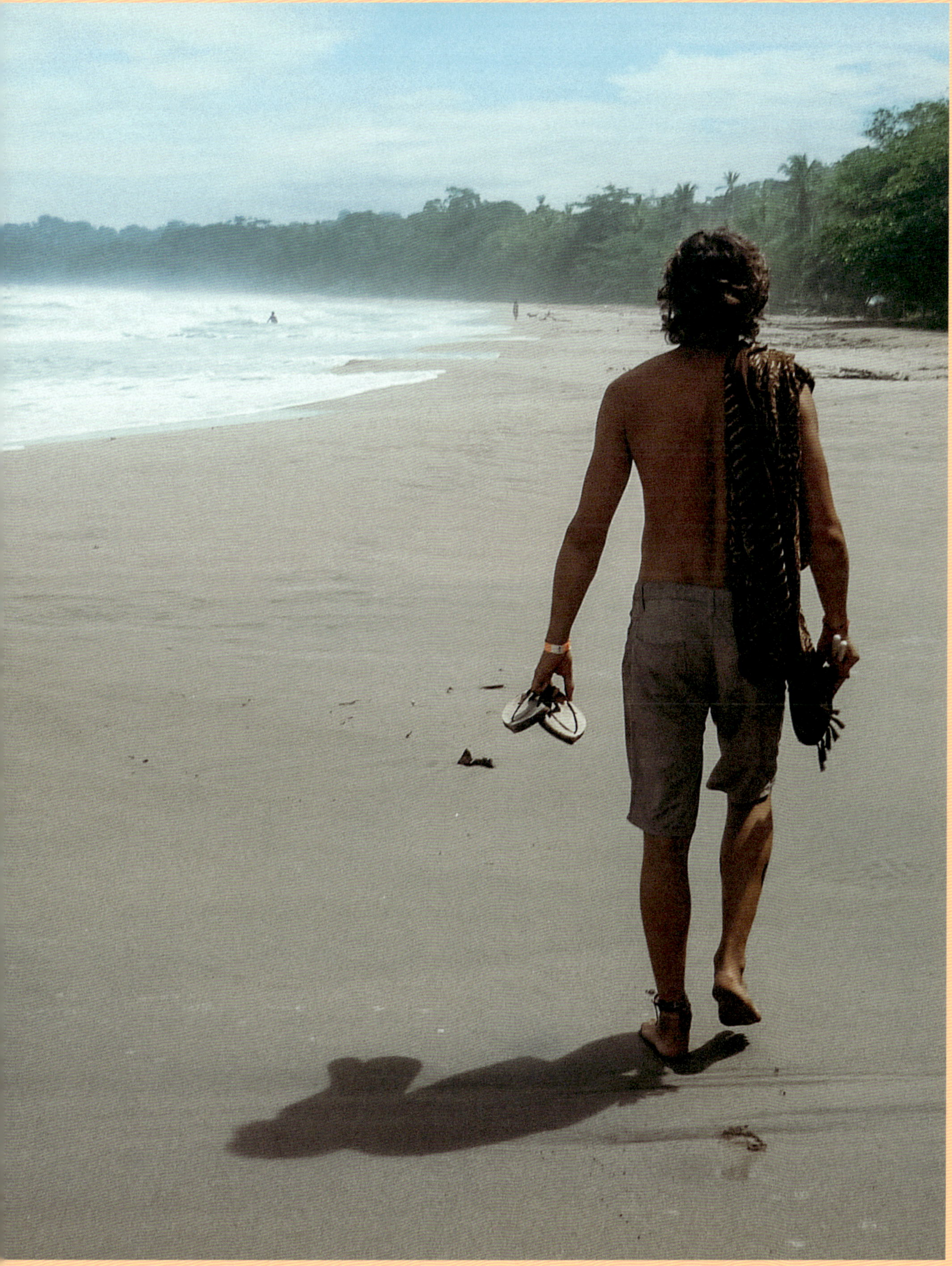

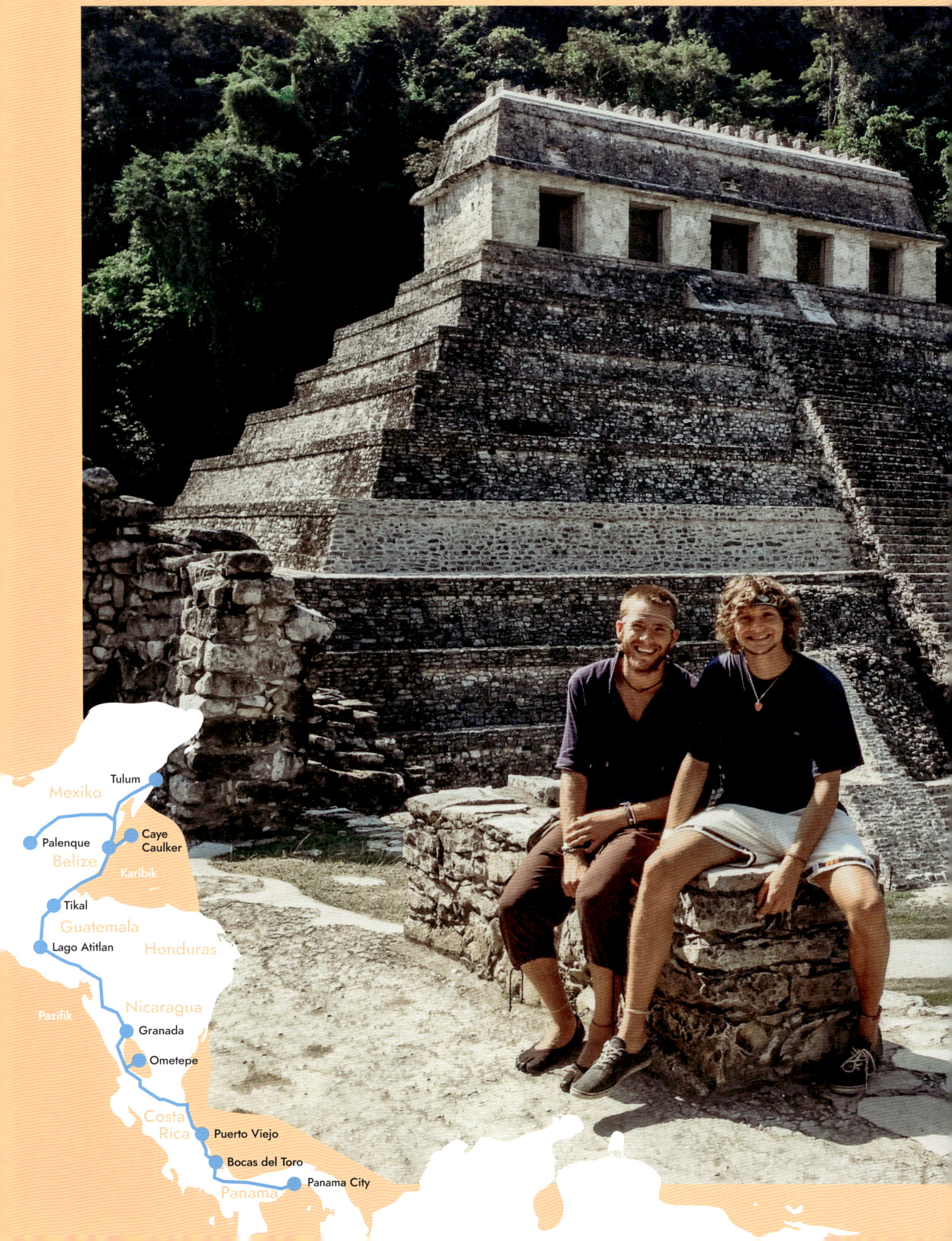
Tulum
Mexiko
Palenque
Caye Caulker
Belize
Karibik
Tikal
Guatemala
Lago Atitlan
Honduras
Nicaragua
Pazifik
Granada
Ometepe
Costa Rica
Puerto Viejo
Bocas del Toro
Panama City
Panama

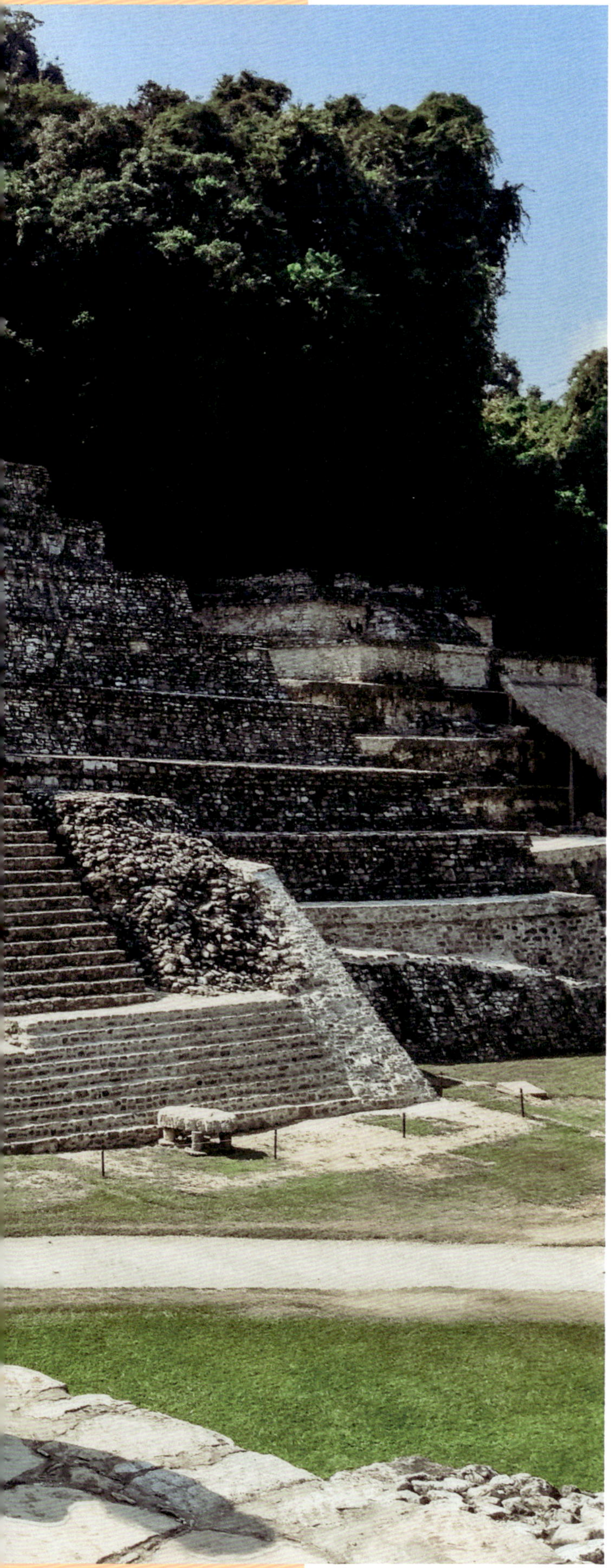

Auch in Lateinamerika war die Suche nach unberührter Natur nicht einfach. Kilometerweite Monokulturen und tausende plastiksackummantelte Bananenstauden prägten unseren ersten Eindruck. Letztlich haben wir uns im ärmlichen Nicaragua am wohlsten gefühlt.

Etwas blauäugig sind Alex und ich drauflos und quer durch Lateinamerika gereist. Die nicht enden wollende Chiquita-Bananenplantage in Panama ähnelte den kilometerlangen Plastikzelten des südeuropäischen Gemüseanbaus und Costa Ricas grüner „Ökotourismus" ist eine nette, aber unbezahlbare Geldmaschine ohnegleichen. Wir wollten tiefer in den Urwald. Dorthin, wo keine blaue Plastiktüte die Bananenstauden umrundet und niemand an einem verwunschenen Wasserfall einen Zaun aufstellt, um überteuerte Eintrittsgelder zu verlangen.
Nachdem wir am 21.12.2012 zum Ende des Maya-Kalenders bei den berühmten und uralten Maya-Ruinen in Tulum an der Küste Mexikos die Nacht durchtanzten, ging die Sonne am Horizont der Karibik blutrot auf und für uns begann eine neue Ära.
Nun ging die eigentliche Reise für Alex und mich erst richtig los und wir strandeten im sozialistischen Bauernstaat Nicaragua.

Alex und ich bei den uralten Ruinen von Palenque in Mexiko.

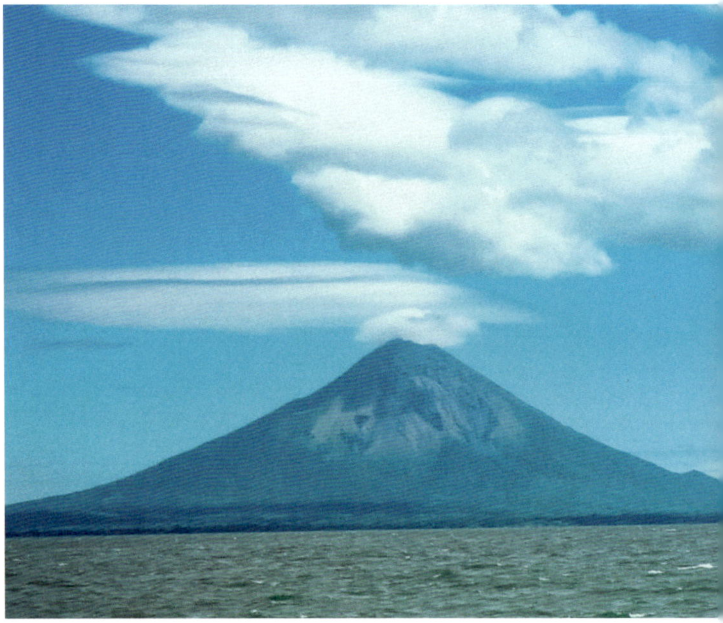

Die Vulkane der Insel Ometepe auf dem größten Süßwassersee Mittelamerikas in Nicaragua.

Warum der Keimprozess in Vergessenheit geraten ist

Die korrekte Zubereitung von Hülsenfrüchten ist in Nicaragua noch am Leben. Aufgrund der fehlenden industriellen Nahrungsmittelproduktion in ärmeren Ländern sind ursprüngliche Herstellungsprozesse häufig noch erhalten geblieben.

Für ungefähr drei Jahre lebten Alex und ich auf einer Vulkaninsel inmitten eines Süßwassersees. Wir arbeiteten auf einer biologischen Plantage, schliefen in einer selbstgebauten Palmenhütte und verkauften das frische, vollreif geerntete Obst auf einem kleinen Marktstand in der lateinamerikanischen Kolonialstadt auf dem Festland. Auf unserer Finca am Hang des Vulkans „Concepción" konnten wir jeden Morgen den Sonnenaufgang sehen und lernten Nicaraguanisch von den Campesinos (Bauern). Mit simplen Tricks begannen wir der Vegetation zu helfen und pflanzten stickstoffbindende Mungobohnensprossen zwischen die Kochbananenpalmen.

Im alltäglichen Umgang mit den Campesinos fielen uns natürlich auch deren Essgewohnheiten auf.

So wie im Rest Mittelamerikas sind Bohnen die Hauptproteinquelle der einfachen Landbevölkerung. Unser bester Freund Santiago, den wir dort kennengelernt hatten, aß morgens, mittags und abends rote Bohnen. Er aß die Bohnen jeden Tag und sein Leben lang. Jetzt könnte ich sagen, dass diese Ernährungsform mit einem Übermaß an Hülsenfrüchten extrem blähend sein müsste. Hierzulande kennen wir Bohnen meist nur aus aluminiumbeschichteten Dosen aus dem Supermarkt. Diese ewig haltbaren Dosenbohnen werden im schnell kochenden Riesen-Druckkochtopf in kürzester Zeit weich gekocht. Durch die ewige Lagerung entsteht eine Menge Histamin. Histamin ist ein Entzündungsmediator und in großen Mengen alles andere als gesundheitsfördernd.

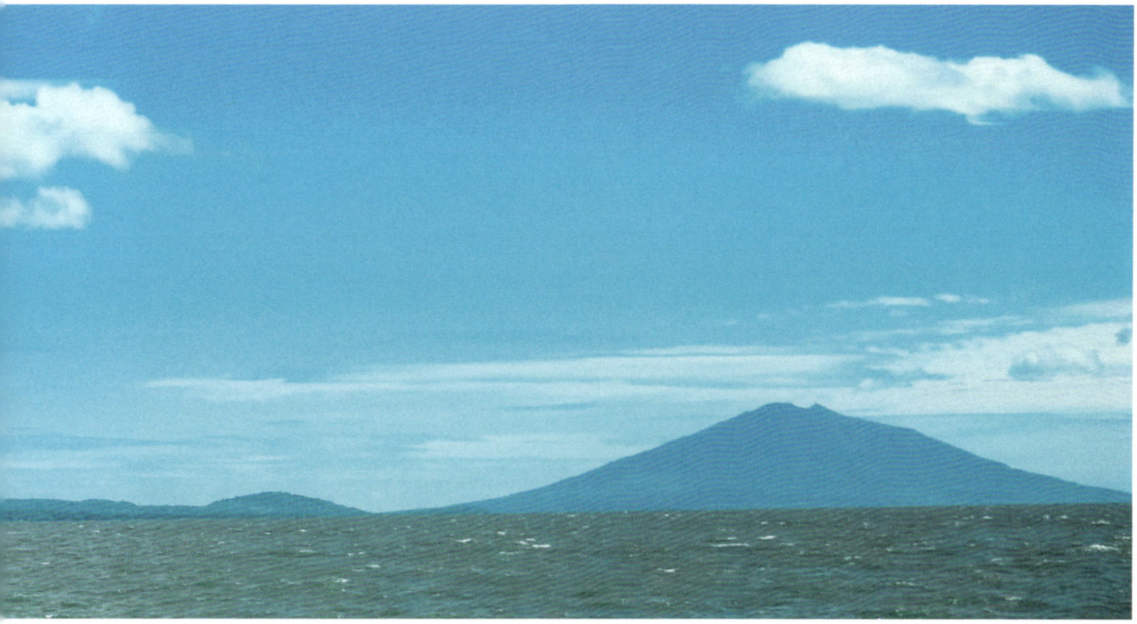

Alex und ich pflanzen Mungobohnensprossen zwischen die Bananenstauden.

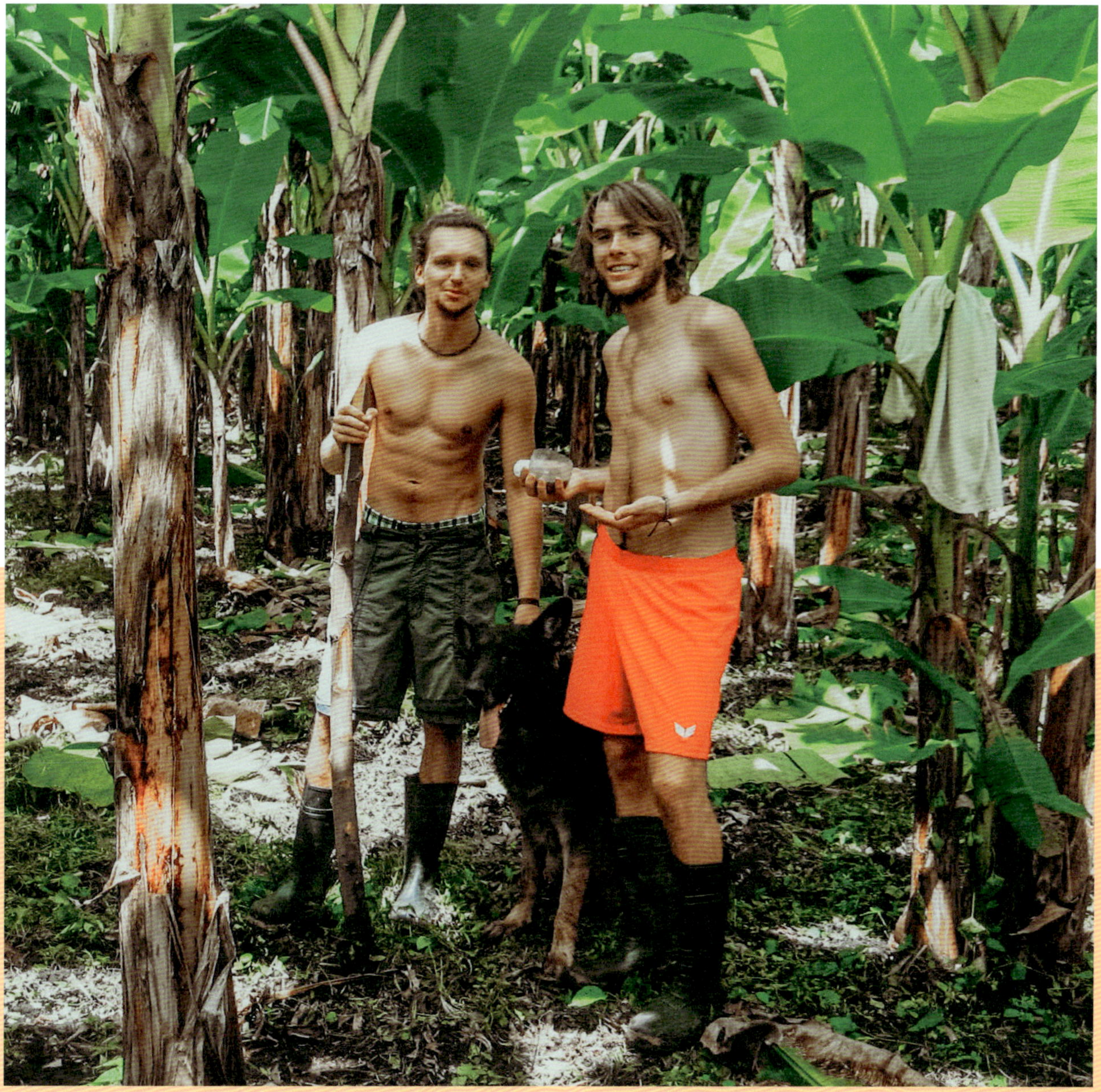

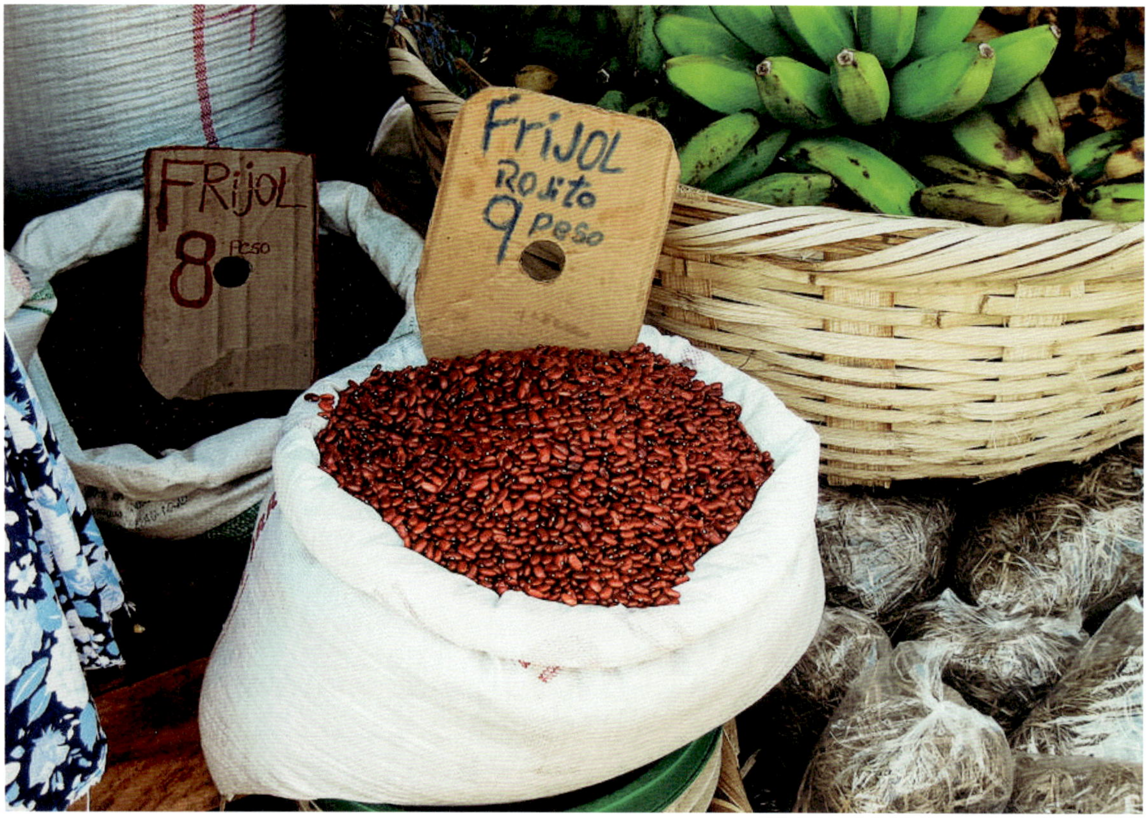

Dosenbohnen sind in Nicaragua bisher unbekannt. Auf dem Markt gibt es ausschließlich getrocknete Bohnen von der letzten Ernte zu kaufen.

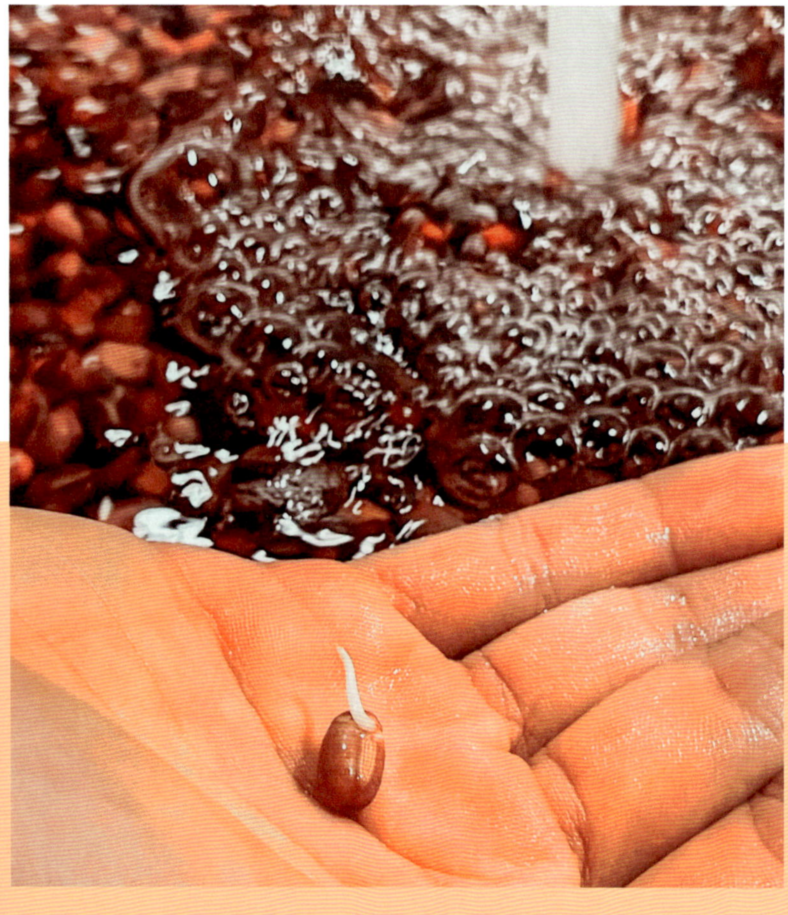

Als Basis für eiweißreiche Gerichte können Sprossen aus Linsen und Bohnen genutzt werden. Hier sind gekeimte Azukibohnen. Diese wurden für ca. 24 - 30 Stunden im Wasser eingeweicht. Bereits im Wasser hat der Keimprozess sichtbar gestartet. In diesem Stadium können die roten Azukibohnen gut gekocht werden."

Neben den ganzen negativen Eigenschaften, die ich im ersten Kapitel über blähende Hülsenfrüchte geschrieben habe, ist Histamin eine Substanz, die konventionell zubereitete Hülsenfrüchte besonders viel aufweisen.

Auf unserer kleinen lateinamerikanischen Vulkaninsel wurden Hülsenfrüchte allerdings ganz anders verarbeitet. Drei mittelgroße Steine schoben die Campesinos zusammen, in der Mitte davon loderte ein kleines Feuer und die Bohnen köchelten im Topf mit Wasser stundenlang bei relativ niedriger Temperatur über diesem Lagerfeuer. Um dieses langwierige Kochen etwas zu beschleunigen, wurden die trockenen Bohnen vorab für gute 24 Stunden in Wasser eingeweicht. Auch wenn es die Campesinos nicht wissen, bietet diese praktische Lösung zur Beschleunigung des Kochvorgangs ungeahnte ernährungsphysiologische Vorteile.

Das Einweichen aktiviert die Enzyme innerhalb der Hülsenfrucht, baut den unverdaulichen Ballaststoff Stachyose ab und wandelt die unverdauliche Stärke vermehrt in kurzkettige Kohlenhydrate um. Häufig fangen die frischen Bohnen bereits nach dieser Einweichzeit an, leicht zu keimen und in diesem Moment wird das histaminabbauende Enzym Diaminoxidase (DAO) aktiviert. Anschließend werden die Bohnen gekocht und frisch gegessen.Kühlschränke kannte unser Freund Santiago nicht, deswegen konnte sich dort auch kein entzündungsförderndes Histamin bilden. Diese ursprüngliche Art, Bohnen zuzubereiten, gewährleistet, dass die Bohne „ohne Nebenwirkung" für das ganze Leben der Campesinos die Hauptproteinquelle darstellen kann, sowohl zum Frühstück als auch zum Mittag sowie abends. Fleisch gab es selten, da dies sehr teuer war. Bohnen hingegen gab es immer, da diese sehr günstig waren.

Das Einweichen, das Ankeimen und das „Slow-Cooking" über dem Feuer war praktisch und simpel. Die Dosenbohne aus dem Supermarkt ist für uns in Europa ebenfalls praktisch und simpel, bringt aber die oben beschriebenen Nachteile mit sich.

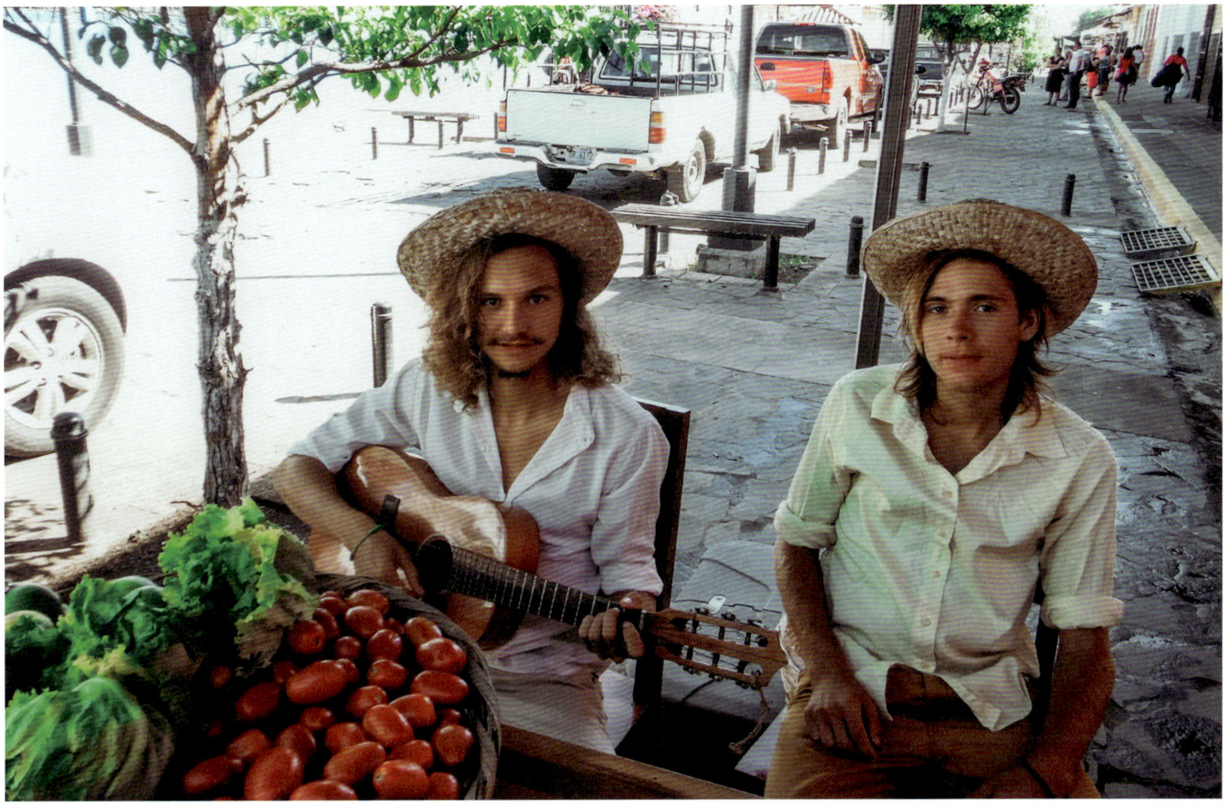

Alex und ich verkaufen frisches Obst und Gemüse in der Kolonialstadt Granada, Nicaragua (2013).

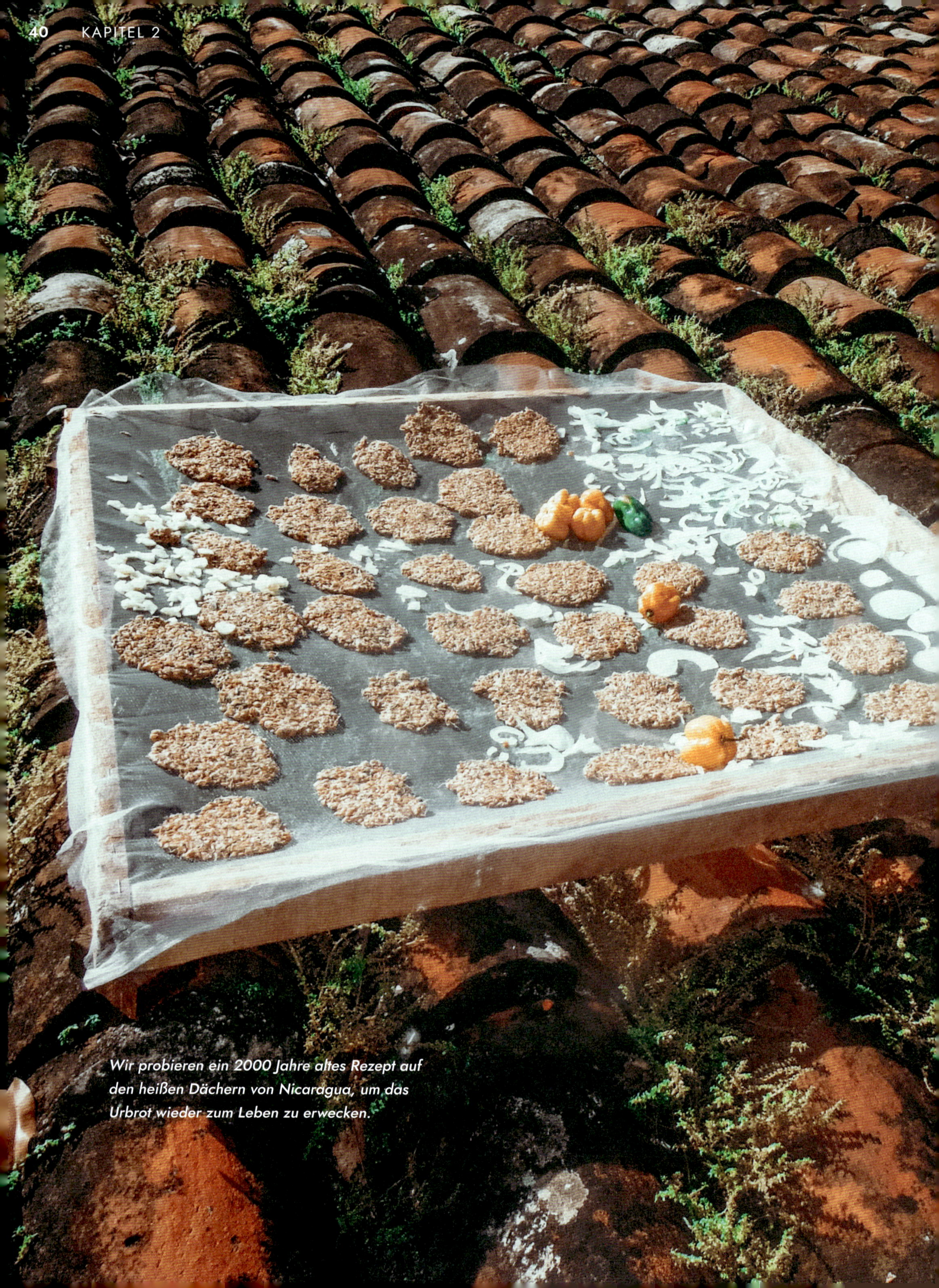

Wir probieren ein 2000 Jahre altes Rezept auf den heißen Dächern von Nicaragua, um das Urbrot wieder zum Leben zu erwecken.

Sonnengetrocknetes Flachbrot aus Getreidesprossen

Lange bevor es Mehle und Öfen gab, wurde das harte Getreide in Wasser eingeweicht, bis es zu keimen anfing. Die Getreidesprossen wurden mit einem Mörser zu einem Brei geformt und in der vollen Sonne schonend getrocknet. Dieser Prozess potenziert alle Vorteile und reduziert alle Nachteile von Vollkorngetreide.

Neben der händischen Arbeit in der Natur wollte ich auch meinen Geist fördern. Mir fehlte die intellektuelle Auseinandersetzung mit den großen Fragen des Lebens in meiner Muttersprache doch sehr. Während meines zeitlich unbegrenzten Auslandsaufenthalts fing ich deshalb ein deutsches Masterstudium in Philosophie an. Für das Philosophiestudium musste ich tausende Jahre alte Texte lesen und forschte bevorzugt in den Weisheitslehren der ältesten Kulturen, angefangen mit Pythagoras, Sokrates und Platon.

Mir wurde immer klarer, dass ein ethischer Lebensstil bereits seit Urzeiten mit der bewusst gewählten Ernährungsform zusammenhängt. Letztlich habe ich auch meine Abschlussarbeit im Bereich Tierethik diesen Fragen gewidmet und aufgezeigt, dass der Fleischverzicht keine hippe Mode der Neuzeit ist, sondern seit Jahrtausenden die großen Denker der gesamten Erde tangiert.

In den ca. 2000 Jahre alten Qumram Schriftrollen, die beim Toten Meer in den Höhlen des Westjordanlands gefunden wurden, den umstrittenen Essener-Schriften und in Überlieferungen aus Legenden aus dem alten Ägypten, wurden neben dem ethischen Aspekt aber auch immer wieder gesundheitsbezogene Aussagen formuliert.
Eine bestimmte Stelle der Essener-Schriften fesselte mich. Ob die Übersetzung des Friedensevangeliums der Essener von Edmond Bordeaux Székely tatsächlich historisch korrekt ist, sei dahingestellt. Nichtsdestotrotz wird die Wirkung der Kräfte der Natur zur Heilung des Menschen in einer präzisen Weise dargestellt und hat mich nachhaltig in ihren Bann gezogen.
Lange bevor es Mehl oder Backöfen gab, bereiteten die Menschen nach dieser Überlieferung sonnengetrocknetes Flachbrot aus Getreidesprossen mit Hilfe der natürlichen Elemente zu. Das musste ich sofort ausprobieren!

Auf den Dächern Nicaraguas dörrten wir unser erstes Flachbrot aus Getreidesprossen.

Gemeinsam mit Alex besorgten wir keimfähiges Getreide und weichten es in Wasser ein. Für zwei bis drei Tage spülten wir die Getreidekeimlinge, bis die Sprossen zu sehen waren. Mit einem Handfleischwolf zerkleinerten wir die Getreidesprossen und strichen den Brei in Kombination mit Leinsamen flach aus. Schließlich trockneten wir den Brei aus Getreidesprossen auf den Dächern in der heißen Sonne Nicaraguas. Negative Eigenschaften von Getreide wie der hohe Phytinsäuregehalt[7] oder die schwer verdauliche Stärke werden durch diesen Prozess reduziert. Alle positiven Eigenschaften von Getreide wie der hohe B-Vitamin-Gehalt werden durch das Keimen sogar potenziert[8]. Es entsteht ein haltbares Naturprodukt, das seitdem die tägliche Grundlage unserer Ernährung darstellt. Auf diese Weise hergestelltes Flachbrot aus Getreidesprossen sowie eingeweichte Hülsenfrüchte, können den grundlegenden Mikro- und Makronährstoffbedarf weitgehend decken. Zusammen mit Wildkräutern können das Flachbrot (Urdinkelsprossen und Leinsamen) und die Hülsenfrüchte die Basis einer wirklich gesunden pflanzlichen Ernährung darstellen. Das Besondere an diesem enzymatischen Prozess und die Erklärung für so viele Missverständnisse in der gesunden veganen Ernährung, erkläre ich im folgenden Kapitel über das Geheimnis der Nährstoffexplosion.

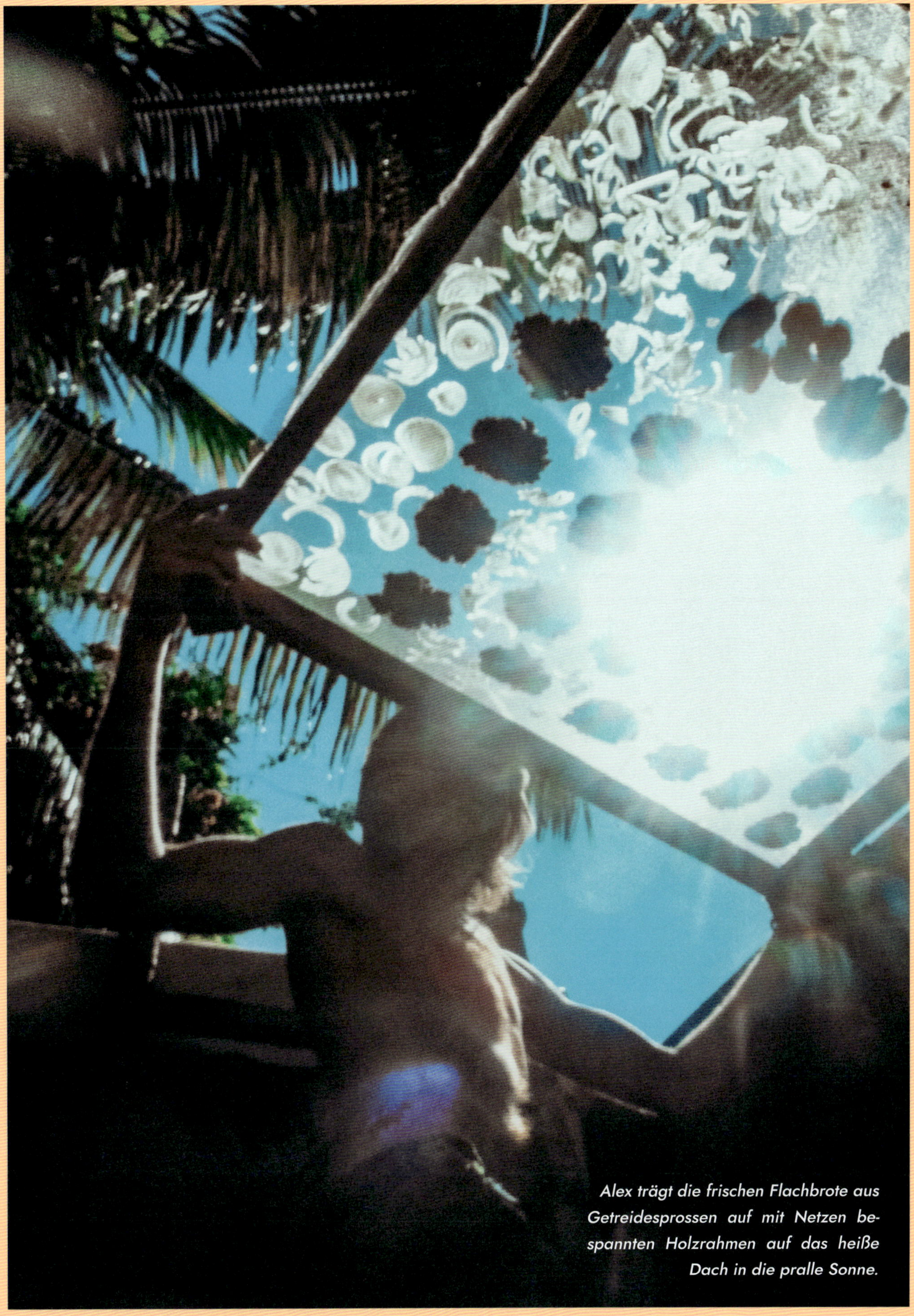

Alex trägt die frischen Flachbrote aus Getreidesprossen auf mit Netzen bespannten Holzrahmen auf das heiße Dach in die pralle Sonne.

KAPITEL 3

Was ist die Nährstoff

EXPLOSION?

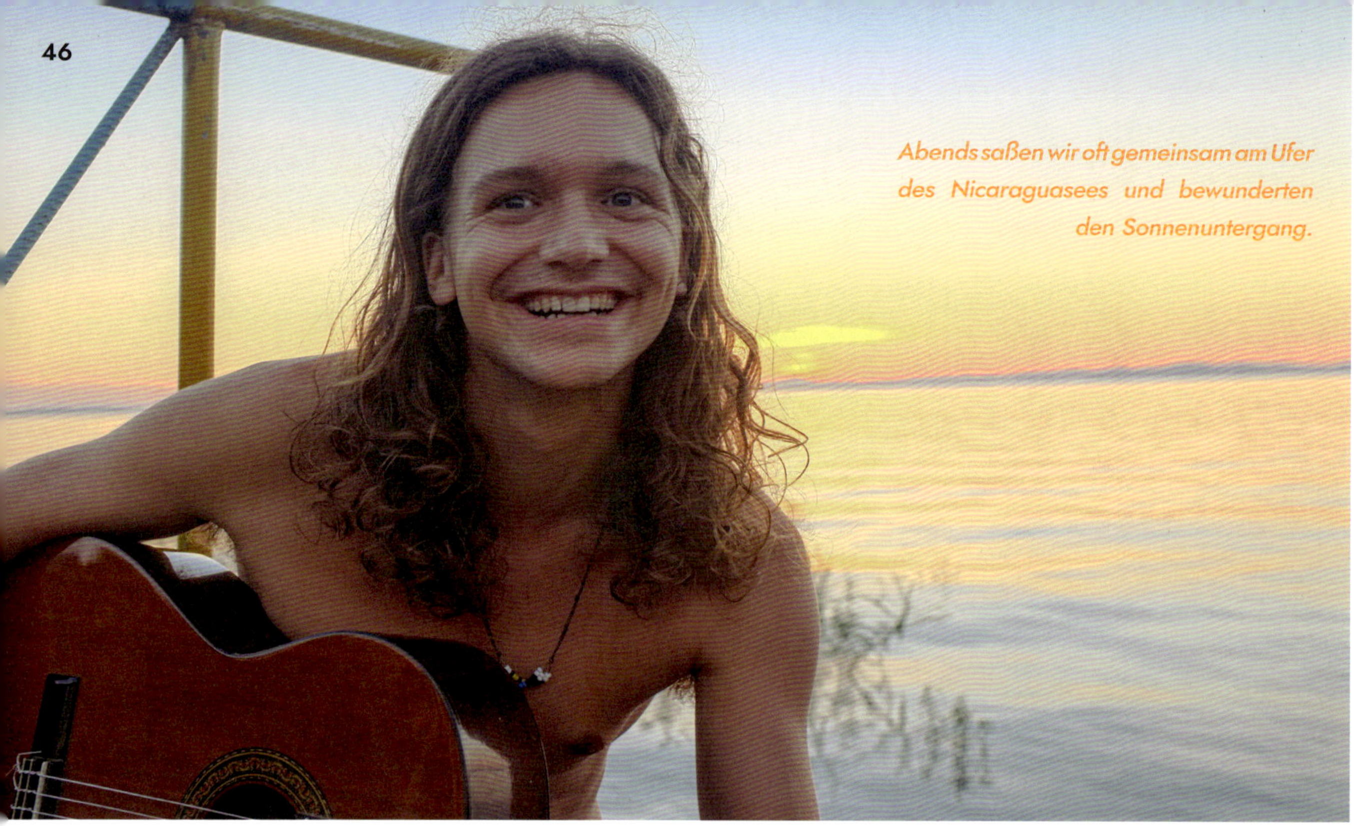

Abends saßen wir oft gemeinsam am Ufer des Nicaraguasees und bewunderten den Sonnenuntergang.

KAPITEL 3

Was ist die Nährstoffexplosion?

Nachdem wir in Lateinamerika lebten, sind wir durch die USA gereist. In den Vereinigten Staaten ist das Thema „Sprossen" bereits sehr verbreitet. Was es genau mit dem Keimprozess auf sich hat, kläre ich im folgenden Kapitel.

Auf unserer kleinen Vulkaninsel haben Alex und ich Johann kennengelernt. Johann reiste als ortsunabhäniger „Digitaler Nomade" jahrelang durch Süd- und Mittelamerika. Neben meiner Arbeit auf der Finca und dem kleinen Obst- und Gemüsestand arbeitete ich ebenfalls häufig in einem Hostel. Als ich im Hostel hinter der Smoothie-Bar stand, fragte der, mir bis dato unbekannte Johann nach „irgendwas Spannendem" zu trinken. Ich ging in den Garten im Hinterhof, pflückte ein paar Wildkräuter und schmiss das Grün zusammen mit der Mikroalge Spirulina und drei frischen Mangos in den Mixer. Seit Johann den ersten Schluck des grünen Smoothies getrunken hatte, trennten sich unsere Wege nicht mehr. Er schloss sich uns an und nachdem Alex und ich fast drei Jahre auf unserer geliebten Vulkaninsel gelebt hatten, reisten wir gemeinsam mit Johann gen Norden durch Guatemala in die USA nach Los Angeles.

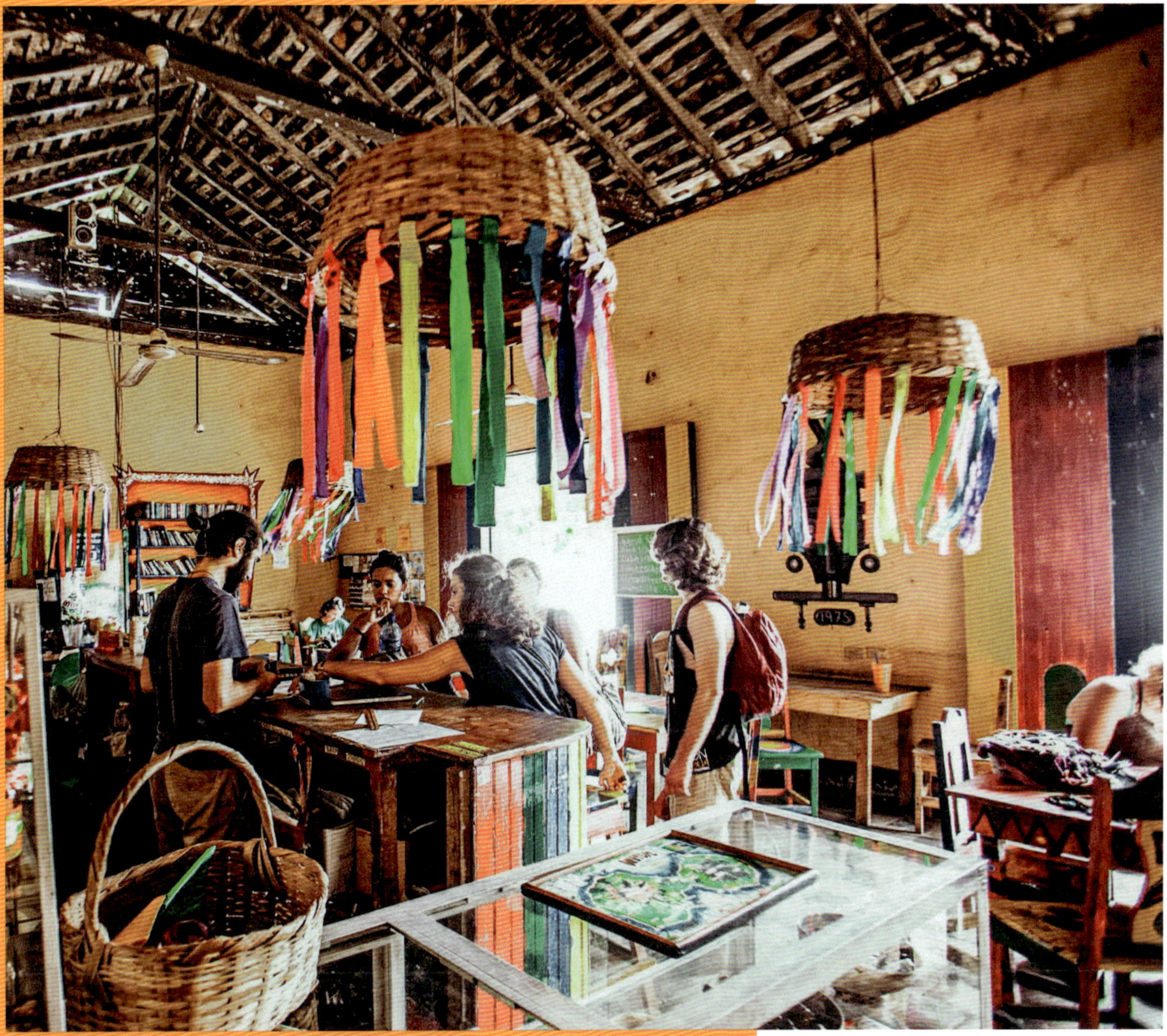

Das fröhlich-bunte Hostel auf der Insel Ometepe in Nicaragua war beliebt unter Reisenden. Abends haben wir die lokale Bevölkerung im Restaurant empfangen.

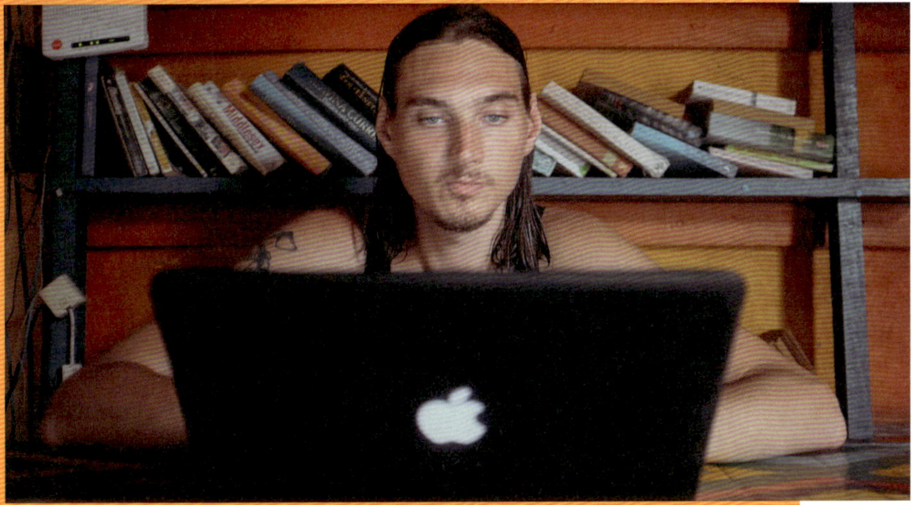

2014 kam Johann als reisender Grafikdesigner in das Hostel, in dem ich und Alex zu dieser Zeit gearbeitet hatten. Eine Freundschaft begann, die bis heute anhält.

In Hollywood standen wir nun mit unseren abgeranzten Sandalen und löchrigen T-Shirts. Neben den hochglanz polierten Schaufenstern dachten die hippen L.A. Bewohner wahrscheinlich, dass wir nachts, wie so viele Obdachlose, in kleinen Plastikzelten vor den gläsernen Türen des Finanzdistrikts schlafen würden. Schnell kauften wir uns im nächsten Second-Hand-Laden neuere Kleidung und lernten spannende Locals via Couchsurfing kennen. Unsere Gastgeber fuhren mit uns durch die lebendige Stadt, zeigten uns die Hotspots der Szene und teilten spannende Insider-Infos.

In L.A. und besonders in Hollywood fiel uns sofort auf, dass Sprouts (Sprossen) und Micro Greens hier seit Jahren bereits voll im Trend waren. In großen Discounter-Bioläden war so gut wie alles „sprouted" und neben Whole Foods gab es eine riesige US-amerikanische Bio-Kette, die sogar den Namen „Sprouts" trägt. An jeder Ecke des Szeneviertels „Silver Lake" gab es Smoothie-Bars, die neben grünen Smoothies auch kleine Shots aus frisch gepresstem Weizengrassaft anboten. Die jungen Leute waren bereit, für die grünen 2 cl Shots 7 Dollar auszugeben. Wie so oft wurde dieser in Deutschland und Europa noch ziemlich unbeachtete Gesundheitstrend, in den USA sehr früh erkannt. Aufgrund meiner jahrelangen Erfahrung mit dem Keimprozess war mir durchaus bewusst, welche Arbeit hinter diesen Produkten steckte. Allerdings war mir ebenfalls klar, wie einfach man Unmengen an Getreidegras kostengünstig selbst produzieren kann.

Im späteren Kapitel über Weizengrassaft werde ich meine Erfahrung gerne teilen und erklären, wie nährstoffreiches Weizengras selbst angebaut werden kann. An dieser Stelle soll es aber erstmal grundlegend um den magischen Prozess der Nährstoffexplosion gehen, der hinter den Sprossen und Micro Greens steckt. Deshalb möchte ich mich von hinten herantasten und erläutern, warum das ungekeimte Vollkorn wesentliche Nachteile hat und seinem Ruf als gesundes Vollwertgetreide aufgrund des Nährstoffräubers Phytinsäure nicht gerecht wird.

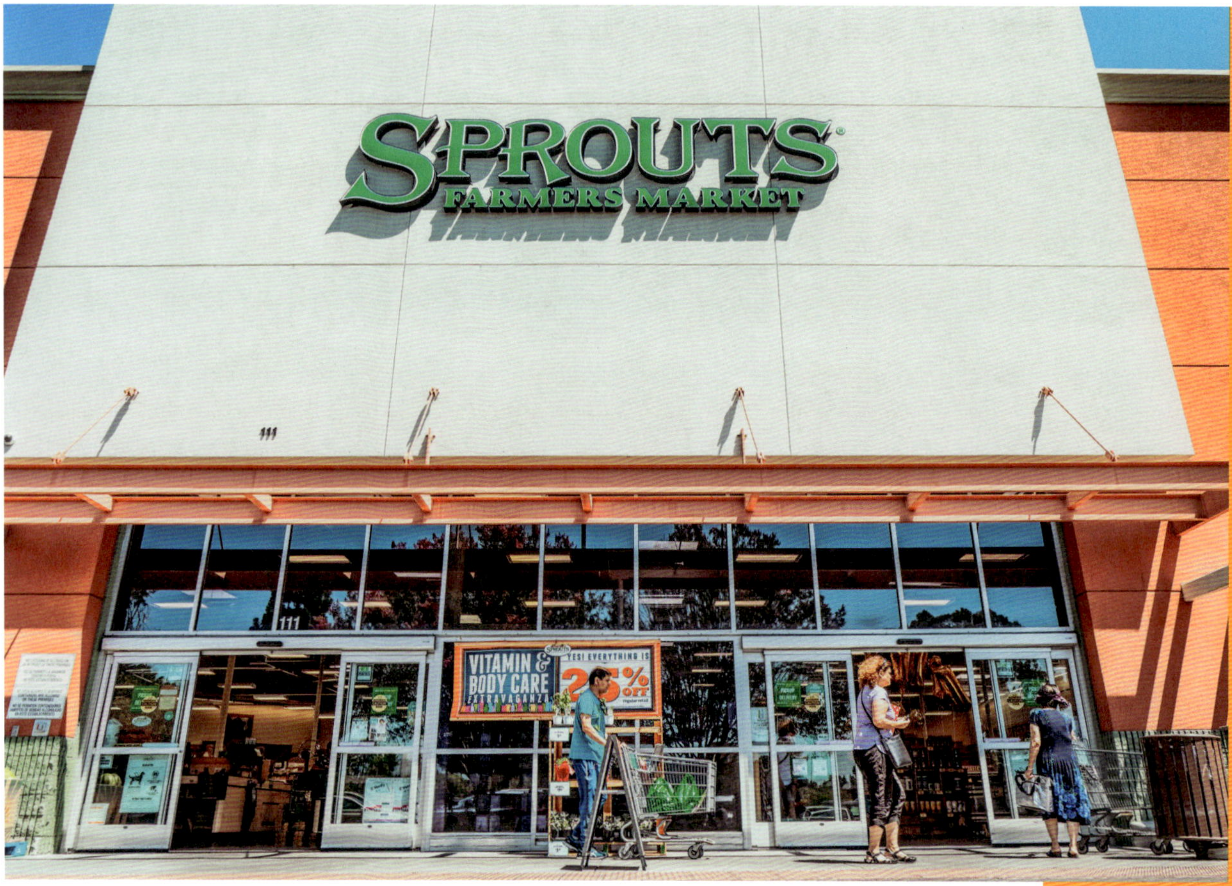

Auf unseren Reisen durch die USA haben wir uns im Bio-Supermarkt „Sprouts" mit Lebensmitteln aus Sprossen versorgt.

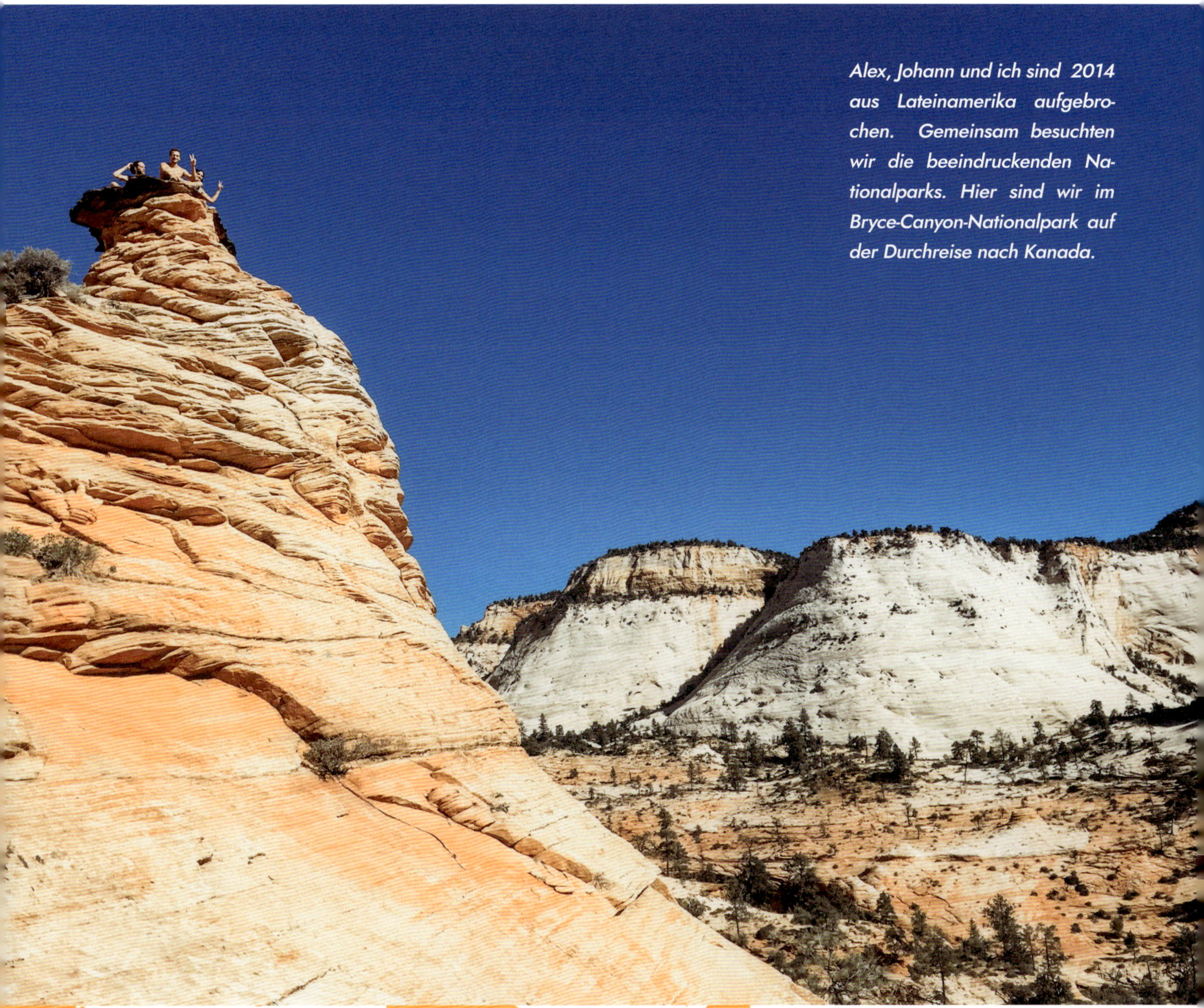

Alex, Johann und ich sind 2014 aus Lateinamerika aufgebrochen. Gemeinsam besuchten wir die beeindruckenden Nationalparks. Hier sind wir im Bryce-Canyon-Nationalpark auf der Durchreise nach Kanada.

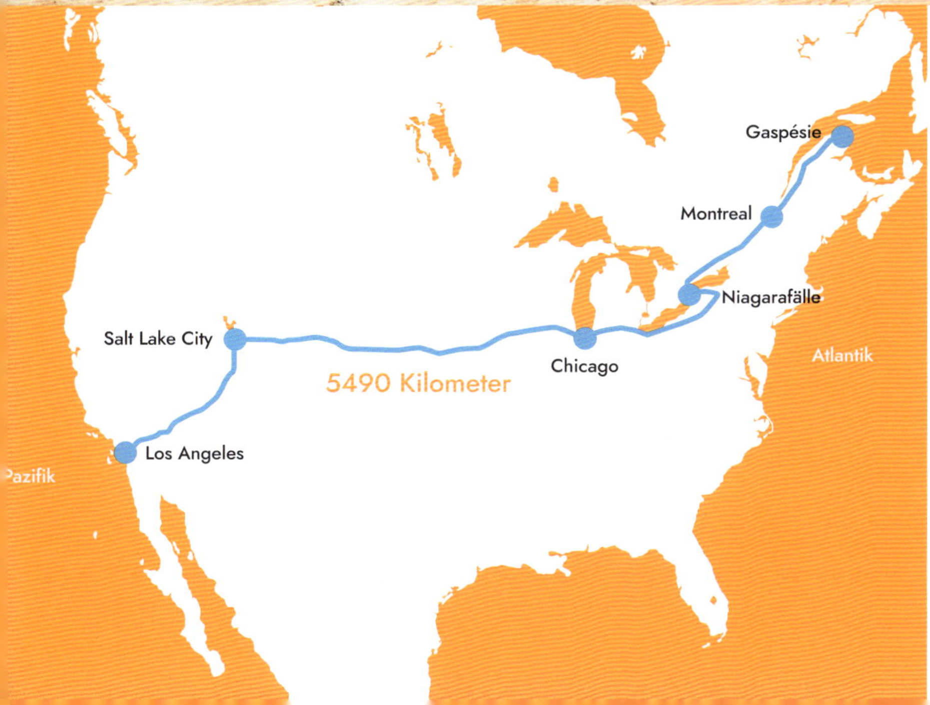

Von der südlichen Westküste der USA sind wir bis an die nördliche Ostküste Kanadas gereist. Unser Weg hat uns bis hoch nach Gaspésie in das indigene Mi'kmaq Reservat geführt.
Wir reisten durch die Wüste von Kalifornien und Nevada, über Utahs Canyons und Berge, durch die Prärie von Wyoming, vorbei an den endlosen Kornfeldern von Iowa, mit kurzem Stopp an den Niagarafällen bis in die grünen Wälder von Kanada.

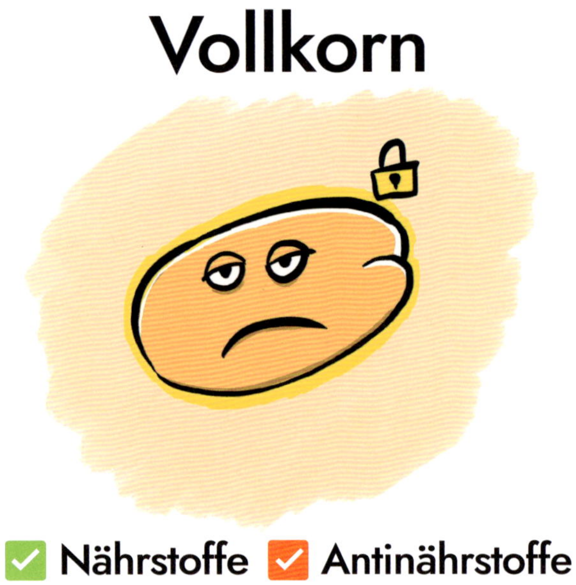

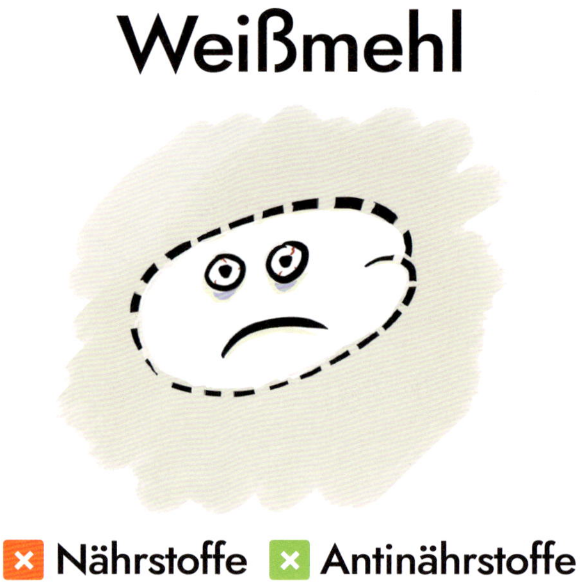

Der demineralisierende Antinährstoff Phytinsäure

Die negativen Eigenschaften von Weißmehl und Vollkorn werden durch den Keimprozess reduziert. Die positiven Eigenschaften werden hingegen sogar verstärkt.

Jedes Korn und jeder Samen besitzt einen natürlichen Fraßschutz, die sogenannte Phytinsäure, die zu den Antinährstoffen zählt. Phytinsäure bindet wichtige Mineralstoffe (Zink, Eisen, Phosphor, Kalzium, Magnesium) und blockiert Enzyme. Dadurch können diese Mineralstoffe während der Verdauung im Dünndarm nicht komplett vom Körper verwertet werden.

Das trockene Vollkorn, welches in den meisten Geschäften zu kaufen ist, befindet sich „im Schlaf" und besitzt einen natürlichen Schutzmantel mit Phytinsäure. Bei dem Konsum von Vollkorn oder Vollkornmehl nehmen wir eine beträchtliche Menge dieser Phytinsäure auf, wodurch die Nährstoffaufnahme erschwert wird. Das ganze Korn besitzt viele Nährstoffe, welche hauptsächlich in der äußeren Schale sitzen. Nur leider sind diese an die Phytinsäure gebunden und werden auch mit ihr wieder aus dem Körper ausgeschieden. Vollkornprodukte liegen schwer im Magen und können den Körper langfristig demineralisieren, da die Phytinsäure wichtige Nährstoffe an sich bindet, welche für einen gesunden Organismus elementar sind.

Deshalb tendieren viele Menschen eher zu den leichter bekömmlichen Weißmehlprodukten. Das Weißmehl wurde in den Mühlen der ganzen Welt mehr oder weniger bewusst eingeführt, um das Problem der Antinährstoffe und der besseren Verträglichkeit von Getreide und Backwaren zu beheben. Durch das Entfernen der äußeren Schale wird der Antinährstoff Phytinsäure eliminiert.

Sprossen

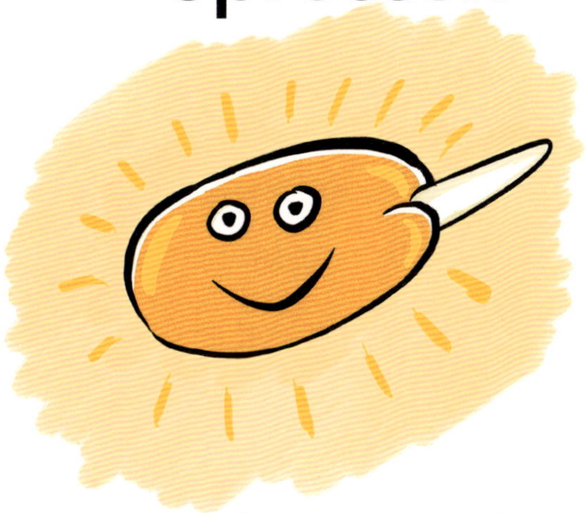

✓ Nährstoffe × Antinährstoffe

Im Rennen um die meisten Nährstoffe sind die Sprossen der klare Gewinner, da Antinährstoffe abgebaut werden und die Nährstoffe sich potenzieren können.

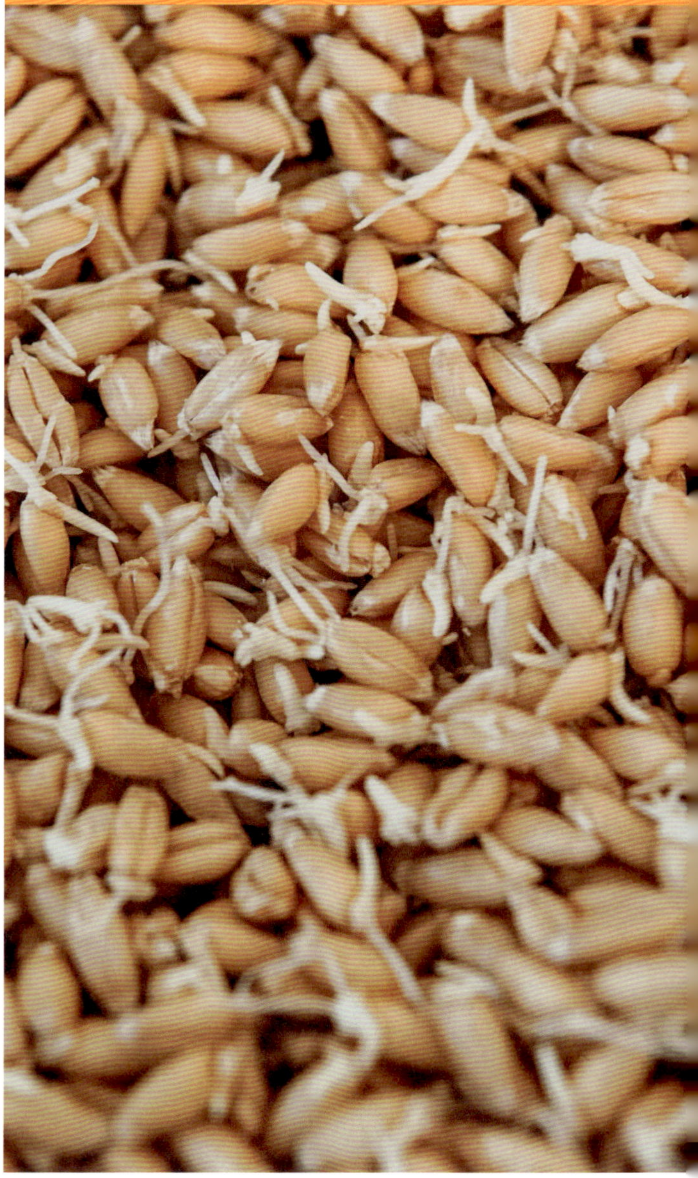

Jedoch werden ebenfalls wichtige Nährstoffe wie Vitamin B1, B6 und B9 gemeinsam mit der Schale entfernt.

Außerdem fallen gesunde Ballaststoffe weg, die unverzichtbar für eine gute Verdauung sind. Somit ist Weißmehl zwar leichter verträglich als Vollkorn, enthält aber wenige gesundheitsförderliche Mineralien, Vitamine und Ballaststoffe. Gleichzeitig setzen Weißmehlprodukte viel Insulin im Körper frei. Dies kann zu Blutzuckerschwankungen führen. Bei mehr Kalorien und weniger Nährstoffen führen Weißmehlprodukte schneller zu einer Körpergewichtszunahme. Deshalb sollten Weißmehlprodukte nicht die Grundlage einer gesunden und ausgewogenen Ernährung bilden.

Abschließend ist festzuhalten, dass Weißmehl keine Alternative zu Vollkorn ist. Zwar werden die demineralisierenden Eigenschaften der im Vollkorn enthaltenen Phytinsäure eliminiert, die in der Schale gebundenen Mikronährstoffe werden jedoch ebenfalls entfernt. Nur der im Folgenden beschriebene Keimvorgang verbindet den Vollkorn-Vorteil der erhöhten Mikronährstoffe mit dem Weißmehl-Vorteil der reduzierten Antinährstoffe.

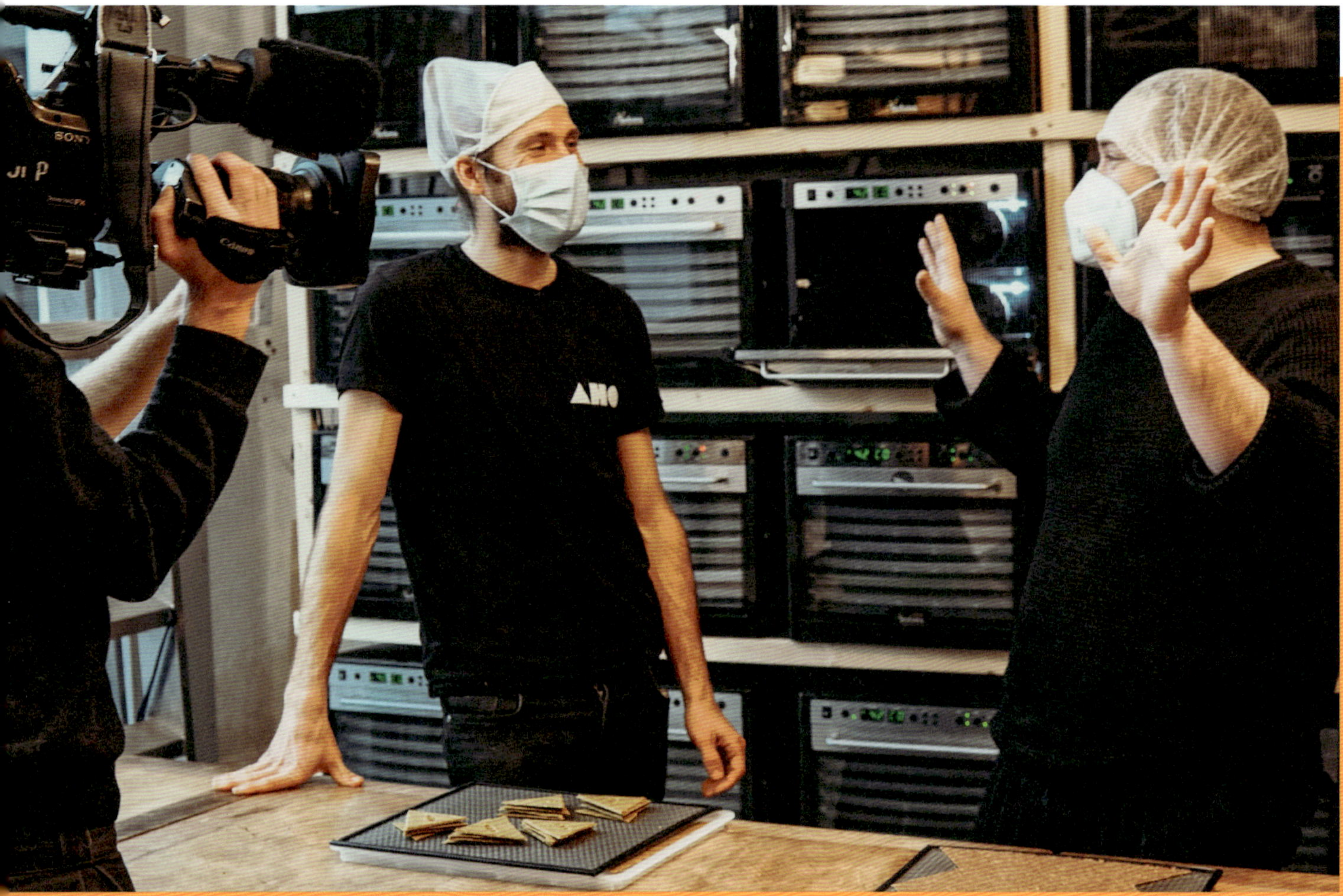

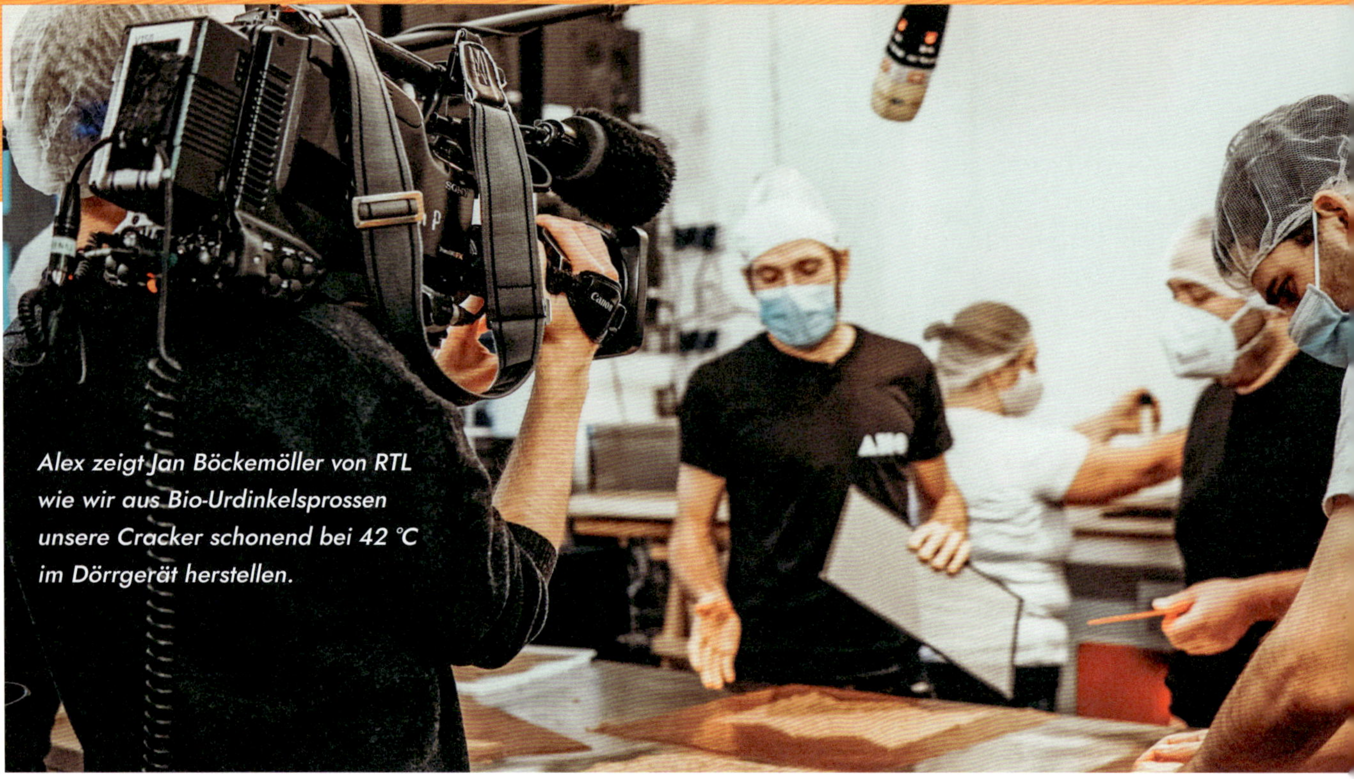

Alex zeigt Jan Böckemöller von RTL wie wir aus Bio-Urdinkelsprossen unsere Cracker schonend bei 42 °C im Dörrgerät herstellen.

Sprossen als nährstoffreiche Alternative

Gegenüber Vollkornprodukten sind Sprossen aus gekeimtem Getreide die wirklich gesunde Alternative. Diese Umwandlung wird durch den enzymatischen Keimprozess ermöglicht.

Um Sprossen zu ziehen, werden trockene Körner oder Samen in Wasser eingeweicht und somit zum Leben erweckt. Beim Kontakt mit Wasser bekommt das Korn das Signal: Zeit zum Wachsen! Jetzt will der Samen eine Pflanze werden und zahlreiche Enzyme starten eine Nährstoffexplosion, um das Korn umzuwandeln.
Durch das Keimen beginnt ein Ab-, Um- und Aufbauvorgang, der vorhandene Stoffe wie Stärke, Eiweiße, pflanzliche Öle und andere Stoffe transformiert. Aus schwer verdaulicher Stärke entstehen durch die Aktivierung von Amylase-Enzymen leicht verdauliche Zweifachzucker und die Stärke wird ähnlich wie beim Kauen vorverdaut. Proteine werden in verfügbare essentielle Aminosäuren zersetzt, die biologische Wertigkeit der Proteine steigt durch den Keimprozess an[9], Vitamine potenzieren sich und wichtige Enzyme wie Phytase werden aktiviert. Durch das Enzym Phytase wird im aufkeimenden Korn ein Großteil der demineralisierenden Phytinsäure abgebaut. Auch weitere antinutritive Substanzen wie Lektine und Tannine werden beim Keimen reduziert[10]. Im Gegensatz zum Weißmehl bleiben die wichtigen Ballaststoffe in der Schale erhalten und ein Vielfaches an Mikronährstoffen wird bereitgestellt.

Bei der Nährstoffexplosion potenzieren sich gesundheitsförderliche Vitamine wie Vitamin C[11], Beta-Carotin als Vorstufe von Vitamin A[12] und die essentiellen Mineralien werden besser verfügbar durch den Abbau der demineralisierenden Antinährstoffe[13].
Das Beste an diesem natürlichen Prozess ist der Fakt, dass er mit einfachsten Mitteln aktiviert werden kann. Im nächsten Kapitel komme ich zum praktischen Teil dieses Buches und zeige auf, wie aus jedem Korn, jeder Saat und jeder Hülsenfrucht, ein kleiner lebendiger Keimling wachsen kann. Dieser kleine Keimling, insbesondere der unzerstörte Wurzelkeim, beinhaltet die beschriebene Fülle an essentiellen Nährstoffen. Deswegen kann Gekeimtes gegenüber gezüchtetem Obst, kultiviertem Gemüse, nährstoffarmen Weißmehlprodukten und blähenden Hülsenfrüchten dem menschlichen Organismus unglaublich viel Lebenskraft einhauchen und eine stabile Basis der Ernährung darstellen.

Glutenfreie Buchweizensprossen-Pasta mit Hanf-Basilikum-Pesto

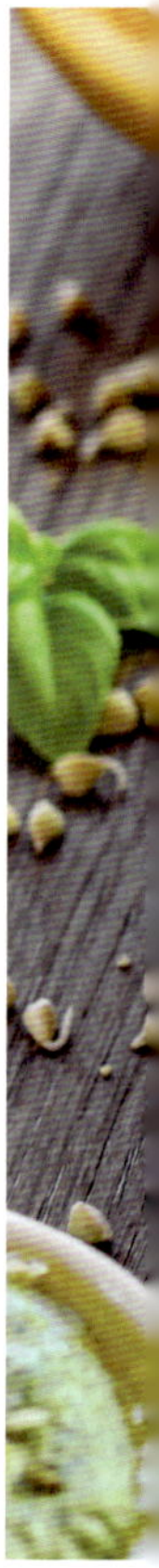

Ist glutenfreie Ernährung sinnvoll?

Die Frage nach einer glutenfreien Ernährung möchte ich an dieser Stelle stellen, weil viele Menschen aufgrund der modernen Backwaren Skrupel vor jeglichem Gluten haben. Die Frage, ob Sprossen aus glutenhaltigem Getreide wirklich gesund sein können, sollte deshalb hinreichend beleuchtet werden.

Besonders unter gesundheitsbewussten Menschen meiden viele Leute Getreide aufgrund seines Glutengehalts. Deshalb möchte ich an dieser Stelle näher beleuchten, ob eine glutenfreie Ernährung für Menschen ohne Zöliakie wirklich sinnvoll ist. Dazu gehe ich auf weitere Faktoren neben Gluten ein, die vielleicht viel relevanter für eine gesunde Ernährung sein könnten.

Seit mehr als 12 Jahren ernähre ich mich vegan und in dieser Zeit habe ich so einige Ernährungstrends mitbekommen. Vieles kommt für ein paar Jahre und vergeht schnell wieder. Manche Empfehlung bleibt und wird wissenschaftlich belegt. Nach neuesten Studien[14] haben maximal 0,9% der deutschen Bevölkerung eine Glutenintoleranz und trotzdem hat das Thema „glutenfrei" den Mainstream erreicht.

Gluten ist ein Sammelbegriff für Proteine, die in manchen Getreidesorten und Samen enthalten sind. Jeder mit nachgewiesener Zöliakie oder Glutenintoleranz sollte natürlich Gluten meiden. Gefühlt hat heute jedoch jeder Dritte eine Glutenintoleranz. Diese Vermutung formulieren auffallend viele Menschen, weil sie moderne Backwaren, Nudeln und Fertiggerichte nicht gut vertragen. Moderne Backwaren schmecken lecker, sind fluffig und günstig. Aus ernährungsphysiologischer Perspektive weisen sie jedoch signifikante Nachteile auf. Dennoch können 99% der Menschen Gluten gut vertragen. Daraus lässt sich schließen, dass moderne Backwaren aus anderen Gründen für viele Menschen ein Problem darstellen. Nach jahrelangem Konsum von konventionellen Getreideprodukten können unangenehme Folgen für die Dünndarmschleimhäute entstehen. Moderne Getreidesorten wurden auf Backeigenschaften wie „kleben" und „aufgehen" gezüchtet. Durch die unausgeglichene Aminosäurenstruktur des modernen Getreides können die enthaltenen Glutene oft nicht gut verdaut werden. Doch Gluten aus modernem Getreide ist nicht der alleinige Grund für entzündete Darmschleimhäute, Reizdarm-Syndrome, Blähungen oder schmerzhafte Beschwerden des Dickdarms.

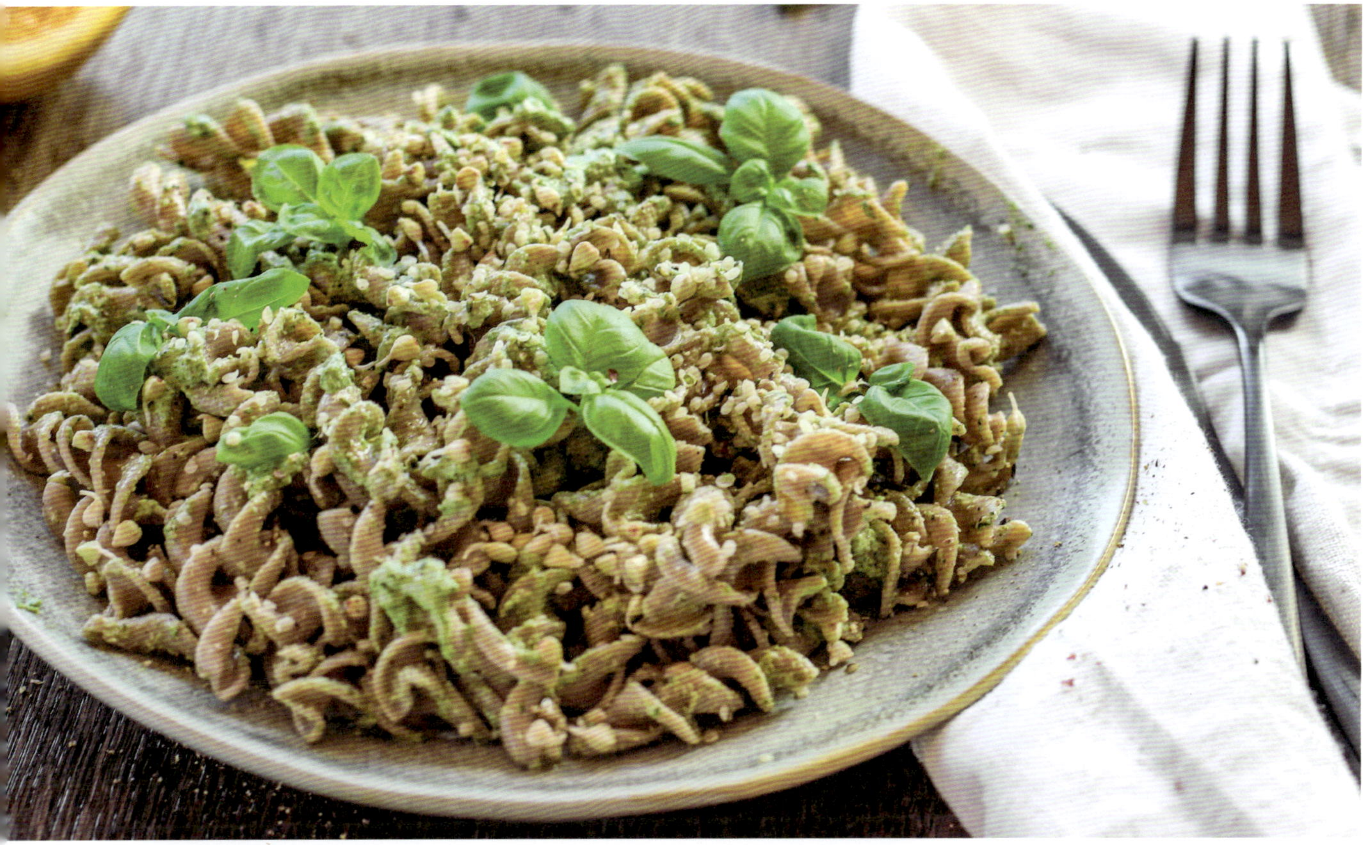

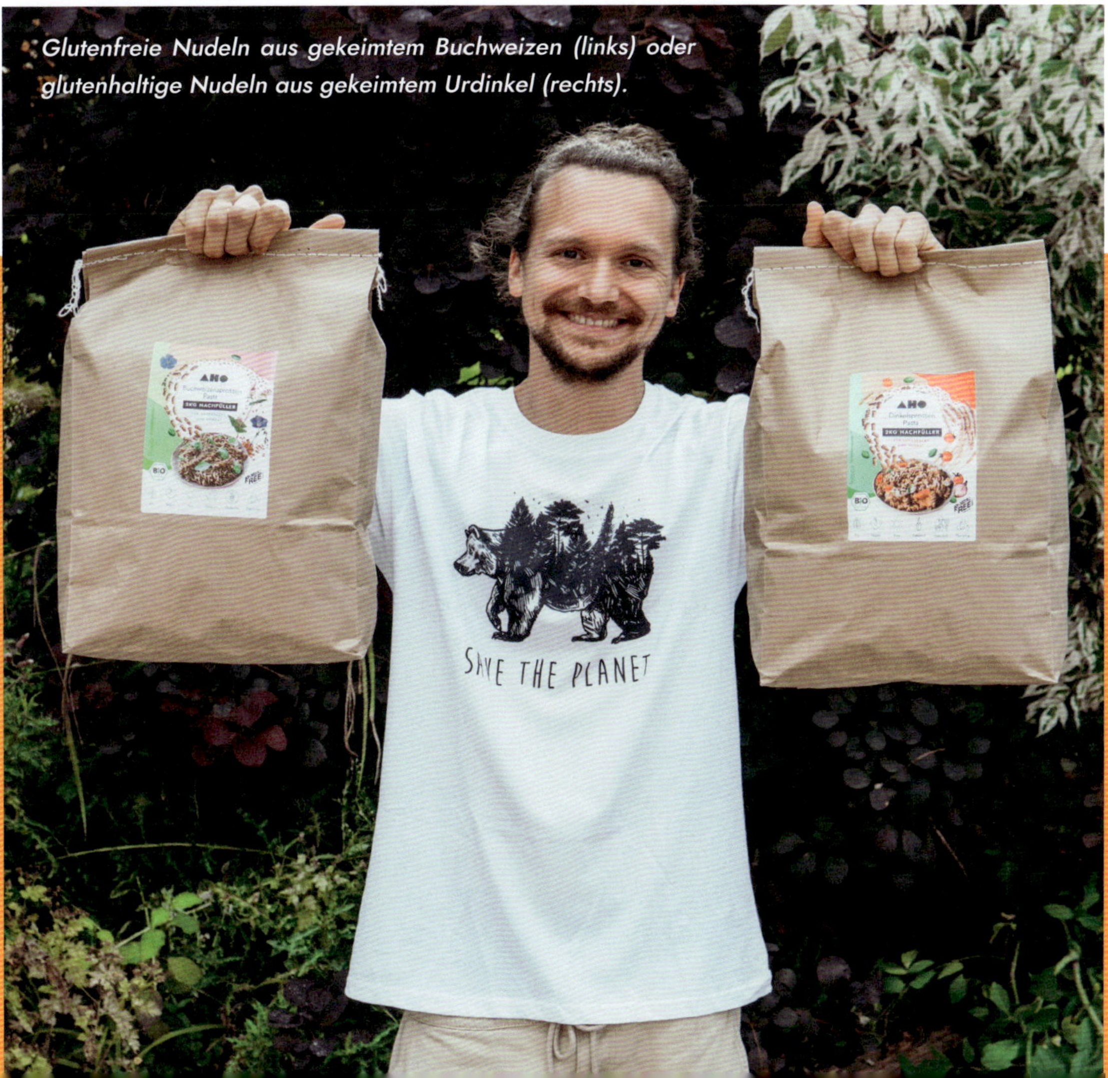

Glutenfreie Nudeln aus gekeimtem Buchweizen (links) oder glutenhaltige Nudeln aus gekeimtem Urdinkel (rechts).

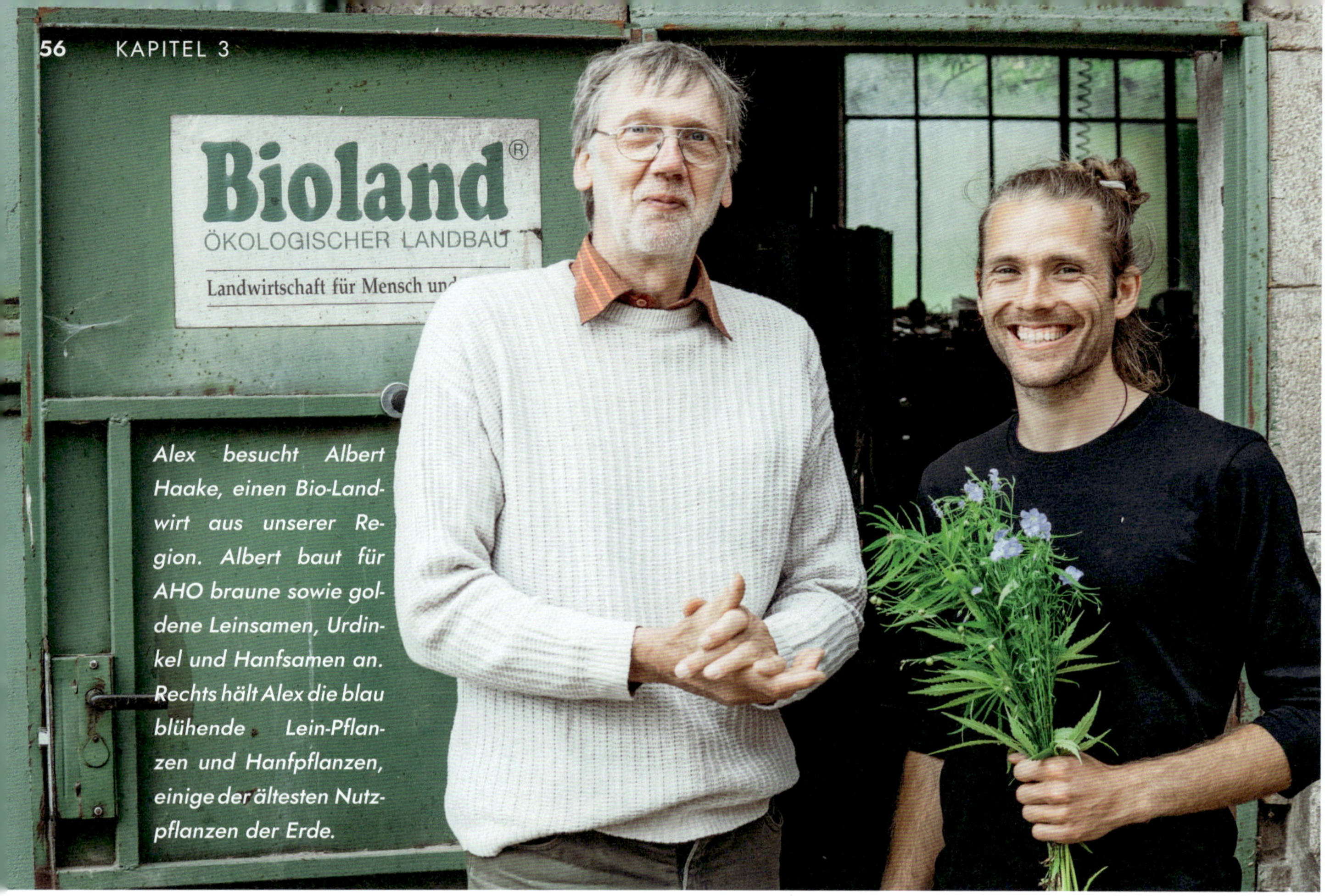

Alex besucht Albert Haake, einen Bio-Landwirt aus unserer Region. Albert baut für AHO braune sowie goldene Leinsamen, Urdinkel und Hanfsamen an. Rechts hält Alex die blau blühende Lein-Pflanzen und Hanfpflanzen, einige der ältesten Nutzpflanzen der Erde.

Getreide enthält viel Stärke

In Getreide ist viel Stärke enthalten. Stärke ist ein komplexes Kohlenhydrat. Komplexe Kohlenhydrate müssen in kürzere Zuckerketten zerlegt werden, damit sie der menschliche Stoffwechsel optimal nutzen kann. Durch das im Speichel enthaltene Enzym Alpha-Amylase wird Stärke in Disaccharide und schließlich in Glukose umgewandelt. Dies passiert nur durch häufiges Kauen (ca. 50 Mal) und die meisten Menschen kauen die bereits weichen Getreideprodukte vom Bäcker nicht ausreichend. Zudem produziert der Mensch nicht genügend Alpha-Amylase, um viel Stärke abzubauen. Im Keimprozess wird Stärke durch die Enzymaktivität nach dem Einweichen in Disaccharide zerlegt und somit „vorverdaut". Dies macht gekeimte Produkte verträglicher und besser verdaubar. Allerdings sind herkömmliche Getreideprodukte aus dem Supermarkt oder Discounter selten gekeimt.

Niedriger Gehalt an Vitamin B1

Der Vitamin B1-Gehalt in normalen Getreideprodukten ist zu gering. Vitamin B1 ist notwendig für einen funktionierenden Kohlenhydratstoffwechsel. Wenn Kohlenhydrate konsumiert werden und zu wenig Vitamin B1 in den Nahrungsmitteln bereit steht, können die enthaltenen Kohlenhydrate nicht gut verstoffwechselt werden. Deswegen wird z.B. Babynahrung per Gesetz mit Thiamin (B1) vitaminisiert. Bei Weißmehlprodukten wurde durch das Entfernen der Getreideschale das Vitamin B1 komplett eliminiert. Selbst Vollkorngetreide hat nicht genug Vitamin B1 für den erforderlichen Mindestwert. Getreidesprossen enthalten hingegen natürlichweise mehr Vitamin B1, da durch den Keimprozess wesentlich mehr Vitamin B1 potenziert wird. Somit unterstützen Getreidesprossen durch das Vitamin B1 die Verstoffwechselung der restlichen Stärke im kohlenhydrathaltigen Getreide.

Gluten ist nicht gleich Gluten

Viele Menschen vertragen Gluten aus Dinkel, aber nicht aus Weizen. Insbesondere Urgetreidesorten wie der Urdinkel Oberkulmer Rotkorn werden von Menschen gut vertragen, die ansonsten mit Gluten ein Problem haben. Moderne Dinkelsorten sind mit Weizen gekreuzt, wohingegen Oberkulmer Rotkorn weniger als 0,01% Weizeneinkreuzungen hat und somit unverzüchtet ist.

Die spezifische Proteinkombination im Urdinkel unterscheidet sich wesentlich von der Aminosäurenstruktur von Weizen. In Urdinkel sind Prolamine und Gluteline enthalten, in Weizen jedoch Gluteline und Glutenin. Im Weizen ist Omega-5-Gliadin der Auslöser für Unverträglichkeiten und wird z.B. bei einer Histaminintoleranz nicht gut vertragen.

Omega-5-Gliadin ist in unverzüchtetem Dinkel nicht enthalten, weswegen Urdinkel im Allgemeinen besser vertragen wird.

Insektizide schaden Darmbakterien

In mehreren Studien[15] konnte gezeigt werden, dass Xenobiotika (den natürlichen Ökosystemen fremde Stoffe) die Darmschleimhaut schädigen können. Rückstände von Insektiziden können eine Abnahme von Laktobazillen und Bifidusbakterien verursachen[16], sodass im menschlichen Darm weniger Bakterien existieren. Dies führt wiederum zu einer generell schlechten Verdauungsleistung. In der konventionellen Landwirtschaft werden Insektizide routinemäßig zur Schädlingsbekämpfung angewendet. Die meisten Bäckereien backen nicht mit biologisch angebautem Getreide[17]. Von knapp 11.000 deutschen Bäckereien haben nur 800 auch Bioprodukte im Angebot. Damit keine Insektizide im verwendeten Getreide enthalten sind, sollte der Konsument jedoch in jedem Fall auf deutsche Bioqualität achten.

Bio-Nahrungsmittel sind aufgrund des sensibilisierten Konsumverhaltens weiterhin auf dem Vormarsch[18].

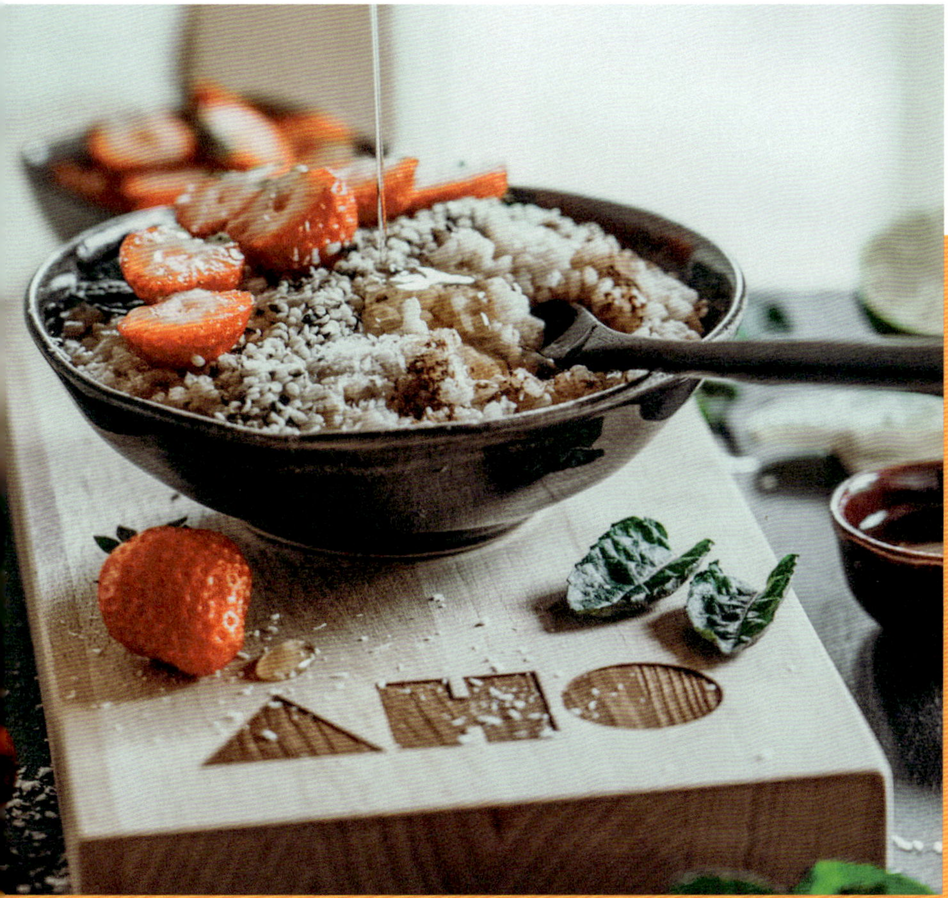

Der Glutenfrei-Trend hat sicherlich seine positiven Seiten, weil Menschen dadurch generell ihre ungesunden Essgewohnheiten in Frage stellen. Wenn man differenzierter hinschaut, ist aber Gluten meist gar nicht das Problem. Vielmehr ist die moderne Art und Weise, wie wir mit Lebensmitteln umgehen, schädlich für unsere Nahrung.

KAPITEL 4

Wie du selber

SPROSSEN

ziehst

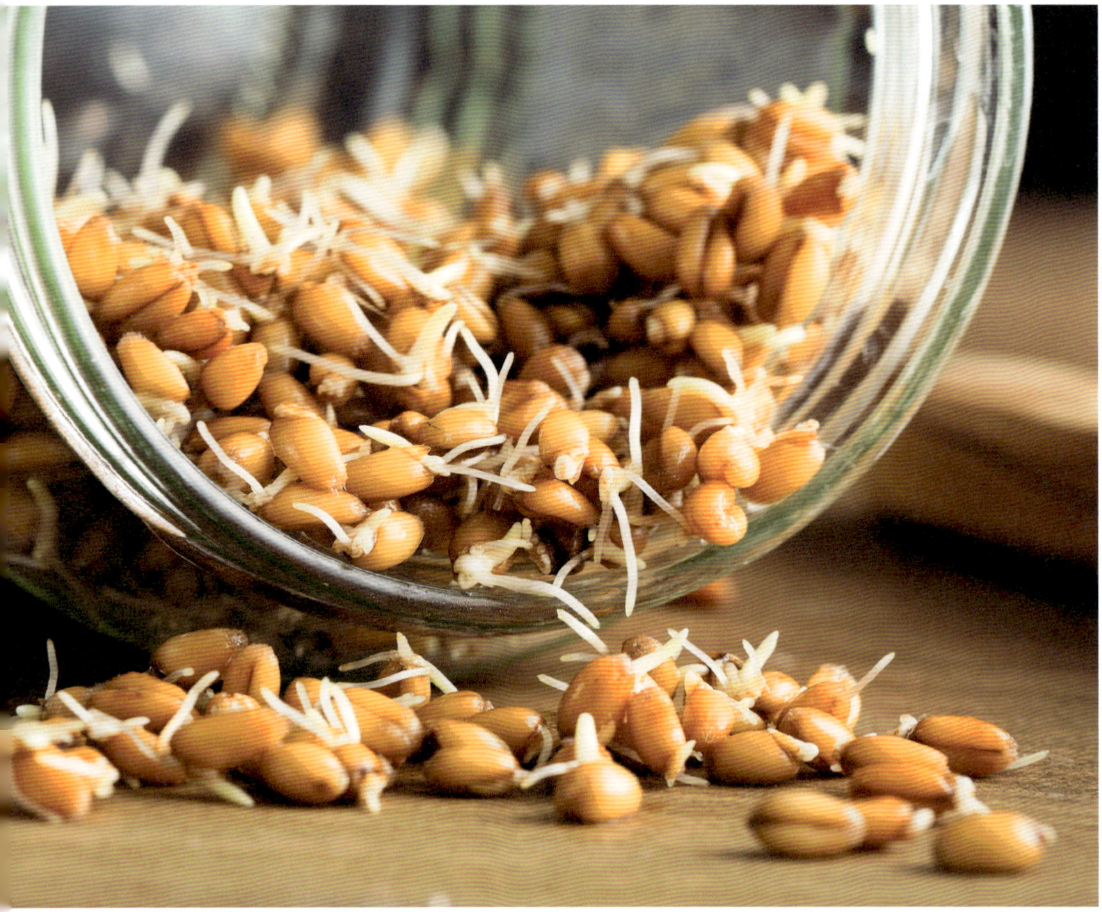

Frische Getreidesprossen aus dem Keimglas nach 48 bis 60 Stunden Keimzeit.

LEGENDE

Einweichzeit

Keimzeit

In unserer Küche in Hannover (2016) gab es ein Sprossenregal mit frischen Microgreens (hier Belugalinsengras). Ohne Garten konnten wir so in der Stadt frische Sprossen und Gräser ernten.

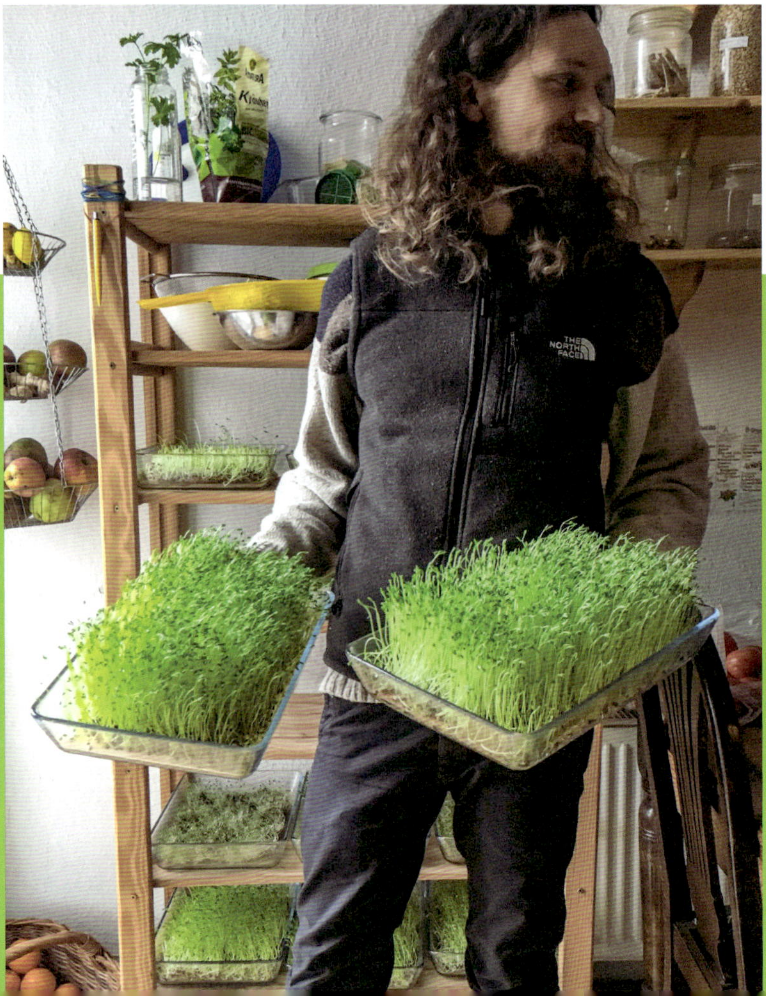

KAPITEL 4

Wie du selber Sprossen ziehst

Alles Lebendige kann wachsen. Wie du selbst zum Gärtner in deinen eigenen vier Wändern wirst, erfährst du in diesem Kapitel. Schritt für Schritt werde ich den Keimprozess für alle wichtigen Lebensmittelgruppen beleuchten. Eiweiß (Hülsenfrüchte), Kohlenhydrate (Getreide und Pseudogetreide) und Fette (Nüsse & Saaten) werden durch das Sprossenziehen im Nährstoffprofil aufgewertet und durch den enzymatischen Prozess basenüberschüssig.

Sprossen können eine grundlegende Lösung des kulturellen Nährstoffmangels darstellen. Durch den Keimprozess potenzieren sich Vitamine, Antinährstoffe werden abgebaut, Kohlenhydrate können besser verstoffwechselt werden und Mineralien bleiben erhalten. Nach meinem Sportstudium und der Auseinandersetzung mit bedarfsgerechter Ernährung, nach meiner Begegnung mit der ursprünglichen Zubereitung von Hülsenfrüchten im bäuerlichen Lateinamerika, nach meinem elementaren Fund des Rezeptes für sonnengetrocknetes Flachbrot aus Getreidesprossen und nach der augenöffnenden Reise durch Hollywoods Gesundheitsszene mit dem Fokus auf „sprouted Superfoods" und „Microgreens", kehrte ich mit dem Wissen über das Geheimnis der Nährstoffexplosion im Jahr 2016 zurück nach Deutschland.

In diesem Kapitel erfährst du mehr über

Sprossen aus Hülsenfrüchten
Sprossen aus Urgetreide
Sprossen aus Pseudogetreide
Sprossen aus Nüssen & Ölsaaten
Grüne Sprossen

Sprossen aus Hülsenfrüchten bei Histaminunverträglichkeit

Normalerweise sind Hülsenfrüchte bei Histaminunverträglichkeit ein No-Go. Durch die richtige Zubereitung können eben diese Hülsenfrüchte ein Heilmittel werden und dabei helfen, Histamin im Körper abzubauen.

Wieder in der Heimat lernte ich Laura kennen. Laura hatte eine Histaminunverträglichkeit. Die Histaminunverträglichkeit bedingte extreme Magenkrämpfe und Hautunreinheiten. Beides konnte sie anschließend durch eine histaminarme Ernährung langfristig in den Griff bekommen.
Histamin wird im Körper bei zu viel Stress freigesetzt und kann Menschen durch Migräne oder Magenschmerzen richtig flachlegen. In sehr vielen Nahrungsmitteln ist eine beträchtliche Menge Histamin enthalten. Insbesondere lang gereifter Käse, Wein, Spirituosen und anderer Alkohol, früh geerntetes und lange nachgereiftes Obst, Kaffee, Schokolade, Fertigessen, Tomatenmark, Sonnenblumenöl, Nahrung aus Konservendosen und gekochtes Essen vom Vortag enthalten viel Histamin. Im Falle einer Histaminunverträglichkeit sollte eigentlich alles, was in einer gesunden Ernährung sowieso nur in Maßen genossen werden sollte, komplett vermieden werden. Wenn der Histaminspiegel im Körper durch psychischen Stress oder Gärung im Magen und Darm durch falsch kombinierte Lebensmittel bereits sehr hoch ist, kann externes Histamin aus den genannten Nahrungsmitteln einen richtigen Histamin-Schub auslösen.
Jeder Mensch hat natürlicherweise ein bisschen Histamin im Körper. Normalerweise reichen die körpereigenen Enzyme aus, um das produzierte oder konsumierte Histamin zu regulieren. Im Fall einer langfristig unausgeglichenen Ernährung oder bei extremen psychischem Stress schafft es unser Körper allerdings nicht mehr aus eigener Kraft und braucht Hilfe.
Natürlich ist eine langfristige Stressreduktion ein wichtiger Teil der Prävention und generell wichtig für jeden gesunden Körper. Allerdings kann durch eine bewusste Ernährung in diesem Fall viel ausgegelichen werden. Die Lösung des Problems trägt den komplizierten Namen „Diaminoxidase" (DAO). Das Enzym DAO kann Histamin abbauen. DAO wird, wie ist es anders zu erwarten, im enzymatischen Keimprozess der Nährstoffexplosion aktiviert. Insbesondere beim ca. 7 - 10 Tage langen Keimen von Hülsenfrüchten wie Belugalinsen, Mungobohnen oder Erbsen werden beträchtliche Mengen DAO gebildet.

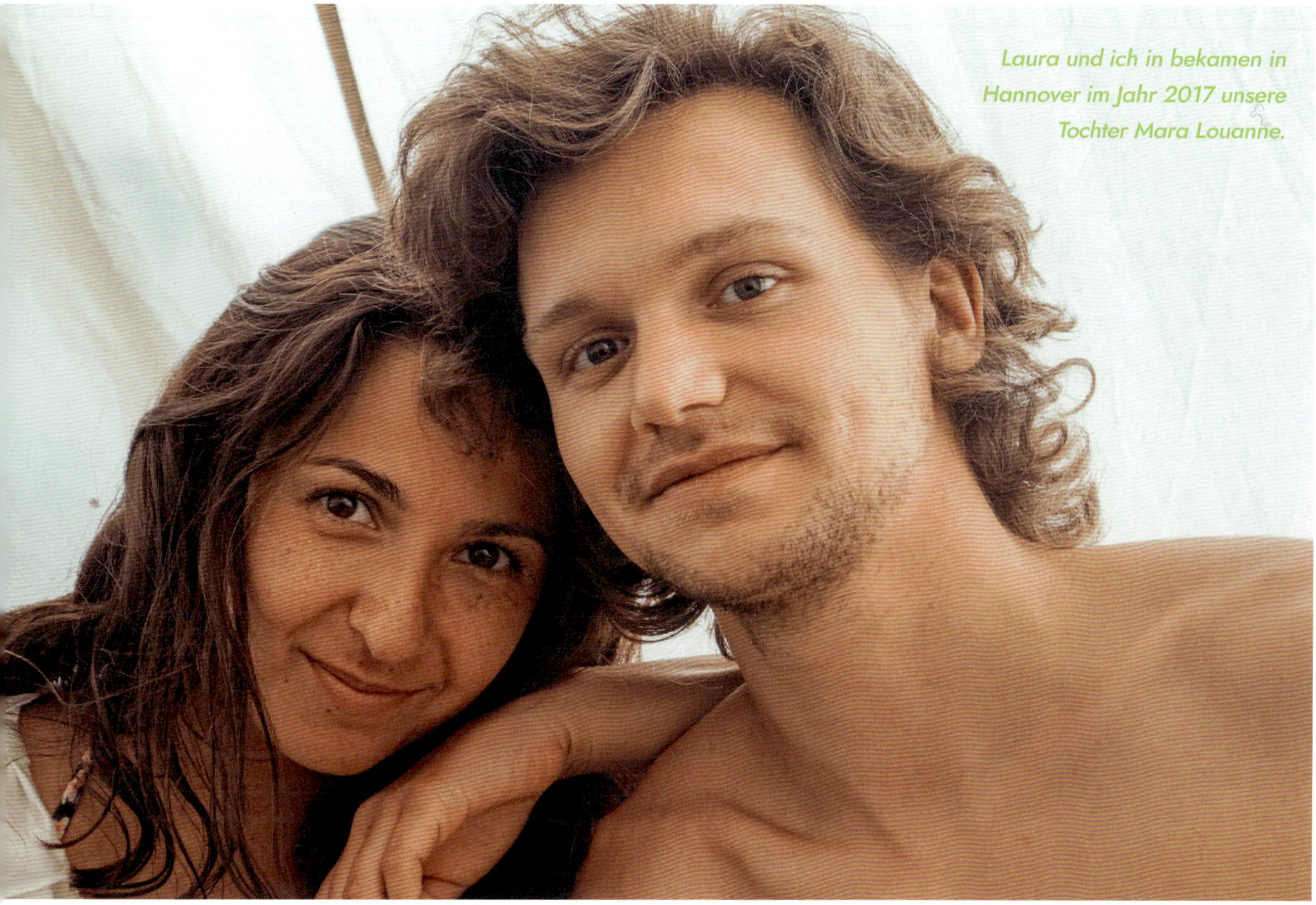

Laura und ich in bekamen in Hannover im Jahr 2017 unsere Tochter Mara Louanne.

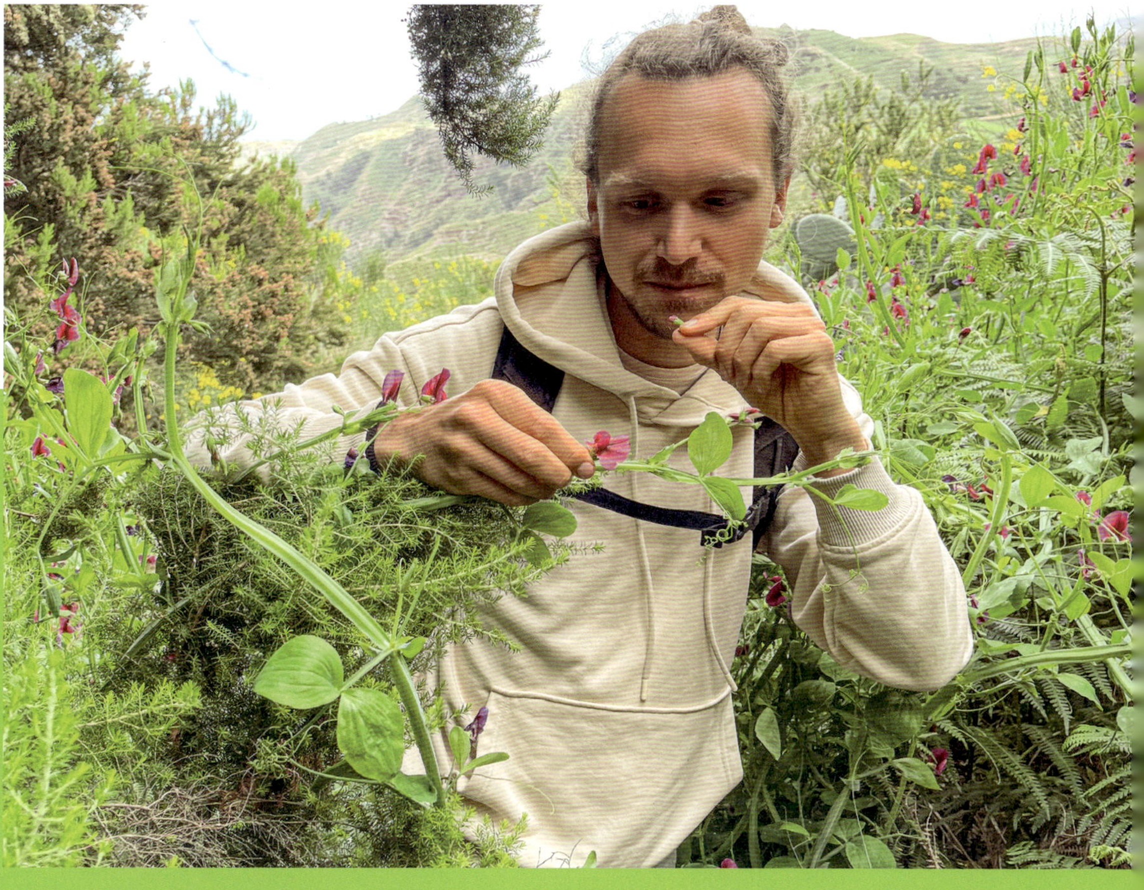

Frisch gewachsenes Erbsengrün und Erbsenblüten sind reich an dem histaminabbauenden Enzym DAO. Hier esse ich Erbsenblüten beim Wandern (2021).

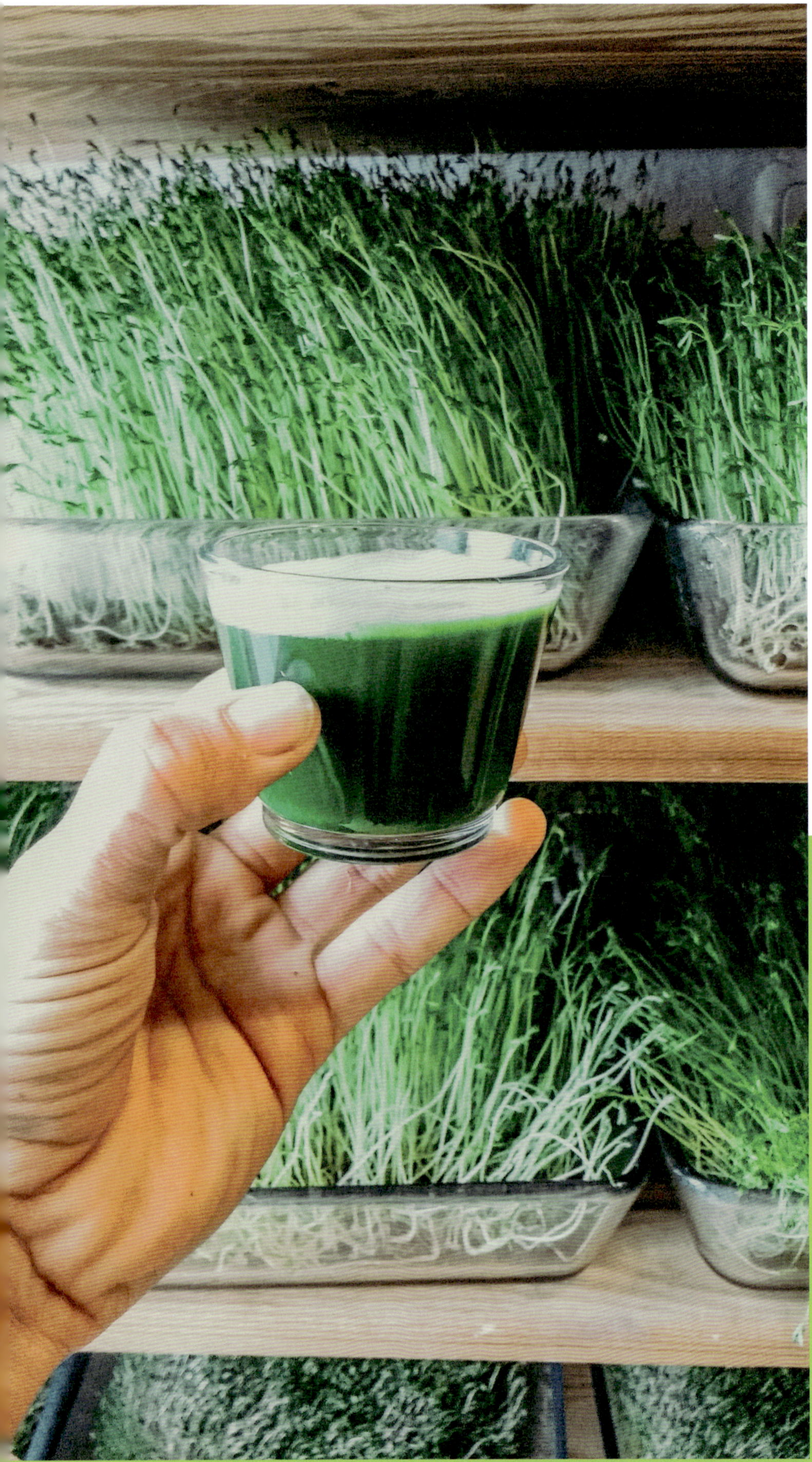

Belugalinsengras

12 Stunden

10 - 12 Tage

Ein frischer Saft aus Belugalinsengras ist revitalisierend und enthält dazu noch viel DAO.

Als ich Laura kennenlernte, habe ich Sprossen und Micro-Greens aus Belugalinsen wachsen lassen. Das Gras der Hülsenfrüchte habe ich dann durch einen langsam arbeitenden Entsafter (Slow-Juicer) gegeben und entsaftet. Laura bekam diesen hochkonzentrierten, grünen 2 cl Shot so oft es ging und die kleine Küche in Hannover war durch unser Micro-Gardening grün geschmückt.

Das Problem bei einer Histaminintoleranz ist, dass vegane Eiweißquellen kaum noch zur Verfügung stehen. Jedoch ist eine eiweißreiche Ernährung nicht nur für Sportler wichtig. Der Aufbau und Erhalt der Muskulatur ist elementar, damit der Mensch gesund altert. Eiweiß spielt hierbei eine elementare Rolle. Ohne Eiweiß kann die Muskulatur nicht genügend Aminosäuren als Bausteine für Reparaturarbeiten nutzen und langfristig führt dies zu Muskelschwund. Anteilig nimmt der Fettgehalt im Körper zu, sodass auch schlanke Menschen einen zu hohen Fettgehalt im Körper haben, obwohl das äußere Erscheinungsbild etwas anderes vermuten lässt. Im englischen wird dies „skinny fat" („dünnfett") genannt. Besonders in der alternativen veganen Ernährung ist deswegen ein simpler und effektiver Weg wichtig, damit Proteine zur Verfügung stehen. Ohne blähende Nebenwirkungen geht dies fast nur durch den Keimprozess. Hierbei bevorzuge ich drei Hülsenfrüchte: Kichererbse, Mungobohne und Belugalinse. Insbesondere Belugalinsen sind bei einer histaminarmen Ernährung optimal.

Bei allen drei Hülsenfrüchten gilt folgendes: einweichen, morgens und abends spülen, nach 2-5 Tagen essen. Die Einweichzeiten sind je nach Größe der Saat verschieden. Belugalinsen brauchen ca. 6-10 Stunden, Mungobohnen 8-12 Stunden, Kichererbsen ca. 15-20 Stunden. Gekeimte Kichererbsen sollten für ca. 30 Minuten gekocht werden, gekeimte Belugalinsen und gekeimte Mungobohnen können für ca. 15 Minuten gekocht werden und bei einer Keimdauer von 5 Tagen auch gut roh verzehrt werden.

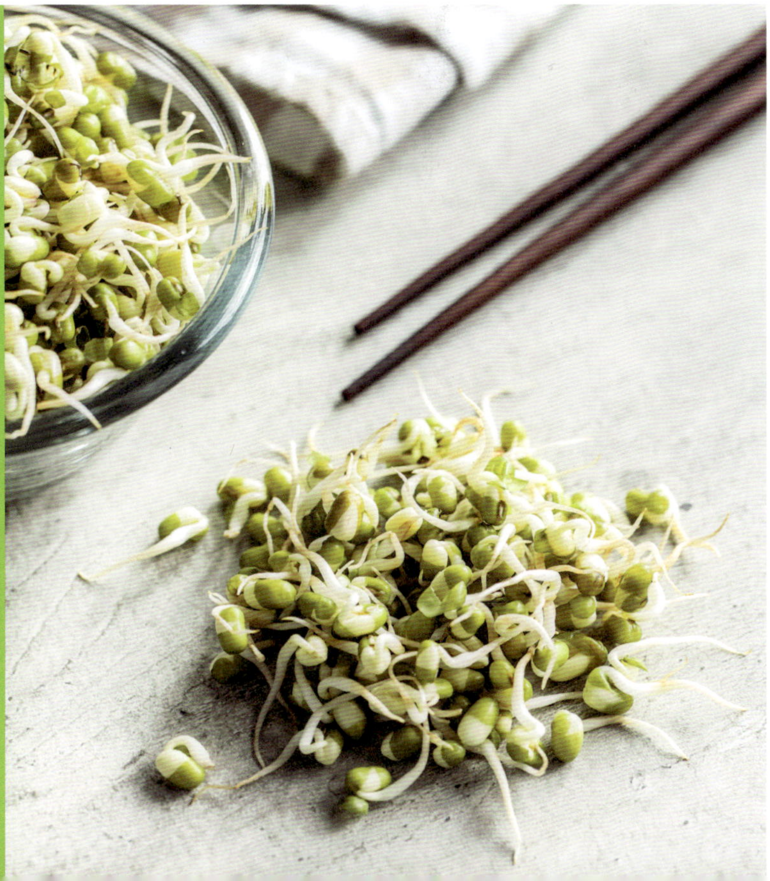

Mungobohnensprossen

20 Stunden

4 - 6 Tage

Lebenselixier Weizengrassaft

Wenn wir in unserer Klimazone die Natur betrachten, sehen wir ziemlich viel Grün. Fast alle Tiere essen grün. Sogar reine Fleischfresser wie Katzen essen liebend gerne Gräser. Es ist somit kaum verwunderlich, dass Süßgräser eine enorme Nährstoffdichte haben und auch für den Menschen ein enormes Potential beinhalten.

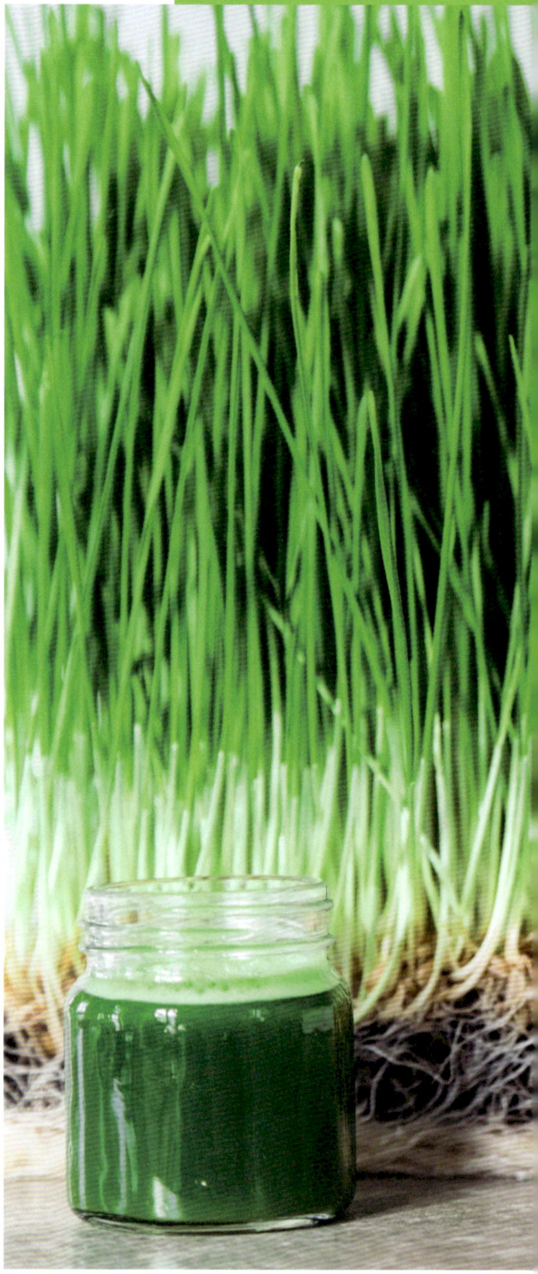

Entsaftetes Süßgras aus frisch aufkeimendem Getreide schmeckt leicht süßlich.

Entsaftete Micro-Greens können sehr gut aus dem Grün von Hülsenfrüchten oder aus Getreidegräsern hergestellt werden.

In jeder kleinen Stadtwohnung kann das Grünzeug wachsen. Ähnlich wie Kresse auf der Fensterbank standen bei uns in Hannover große Schüsseln voll Belugalinsen- und Weizengras in einem Holzregal in der Küche. Etwa zwei Jahre haben Laura und ich gemeinsam mit Alex und Johann in der Stadt gewohnt, bevor es uns wieder ins Grüne gezogen hat. In der niedersächsischen Landeshauptstadt arbeiteten Johann und ich im Coworking Space Hafven, wir sammelten unternehmerische Erfahrung und arbeiteten erstmals für ein Food Startup. Während dieser kurzen urbanen Epoche suchten wir nach einem langfristigen Weg, um in der Natur leben zu können. Am Rande eines sogenannten Dorfes im Wandel fanden wir ein Haus in Alleinlage im Wald im Weserbergland zwischen Hameln und Hannover. Das ein Hektar große Waldgrundstück ermöglichte mir die Ausweitung meines Micro-Gardenings. Nun konnte ich die kleinen „Beete" in der Küche nach draußen verlagern und so gestalten, dass täglich für viele Menschen Micro-Greens zur Verfügung

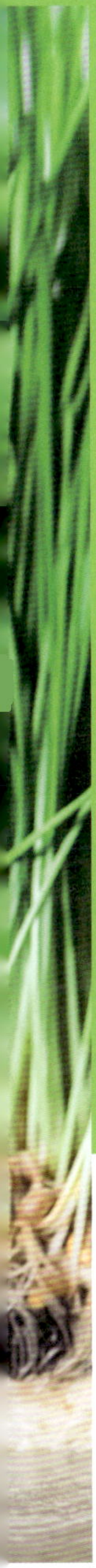

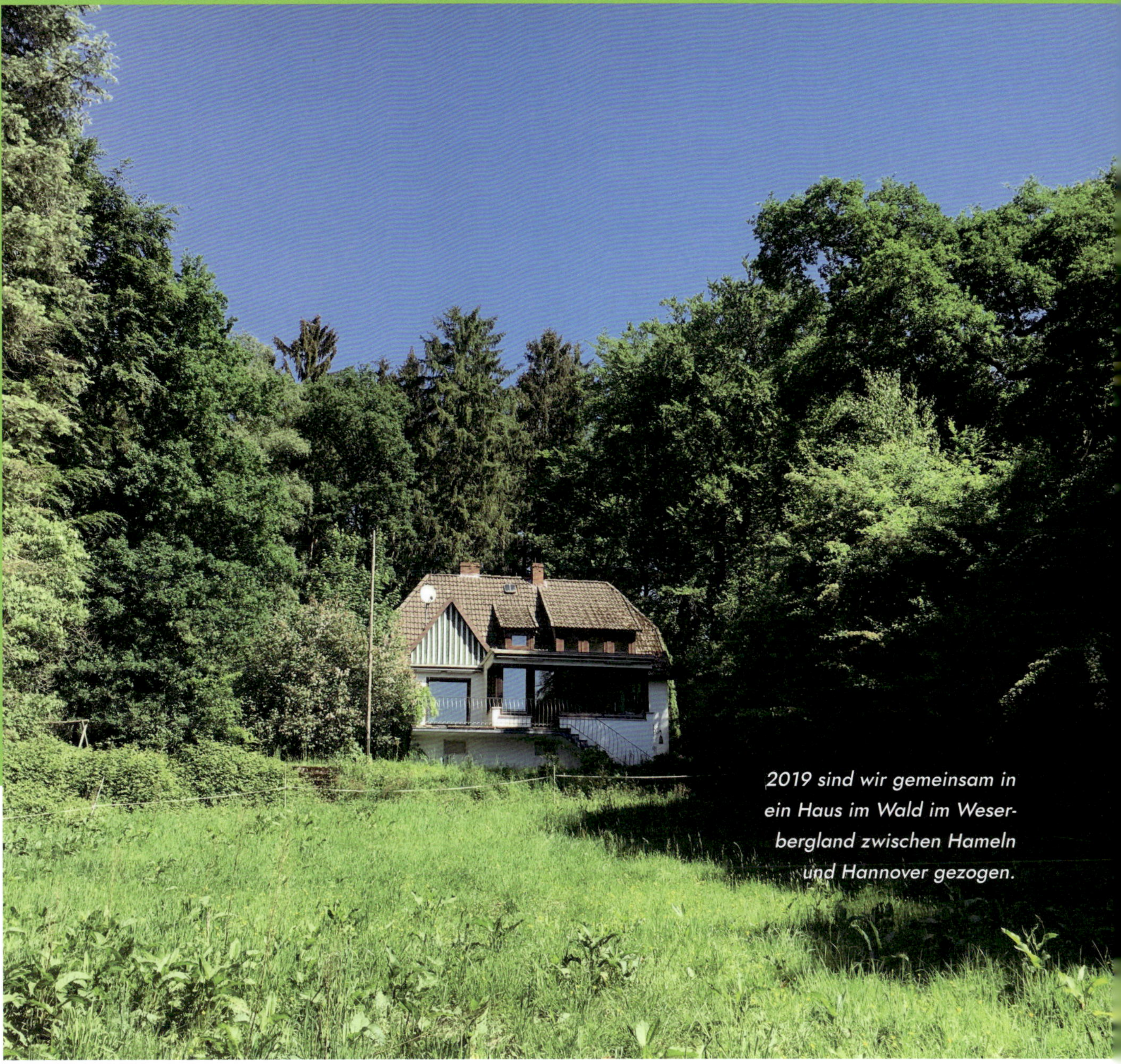

2019 sind wir gemeinsam in ein Haus im Wald im Weserbergland zwischen Hameln und Hannover gezogen.

standen. Zwischen den hohen Buchen, Eichen und Birken legte ich Dreiecksbeete an und pflanzte Weizengras im großen Stil.

Weizengras ist der grüne Teil, der frisch aus dem Getreidekorn sprießt. Zu Anfang, bevor sich eigene Samen bilden, kann das grüne Blatt geschnitten werden. Weizengras gehört zu den „Süßgräsern". Deshalb schmecken die Nährstoff-Shots aus Weizengras auch süßlich. Weizengrassaft versorgt den Körper mit wichtigen Nährstoffen wie Vitaminen und Mineralien. Die Nährstoffdichte ist extrem hoch und durch die Entsaftung des Weizengrases stehen diese Nährstoffe dem Körper unmittelbar zur Verfügung. Besonders in der Gesundheitsszene hat sich Weizengras zu einem beliebten Trend entwickelt. Mit quasi null Kalorien können wir viele Mikronährstoffe natürlich zu uns nehmen. Im Weizengras steckt viel neue Lebenskraft und jede Menge Chlorophyll. Das Blattgrün hilft beim Sauerstofftransport und ähnelt dem Hämoglobin. Weizengras und Weizengrassaft enthalten kein Gluten. Obwohl Weizengras aus dem glutenhaltigen Getreide entwächst, vertragen Menschen mit Glutenunverträglichkeit und Zöliakie Weizengrassaft sehr gut.

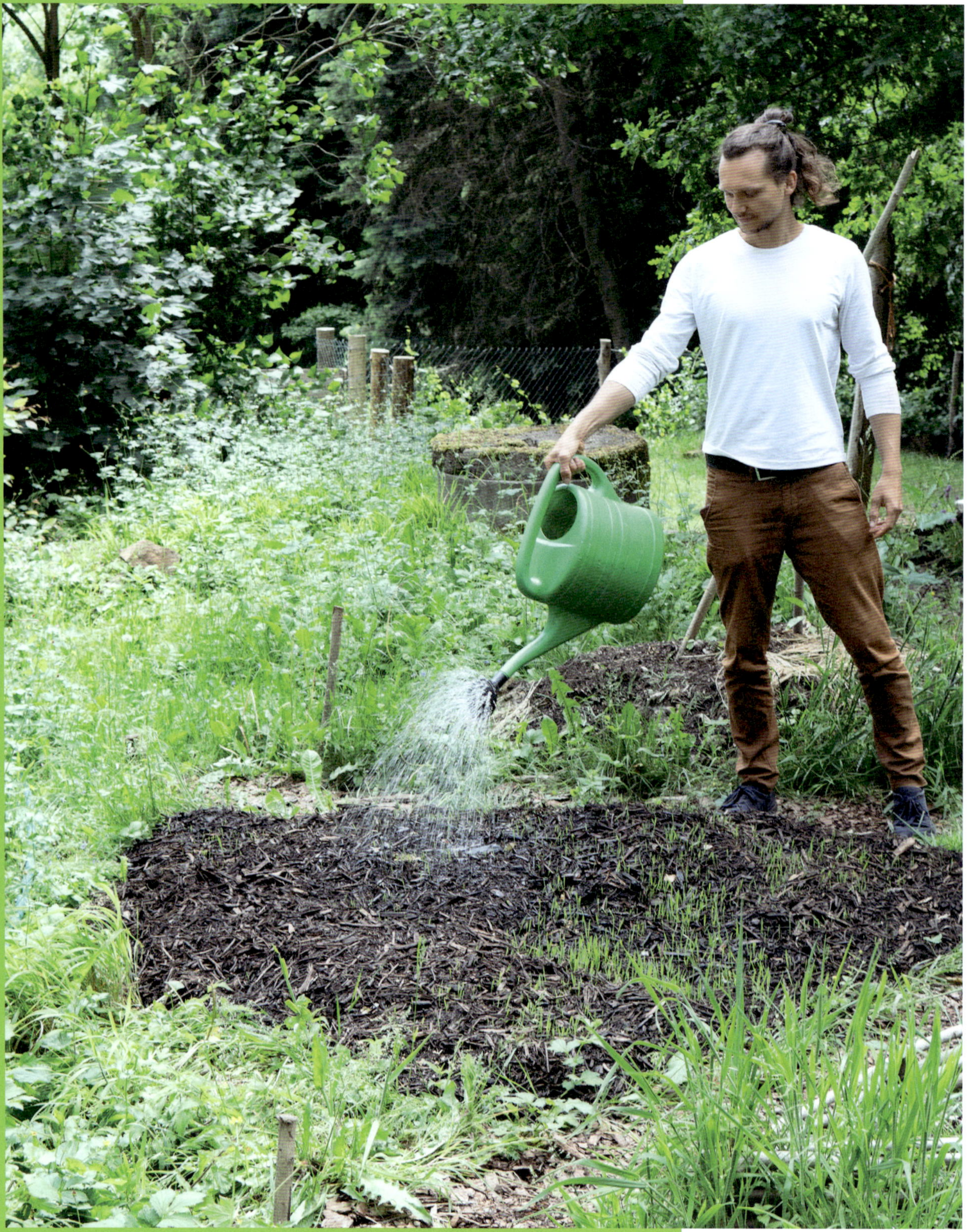

Hier lasse ich Süßgras aus Urgetreide in unserem Waldgarten wachsen (2020). An dieser Stelle würde ich gerne teilen, wie du einfach und ohne viel Zeitaufwand eine sehr große Menge Microgreens anbauen kannst. Das Ganze funktioniert in der Küche, auf dem Balkon, im Hinterhof, im Schrebergarten und auf jeder freien Fläche.

Weizengras

12 Stunden

10 - 14 Tage

Wie du Weizengras selbst anpflanzt

Das im Folgenden beschriebene „Rezept" kann mit jedem keimfähigen Getreide nachgemacht werden. Im Idealfall empfehle ich ein besonders unverzüchtetes Urgetreide, wie den Urdinkel „Oberkulmer Rotkorn", da alte Sorten in der Regel eine höhere Nährstoffdichte aufweisen als modernegezüchtete Sorten.

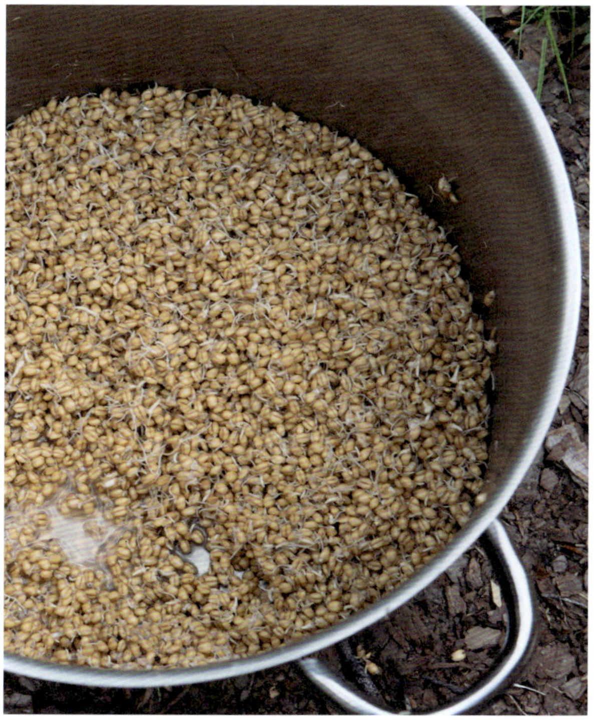

Schritt 1: Weizenkörner in Wasser einweichen

Weizen mit Wasser für ca. 12 Stunden einweichen. Für ca. 2-4 Tage den Weizen in einem Nudelsieb morgens und abends mit kaltem Wasser spülen.

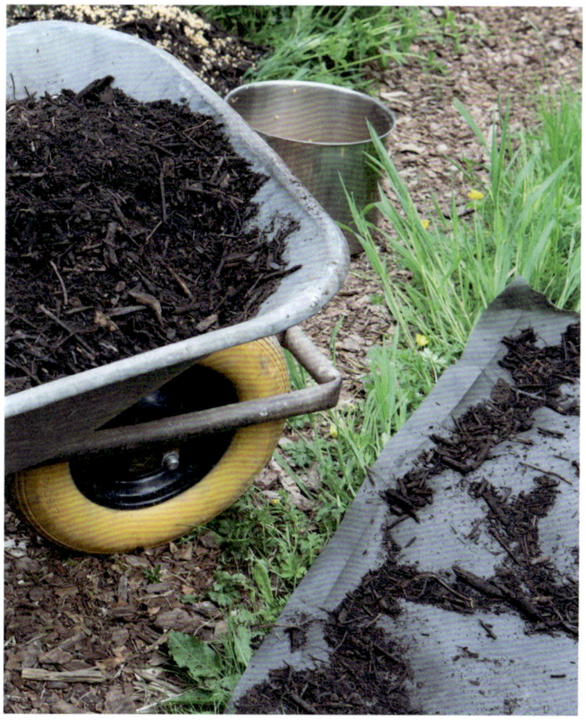

Schritt 2: Kompostierbare Folie mit Erde bedecken

Kompostierbare Folie auf die Erde legen und mit guter Erde oder Pflanzerde bedecken. Die Folie hilft, dass später keine bitteren Kräuter im Saft sind.

Schritt 3: Weizensprossen auf dem Beet aussäen

Die fertigen Weizensprossen können nun auf dem Beet verteilt werden. Man kann die Sprossen auch sehr eng aussäen, um sehr dichtes Gras zu erhalten.

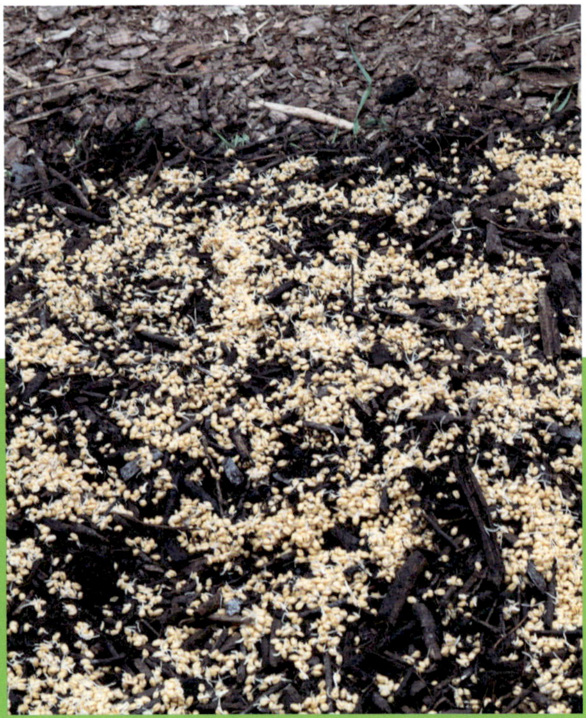

Schritt 4: Weizensprossen mit Erde bedecken

Die Weizenkeimlinge sollten nur leicht mit Erde bedeckt werden, sodass sie nicht zu tief liegen, aber auch nicht von der Sonne ausgetrocknet werden.

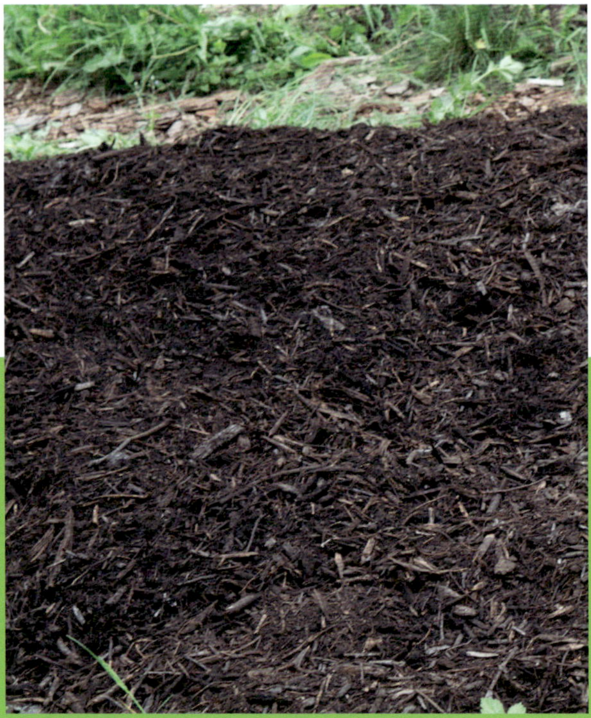

Schritt 5: Das Weizengrasfeld ausreichend gießen

Das Weizengrasfeld gießen, sodass es nicht austrocknet. Wenn es regnet, brauchst du dich um nichts zu kümmern.

Schritt 6: Weizengras zum Wachsen bringen

Etwa 10 Tage lang das Weizengras wachsen lassen und manchmal gießen, wenn es sonnig ist. Unser Weizengras soll saftig und grün sein.

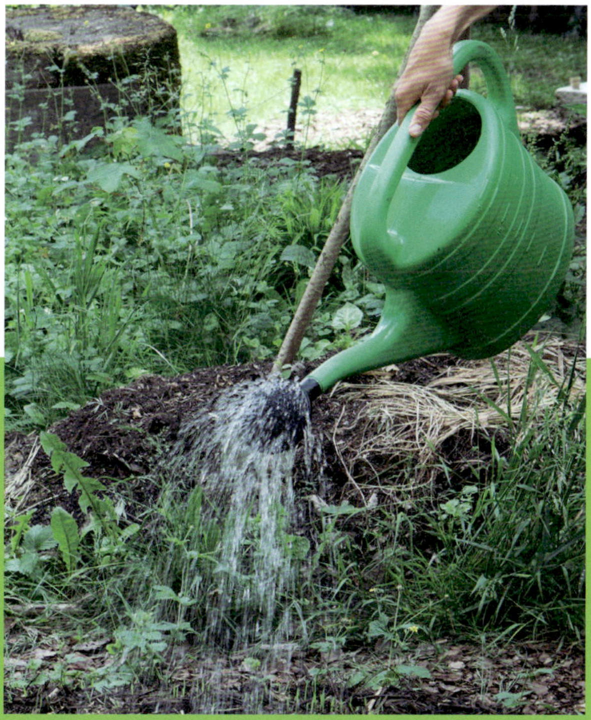

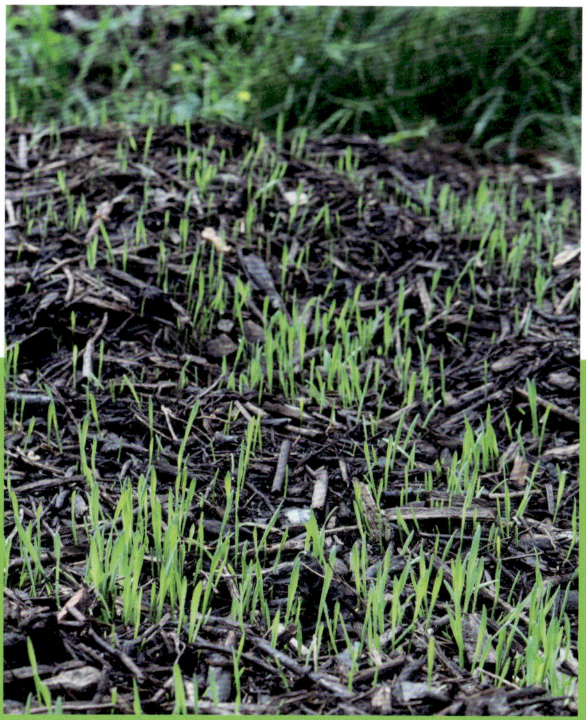

Du kannst Weizengras auch mit einer manuellen Saftpresse herstellen, falls du keinen Slow-Juicer hast.

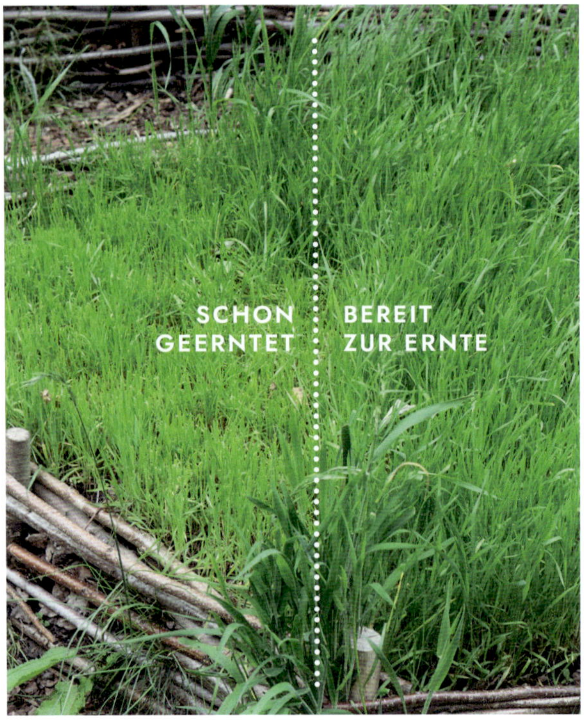

Schritt 7: Fertig zur Ernte

Jetzt ist das Weizengras fertig zur Ernte. Du kannst es mit einer Schere ernten und in einer Schüssel sammeln um es nun direkt zu entsaften.

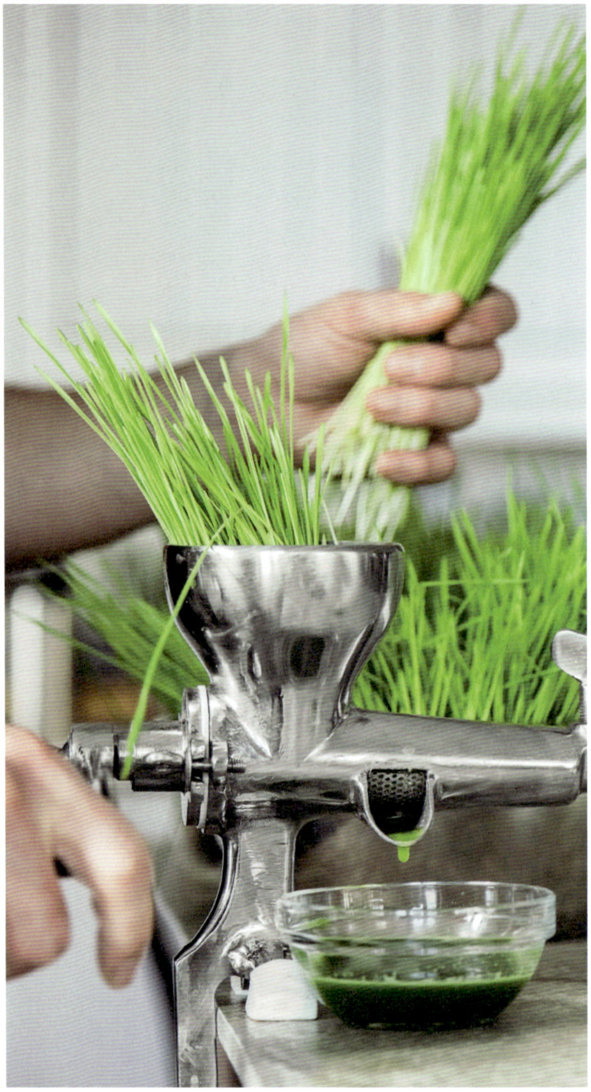

Schritt 8: Entsaften

Nun kannst du dein frisch geschnittenes Weizengras in deinem Entsafter entsaften. Am besten du trinkst den Saft sofort, da er sonst oxidiert.

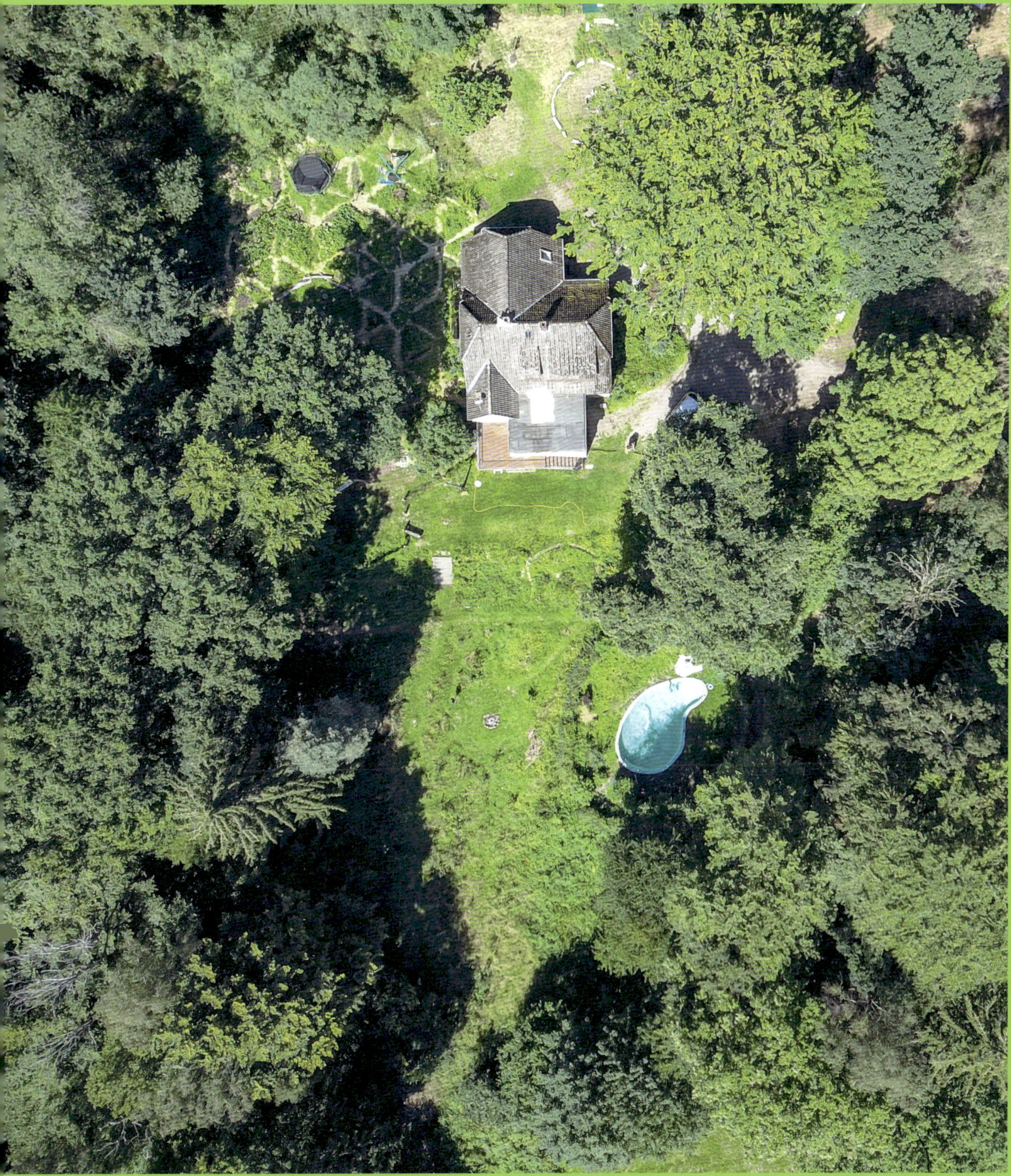

Luftaufnahme von unserem Haus im Wald (2020). Westlich des Hauses könnt ihr die Dreiecksbeete erkennen, in denen ich auch Weizengras anpflanze.

Weizengras für die Fensterbank

Weizengras kann natürlich auch einfach auf der Fensterbank gezogen werden. Dafür musst du nur bei Schritt 2 eine Schüssel nehmen und etwas Erde hineinlegen, die Weizenkeimlinge auf die Erde geben und das Ganze mit einer dünnen Schicht Erde bedecken.

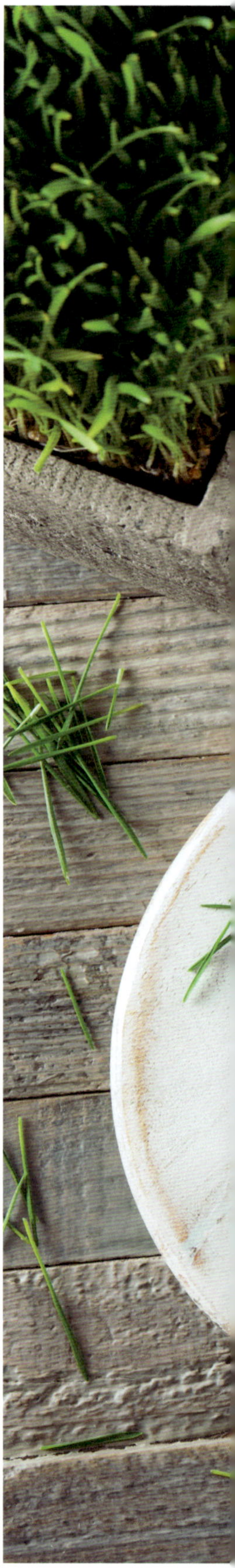

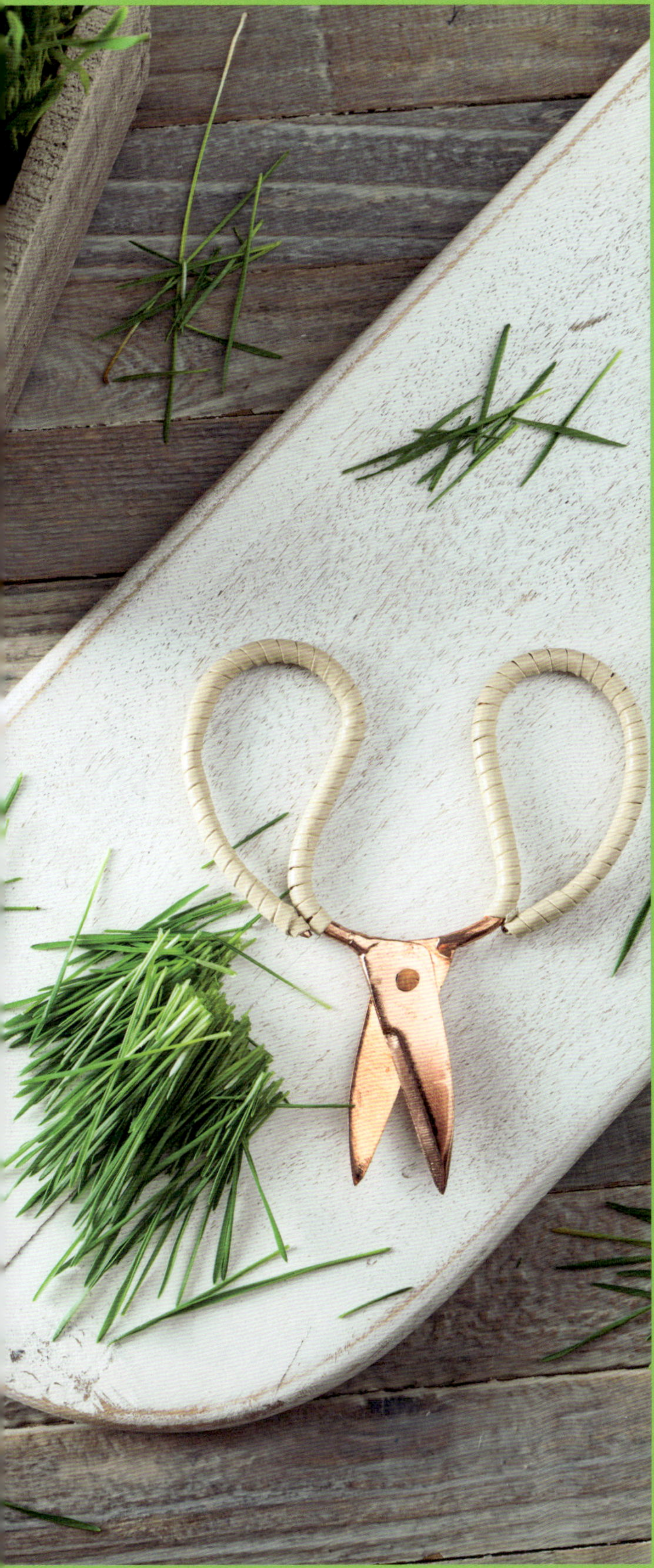

Wie lange muss Weizengras wachsen?

Die Mindestlänge sind 10-12 cm über dem Boden. In diesem Moment ist das Gras am süßesten und perfekt für die Ernte. Auch wenn das Weizengras etwas länger ist, kann es noch sehr gut geerntet werden, der Geschmack wird aber weniger süß. Ich schneide Weizengras höchstens 2 - 3 mal auf dieser Länge. Danach lass ich es wachsen oder pflüge um und pflanze an der gleichen Stelle etwas anderes, z.B. stickstoffbindende Hülsenfrüchte wie Erbsen, damit der Erdboden langfristig verschiedene Nährstoffe erhält.

Wie viel Weizengrassaft soll ich trinken?

Am besten ist ein 4ml-Shot Weizengrassaft auf nüchternen Magen am Morgen. So können die konzentrierten Nährstoffe optimal aufgenommen werden.
Wenn sehr viel Weizengras gleichzeitig geerntet werden kann, sind ein Shot am Morgen und ein Shot am Nachmittag empfehlenswert.

Welche Geräte brauche ich um Weizengras zu entsaften?

Um aus Weizengras einen Weizengrassaft zu machen, brauchst du einen sogenannten „Slow Juicer", also einen langsam drehenden Entsafter. Mit einer Schere kannst du das Weizengras möglichst weit unten abschneiden und dann einfach in den Entsafter geben. Alternativ kannst du den Saft auch mit einer manuellen Saftpresse mit Kurbel herstellen.

Sprossen aus Urgetreide

Süßgras hat enorme Vorteile in Bezug auf die Mikronährstoffe. Als Grundnahrungsmittel liefert es jedoch zu wenig Makronährstoffe. Deshalb nutze ich die vollständigen Getreidesprossen als Grundlage meiner Ernährung.

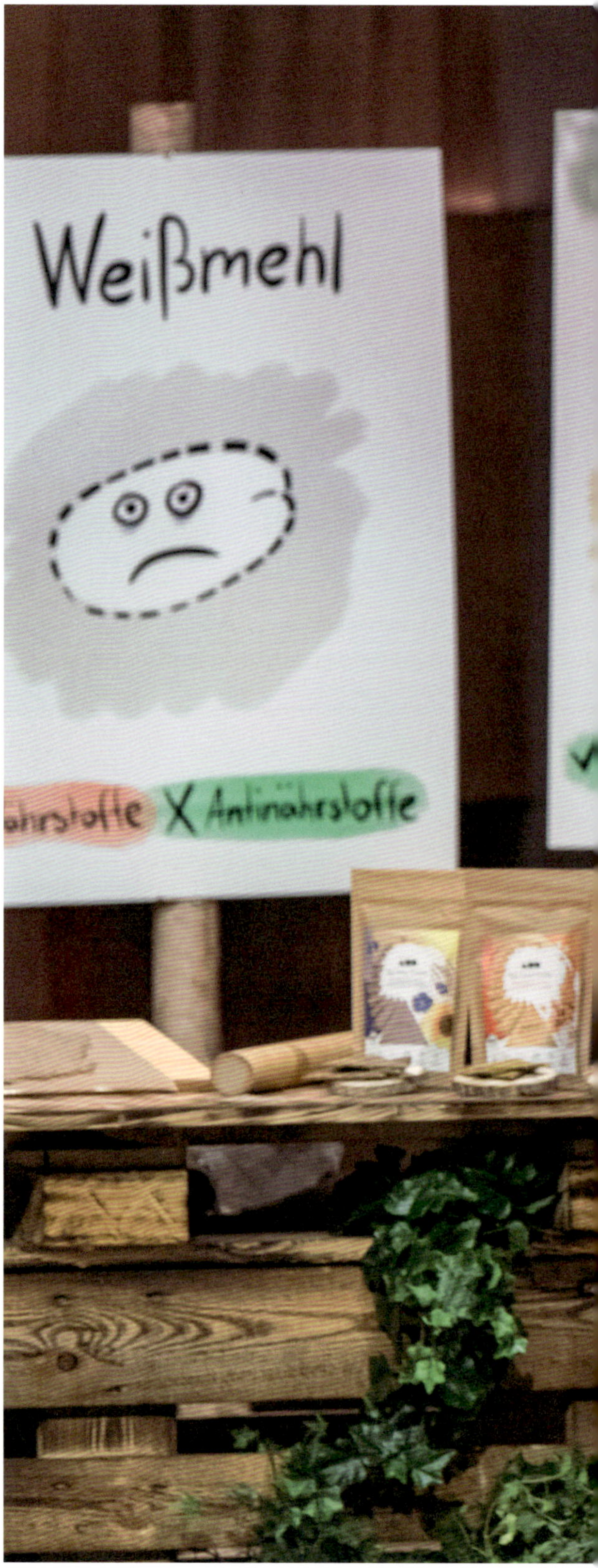

Mein gesammeltes Wissen über das Geheimnis der Nährstoffexplosion hat mich über die Jahre dazu gebracht, dass heute der Großteil meiner Ernährung aus Sprossen besteht. Grundlage waren seit der Entdeckung des sonnengetrockneten Flachbrotes aus Urgetreide immer die gedörrten Cracker aus gekeimtem Oberkulmer Rotkorn. Die Cracker sättigen, ohne voll zu machen und können mit frischen Dips und Aufstrichen eine schnelle Mahlzeit gestalten. Ziemlich früh haben Freunde und Bekannte aus dem Umkreis danach gefragt und die privat produzierte Menge wurde zu groß.
Als unsere Lebensgemeinschaft dann in das Haus im Wald gezogen ist, gründeten wir gemeinsam im benachbarten „Dorf im Wandel" die AHO.BIO GmbH. Wir mieteten eine damals viel zu große Halle und stellten dort unsere zwei Dörrgeräte auf. „AHO" sollte das nachhaltigste Food Startup in ganz Deutschland werden und wirklich nährstoffreiche und ausgewogene Lebensmittel mit dem Wissen um das Geheimnis der Nährstoffexplosion herstellen.

Zwei Wochen nach der Gründung von AHO rief Sony bei uns an und fragte, ob wir mit unserer Geschichte ins Fernsehen wollen. Nach wochenlangem Hin und Her entschieden wir uns, der Produktionsfirma von der Fernsehsendung „Die Höhle der Löwen" zuzusagen.

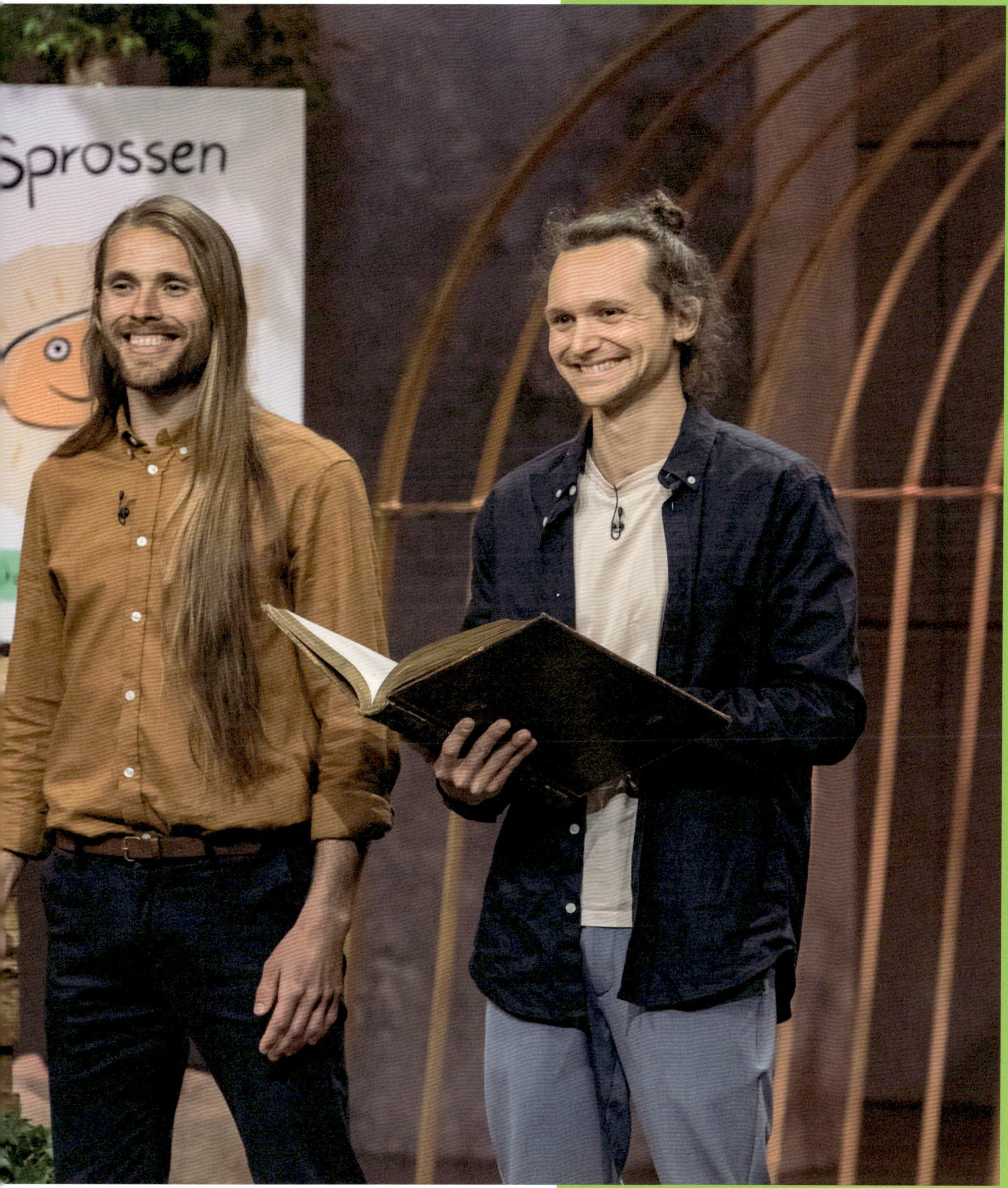

Jannis und Alex am 19.10.2020 bei der „Höhle der Löwen" auf VOX.
Foto: TVNOW / Bernd-Michael Maurer

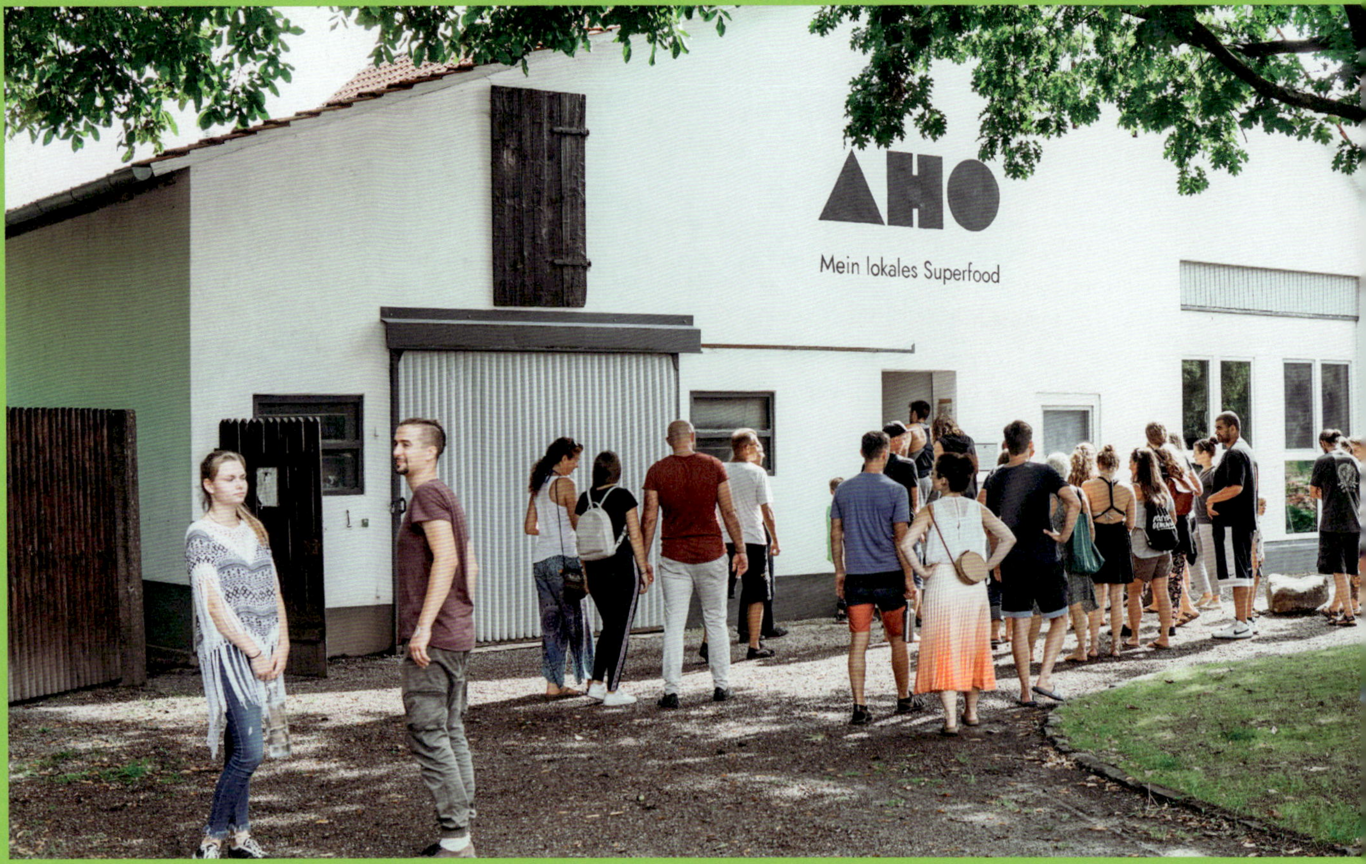

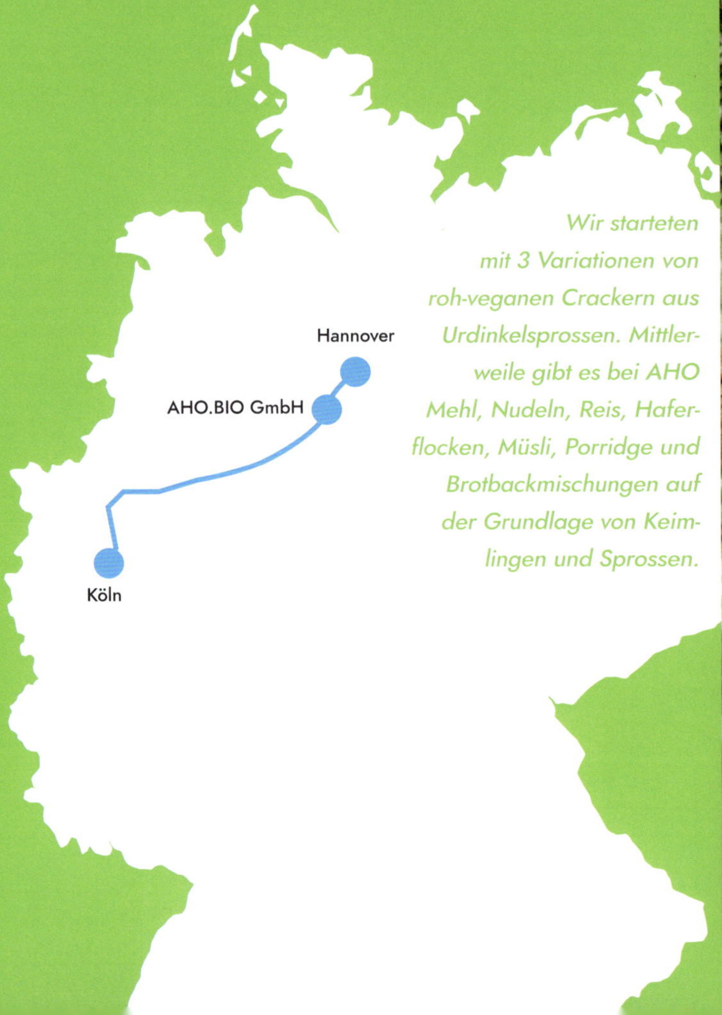

Wir starteten mit 3 Variationen von roh-veganen Crackern aus Urdinkelsprossen. Mittlerweile gibt es bei AHO Mehl, Nudeln, Reis, Haferflocken, Müsli, Porridge und Brotbackmischungen auf der Grundlage von Keimlingen und Sprossen.

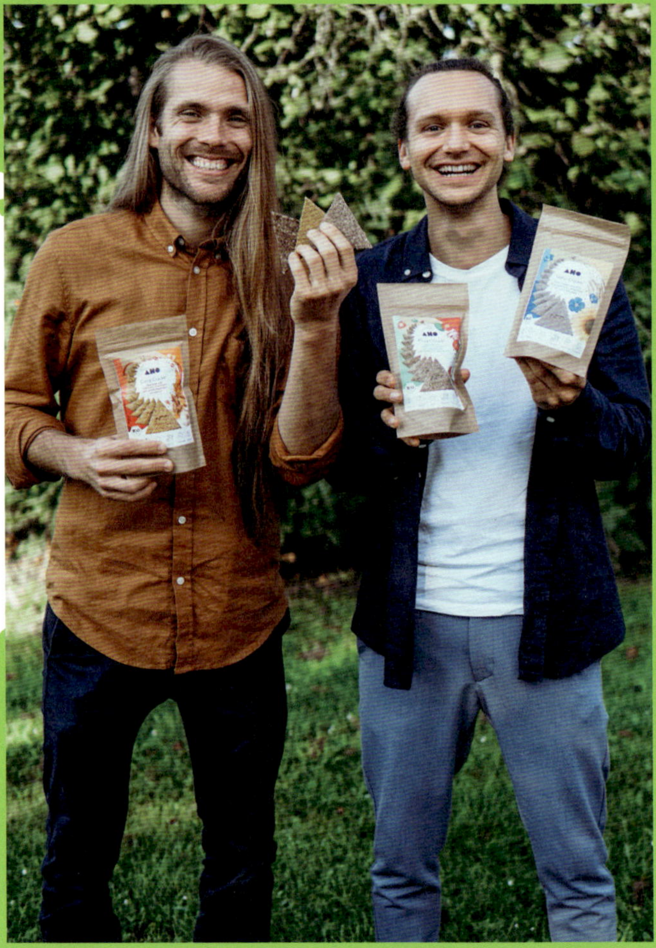

Im benachbarten "Dorf im Wandel" Flegessen gründeten wir am 02.02.2020 AHO.

Gemeinsam reisten wir nach Köln und präsentierten unsere Idee einer neuen Ernährungsweise auf Grundlage des Superfoods „Sprossen" dem Milliardär Carsten Maschmeyer und einem Publikum von über 2,5 Millionen Menschen. Wir bekamen die Chance, den Mainstream-Zuschauern von einer regionalen sowie nährstoffreichen Ernährung zu berichten.
Alex und ich standen vor der Jury der VOX-Gründershow mit unserem kleinen Food Startup. Wir erzählten unsere Geschichte; von der Suche nach der optimalen Ernährung während des Sportstudiums über die gemeinsame Reise nach Lateinamerika und die Entdeckung des Urbrotes bis zur Rückkehr nach Deutschland und unserem Leben im Haus im Wald.
Die ganze Komplexität der Vorteile von gekeimtem Urgetreide erfassten die Investoren sicherlich nicht komplett.

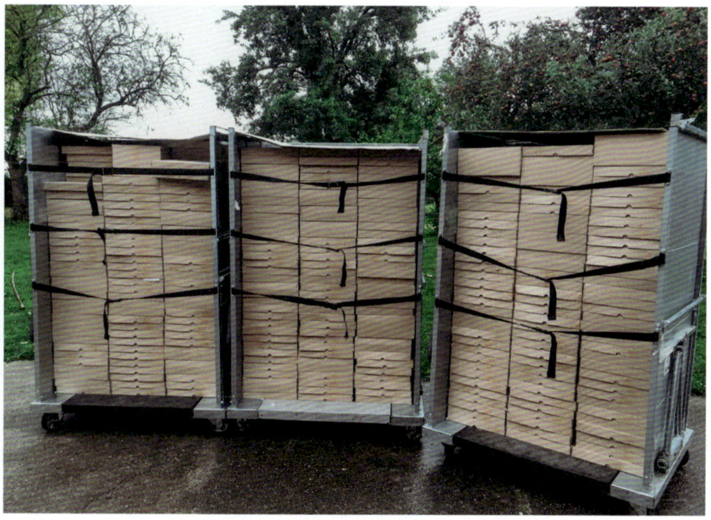

Monatlich verschicken wir über 2.000 Pakete an insgesamt über 20.000 Kunden und Kundinnen (Oktober 2021).

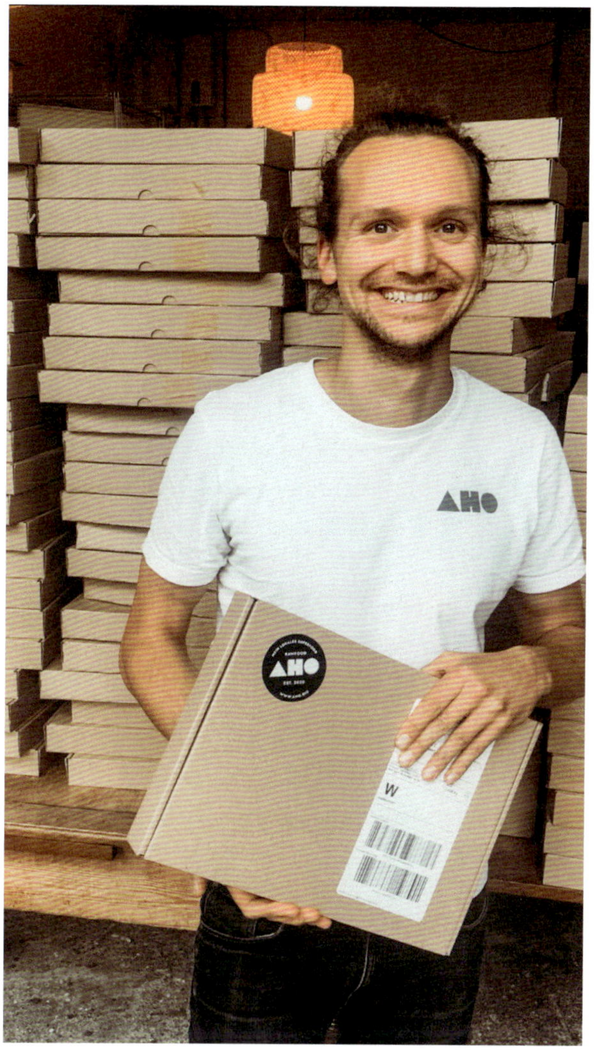

Am Tag nach der Ausstrahlung bei "Der Höhle der Löwen" hatten wir alle Hände voll zutun (Oktober 2020).

Beispielsweise wie unglaublich vorteilhaft der Keimprozess für die Verdauung ist und dass der potenzierte Vitamin B1-Gehalt erst die korrekte Verstoffwechslung der in Disaccharide abgebauten Stärke ermöglicht. Auch dass die reduzierte demineralisierende Phytinsäure einem Nährstoffmangel vorbeugt. All das verinnerlichten „die Löwen" in der TV-Sendung nicht wirklich. Letztlich fand Carsten Maschmeyer die Cracker nicht lecker und die Investoren machten keinen Deal.
Die 2,5 Millionen Zuschauer wollten es jedoch selber wissen und probierten die präsentierten regionalen Superfoods aus gekeimtem Urgetreide selbst. Aus zwei Dörrgeräten in unserer kleinen Produktionshalle wurden fünfzig. Innerhalb von ein paar Wochen skalierten wir die Produktion auf 12.000 Packungen Cracker pro Monat.

An dieser Stelle würde ich gerne teilen, wie einfach es ist, haltbare Urgetreidesprossen selbst zu Hause im Dörrgerät herzustellen:

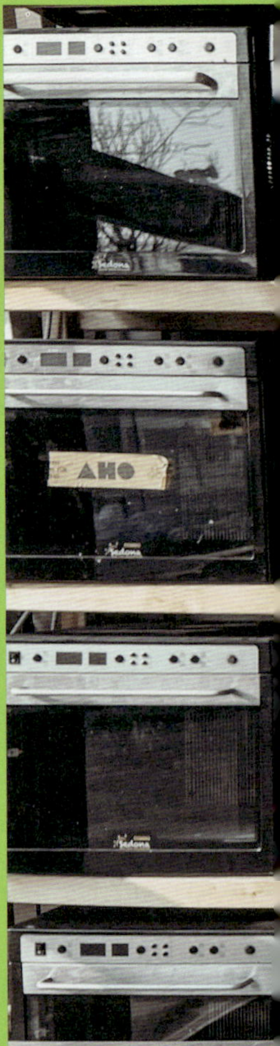

Dinkelsprossen

8 Stunden

48 Stunden

Die ganzen oder zermixten Urdinkelsprossen können für 48 Stunden bei 42 °C schonend dörren.

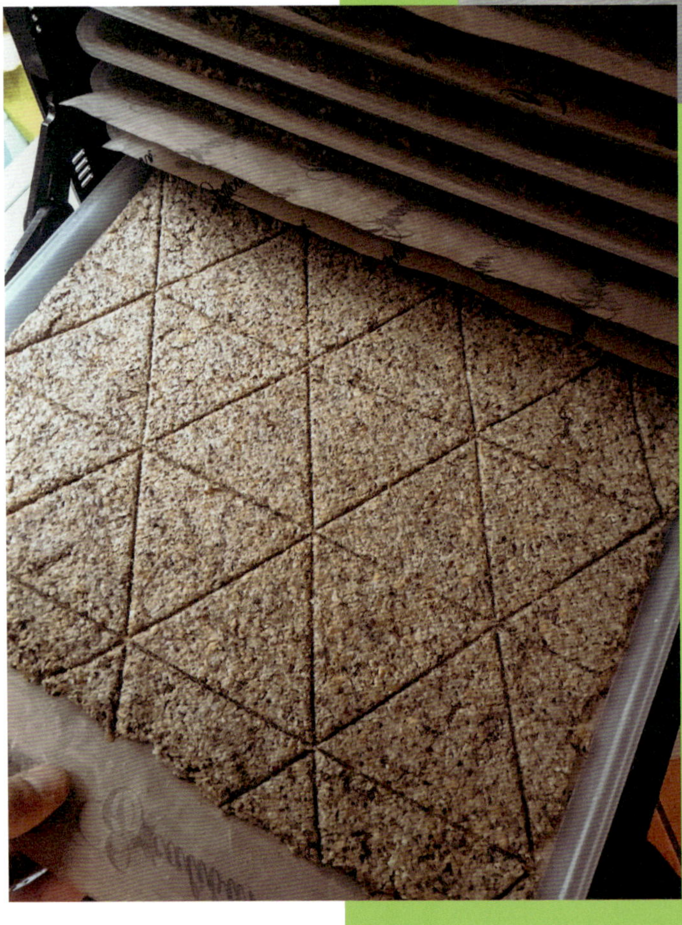

Wähle ein keimfähiges Urgetreide wie Oberkulmer Rotkorn. (Info: Nicht jedes Getreide ist keimfähig. Lagerbedingungen, Entspelzung und Sortenreinheit sind wichtige Faktoren für die Keimfähigkeit. Sorten wie Hafer oder konventioneller Dinkel können nicht gut wachsen.)

- Weiche das Urgetreide für 8 Stunden in kaltes Wasser ein.
- Gib das eingeweichte Urgetreide in ein Nudelsieb oder Sprossenglas.
- Spüle das angekeimte Urgetreide mindestens morgens und abends mit kaltem Wasser.
- Nach 2 - 3 Tagen sind die Urgetreidesprossen verzehrfertig.

Urgetreidesprossen können pur und roh gegessen werden. Das ist zugegebenermaßen auf Dauer ziemlich langweilig. Du kannst die Sprossen aber auch dem Müsli, Frischkornbrei, Porridge, eine Smoothie-Bowl oder Granola beimischen. Ansonsten eignen sich die Sprossen gut als Topping für Salat. Um Urgetreidesprossen in der täglichen Ernährung zu etablieren, können diese Kraftquellen haltbar gemacht werden. Durch das Dörren bei 42 °C kann den Urgetreidesprossen über ca. 48 Stunden das komplette Wasser entzogen werden und sie sind quasi unendlich lange haltbar. Aus den gedörrten Sprossen kann mit einer Haushaltsmühle anschließend auch ein feines Mehl gemahlen werden.
Im späteren Rezeptteil werde ich zeigen, wie du selbst Cracker aus diesen Urdinkelsprossen herstellst.

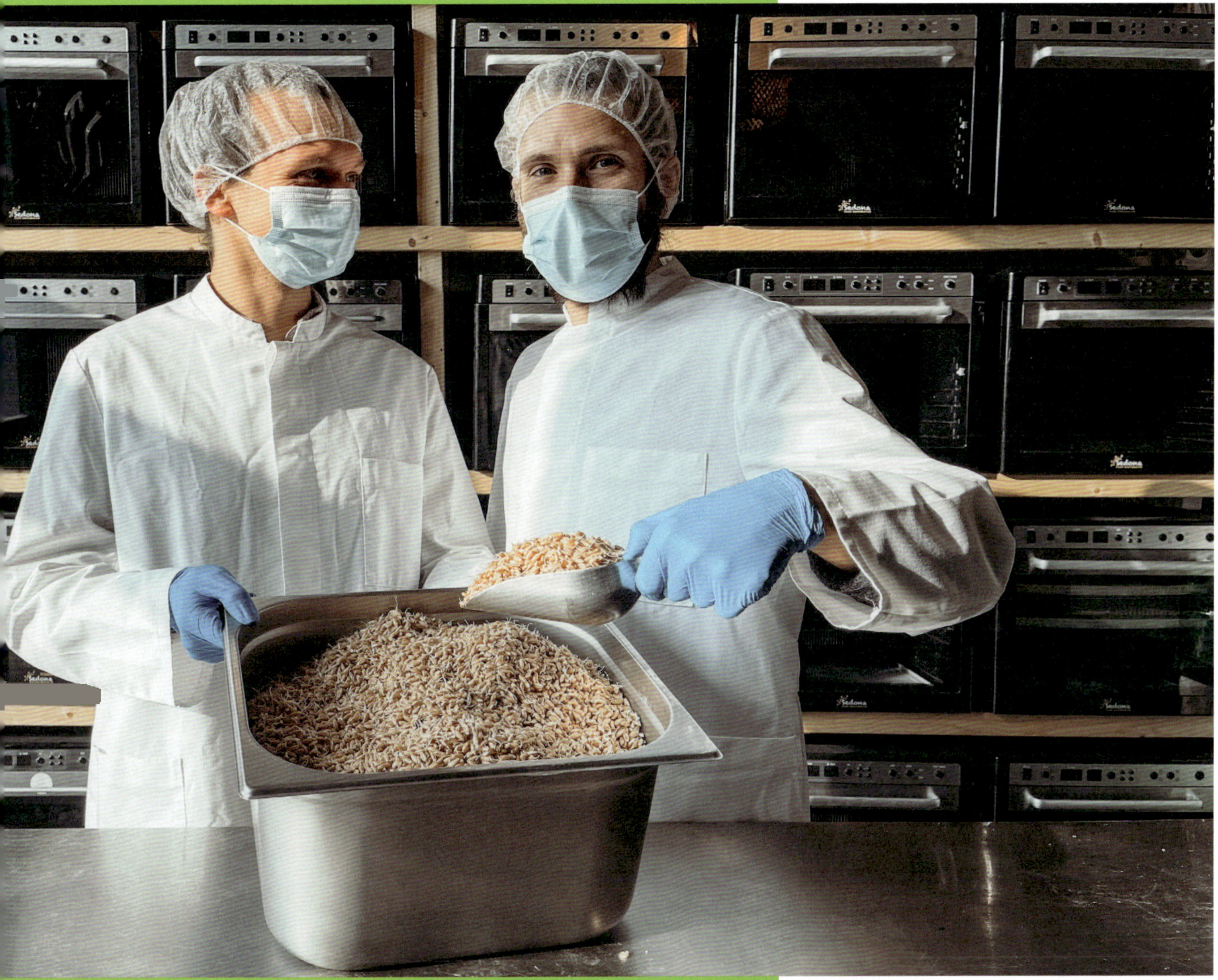

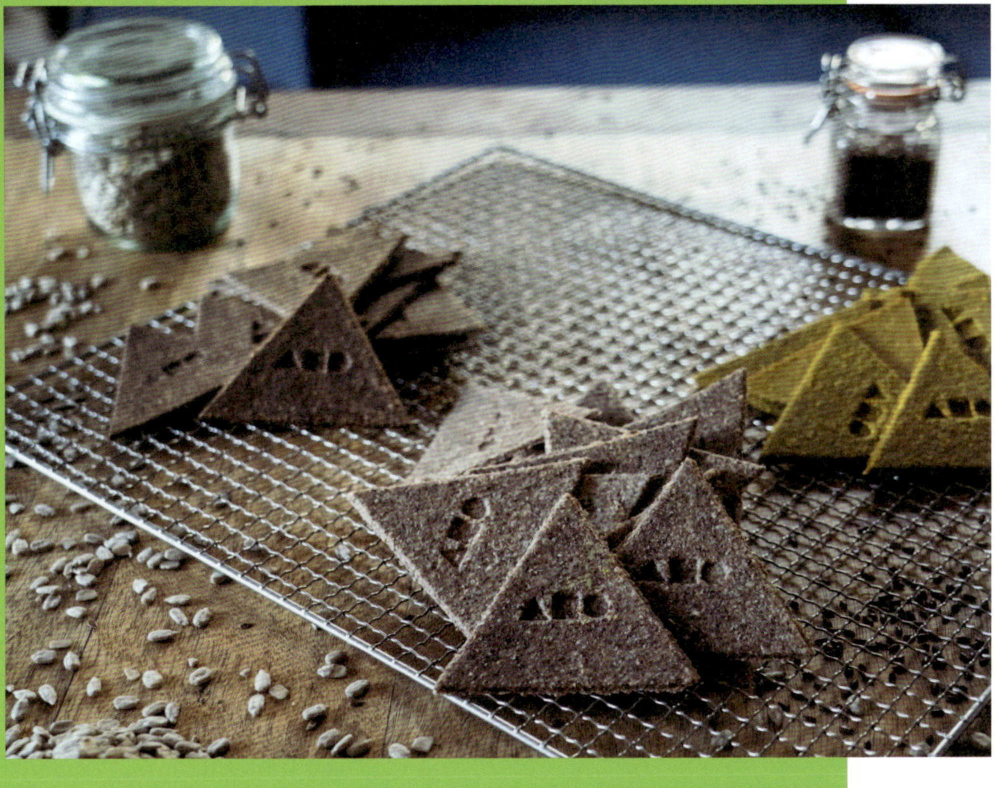

Alex und ich mit frischen Urdinkelsprossen vor den Dörrgeräten bei AHO.

Unsere Flachbrote aus Getreidesprossen haben sich seit den Tagen in Nicaragua verändert und weiterentwickelt.

GABA-Reis aus gekeimtem Naturreis

So wie in Europa Getreide, ist in Asien Reis das beliebteste Grundnahrungsmittel. Traditionell wurde auch Reis gekeimt. Die Vorteile in Bezug auf die Nährstoffdichte sind atemberaubend.

In Asien wurde Reis seit mindestens 10.000 Jahren kultiviert. Das Süßgras stellt heutzutage das Grundnahrungsmittel für die halbe Weltbevölkerung dar. Momentan gibt es weltweit ungefähr 100.000 verschiedene Reissorten. Davon werden heutzutage die meisten in Reismühlen zu weißem Reis geschliffen. Hierbei werden die Silberhaut und der Keimling entfernt. Da in Vollkornreis hohe Mengen an Antinährstoffen wie Phytinsäure enthalten sind, macht das Entfernen der Schale insofern Sinn, als dass weißer Reis leichter verdaubar ist. Allerdings sitzen im Keimling und in der Schale ebenfalls wichtige Mikronährstoffe, die beim weißen Reis fehlen. Allem voran ist in Vollkornreis der Nährstoff GABA (Gamma Amino Butryc Acid) in relevanten Mengen enthalten.

Wenn diese Aminobuttersäure sich im Gehirn bindet, hemmt sie die Erregung der Nervenzellen und wirkt beruhigend. Somit hilft GABA bei Stress und kann für mentale Ausgeglichenheit sorgen. GABA sorgt eindeutig für Entspannung und hilft bei Angstzuständen[19] sowie bei Bluthochdruck[20] und Schlaflosigkeit[21]. Erstaunlicherweise kann der Gehalt an GABA durch den Keimprozess im Naturreis sogar um das Fünffache ansteigen. Gekeimter brauner Reis stellt somit die beste Quelle des wichtigsten hemmenden Neurotransmitters im Gehirn dar. Der sogenannte GABA-Reis (Sprossen-Reis) ist im alten Asien seit mindestens 5.000 Jahren bekannt[22]. In Japan trägt GABA-Reis den Namen „Hatsuga Genmai" und ist heute aufgrund seiner medizinischen Eigenschaften wieder voll im Trend. Es ist bekannt, dass ausreichend GABA einen erholsamen Schlaf fördert[23]. Bei Hyperaktivität und starker Unaufmerksamkeit wurde ein niedriger GABA-Gehalt im Blut nachgewiesen. Symptome von ADHS konnten infolgedessen durch GABA gemindert werden[24]. Auch Fälle von Schizophrenie, Depression und Anorexia nervosa („nervlich bedingte Appetitlosigkeit") oder Magersucht wurden in Studien bezüglich der GABA-Konzentration im Blut untersucht. Es gibt auch hier einen klaren Zusammenhang: Der GABA-Gehalt im Blut bei diesen Patienten ist signifikant geringer, was nahelegt, dass GABA bei Depressionen helfen kann[25].

GABA-Reis

12 Stunden

2 - 3 Tage

Um GABA-Reis zu Hause herzustellen, wird keimfähiger Vollkornreis benötigt. Dieser wird mit der dreifachen Menge Wasser für 12 Stunden bei Zimmertemperatur eingeweicht. Nach dem Einweichen kann das Einweichwasser abgekippt werden. Nun muss der aktivierte Vollkornreis gut durchgespült werden, bis das Wasser nicht mehr trüb, sondern klar ist. Jetzt kann der eingeweichte Vollkornreis in ein Keimglas gegeben und angekippt bei Zimmertemperatur an einen dunklen Ort ohne direkte Sonneneinstrahlung platziert werden.

Der keimende Vollkornreis muss für zwei bis drei Tage mindestens zwei mal täglich gut durchgespült werden. Bei diesem Keimprozess vermehrt sich nicht nur die Aminobuttersäure GABA, sondern auch die Vitamine E, B1, B3 und B6, der Lysingehalt steigt und sekundäre Pflanzenstoffe potenzieren sich. Um größere Mengen des gekeimten Vollkornreises haltbar zu machen, kann dieser bei 42 °C für ca. 24 Stunden in ein Dörrgerät gelegt werden, sodass die Feuchtigkeit entzogen und der Keimprozess gestoppt wird.

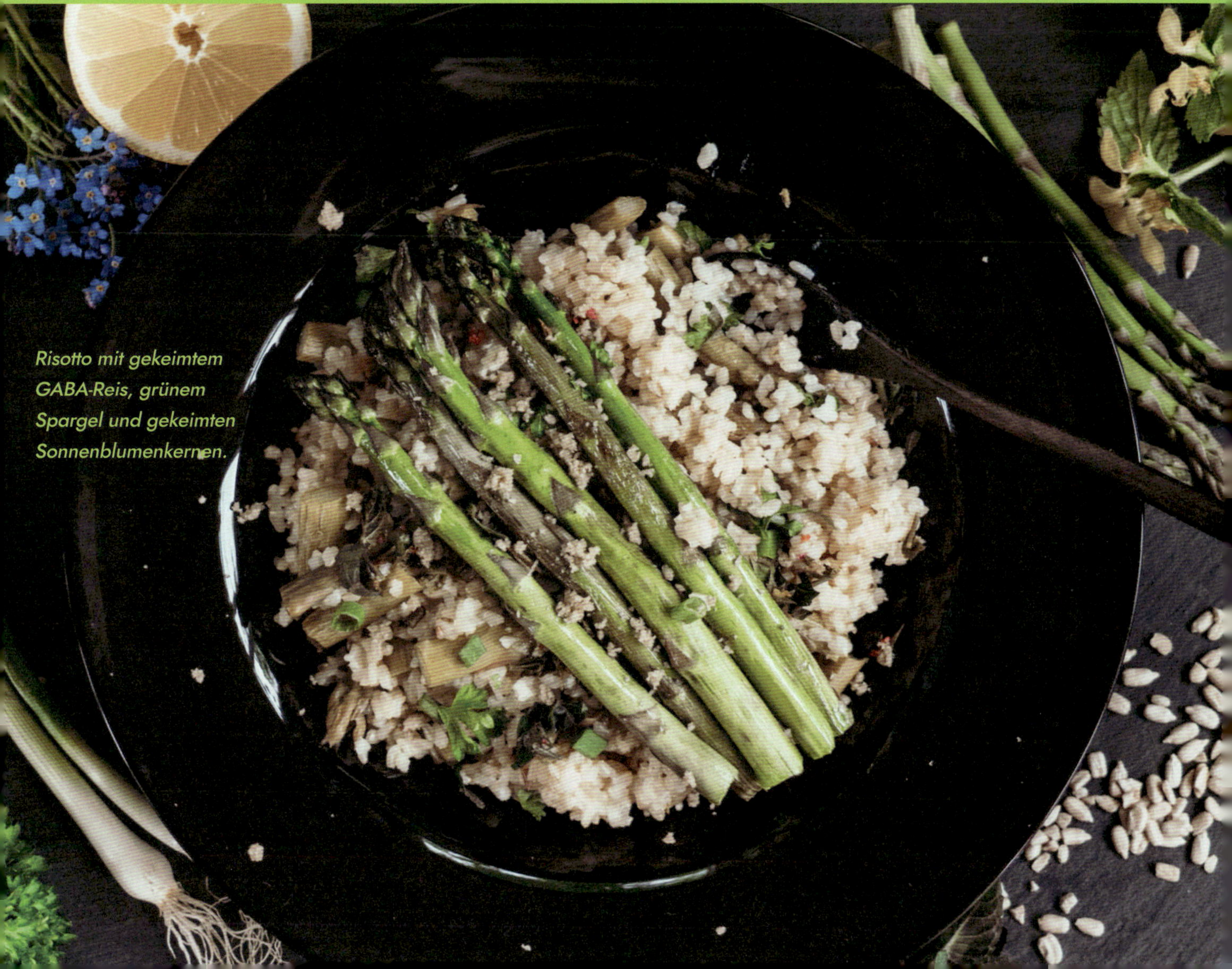

Risotto mit gekeimtem GABA-Reis, grünem Spargel und gekeimten Sonnenblumenkernen.

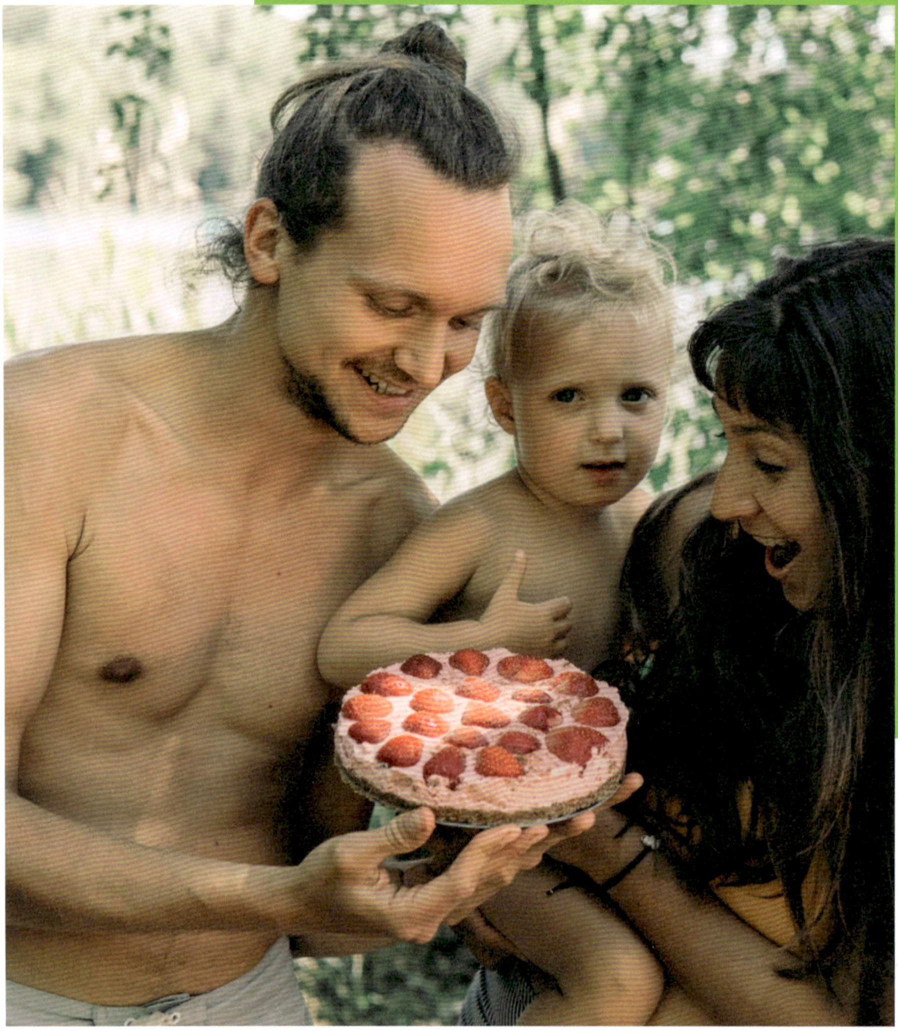

Laura und ich mit unserer Tochter Mara (2019) und einem rohveganen Geburtstagskuchen.

Gekeimte Sonnenblumenkerne, und angekeimte Mandeln sind eine nährstoffreiche Zutat für Smoothie-Bowls, frische Salate oder leckere Aufstriche.

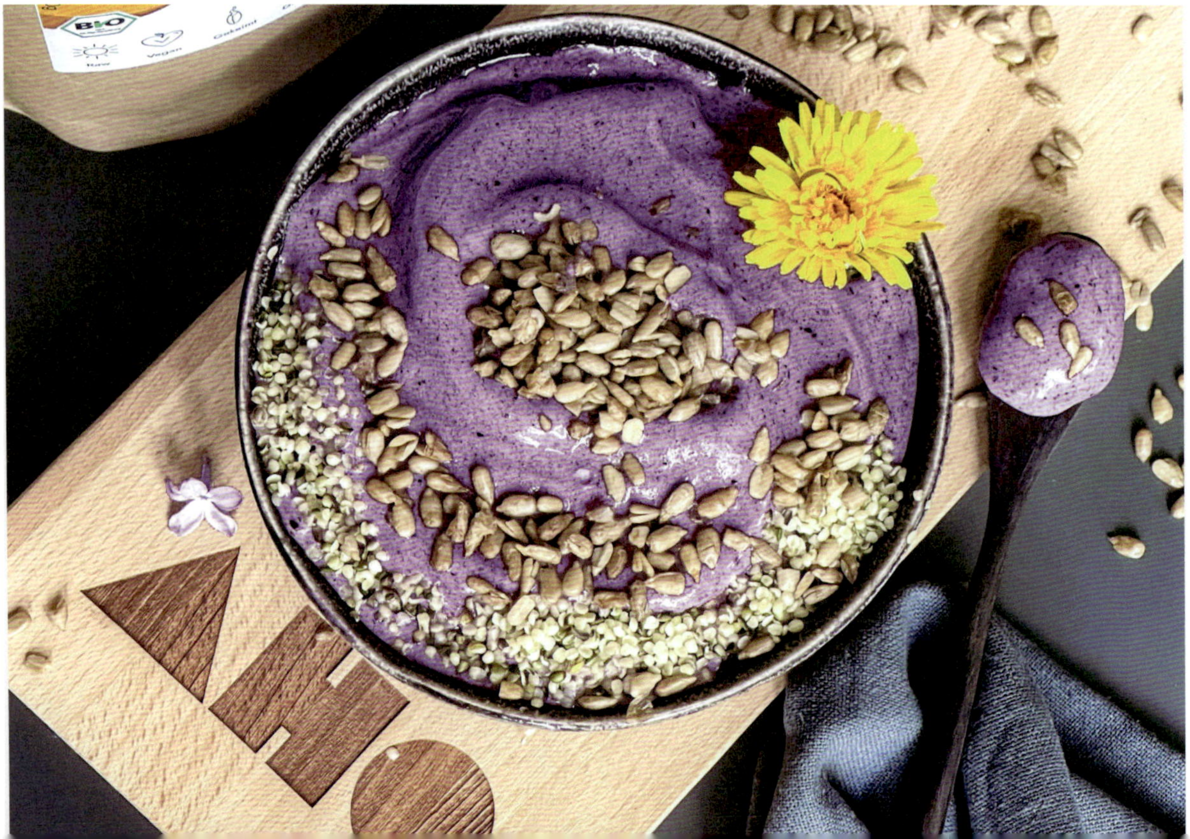

Angekeimte Ölsaaten und Nüsse

Fetthaltige Ölsaaten profitieren ebenfalls vom Keimprozess. Auch hier potenzieren sich die enthaltenen Vitamine und die Aminosäurenstruktur verändert sich. Der Keimprozess ist im Gegensatz zum Rösten bei Ölsaaten der schonendere Weg, damit Saaten und Nüsse für die menschliche Verdauung aufgewertet werden können.

Jede Saat möchte im nächsten Jahreszyklus wieder wachsen und sich vermehren. Von daher hat jede Saat auch einen Fraßschutz[26], um einen Teil der Samen vor Insekten oder anderen Fressfeinden durch die Jahreszeiten zu retten. In diesem Fraßschutz sind die erwähnten Antinährstoffe enthalten. Neben Getreide, Hülsenfrüchten und Pseudogetreide haben auch Ölsaaten und Nüsse unter ihrer Schale Antinährstoffe, welche die Aufnahme der gelieferten Mineralstoffe erschweren, da sie diese binden. Die prominentesten Vertreter sind die Phytinsäure, Blausäure und Oxalsäure. Diese Antinährstoffe können durch das Einweichen und Keimen oder Entfernen der Schale reduziert werden. Die einzige andere Möglichkeit zur Reduktion der Antinährstoffe ist das Rösten.

Rösten ist sicherlich besser als der Rohverzehr, birgt allerdings ebenfalls den Nachteil der Nährstoffreduktion.
An dieser Stelle möchte ich erwähnen, dass Phytinsäure zwar die Resorption von nutritiven Stoffen verhindert oder einschränkt, allerdings scheint Phytinsäure auch antioxidative und antikanzerogene[27] Eigenschaften[28] zu haben. Deshalb geht es in keinem Fall um die Eliminierung der Phytinsäure, sondern immer nur um die Reduktion. Die Stoffe werden im Keimprozess in ein gesundes Mittelmaß gerückt und ein harmonisches Verhältnis kann geschaffen werden. Dieser Zusammenhang gilt eigentlich immer, da jedes Gift in einem gewissen Maß für manche Zwecke auch ein Heilmittel sein kann.

Sonnenblumenkerne keimen

Von allen Ölsaaten sind meine Lieblinge neben Leinsamen die Sonnenblumenkerne. Im Gegensatz zum Sonnenblumenöl haben Sonnenblumenkerne einen besonders hohen Gehalt an der Aminosäure Leucin. Leucin ist der Trigger für die Initiierung der Proteinmuskelsynthese. Ab einer gleichzeitigen Zufuhr von 2,5 g Leucin weiß der Körper, dass genug Protein eingenommen wurde, um den Muskelaufbau zu aktivieren. Sonnenblumenkerne enthalten auf 100 g ca. 1,7 g Leucin. Der menschliche Körper könnte also allein durch 150 g Sonnenblumenkerne den Muskelaufbau in Gang setzen. Für ein ausgeglichenes Fettsäurenverhältnis würde ich Sonnenblumenkerne allerdings immer 50/50 mit Leinsamen kombinieren. Für eine bessere Resorption der Nährstoffe und frei verfügbaren Aminosäuren können die Sonnenblumenkerne wie in der folgenden Anleitung angekeimt werden:

- Wähle geschälte Sonnenblumenkerne, die nicht hitzebehandelt sind und keine Bruchstellen haben. Manche Hersteller weisen ihre Saaten auch als „keimfähig" aus.

- Weiche die Sonnenblumenkerne für ca. 8 Stunden in Wasser ein. Gib sie für größere Mengen in ein Nudelsieb und für kleinere Mengen in ein Sprossenglas.

- Spüle die Sonnenblumenkerne mindestens morgens und abends mit kaltem Wasser. Nach insgesamt 2 Tagen sind die angekeimten Sonnenblumenkerne verzehrfertig.

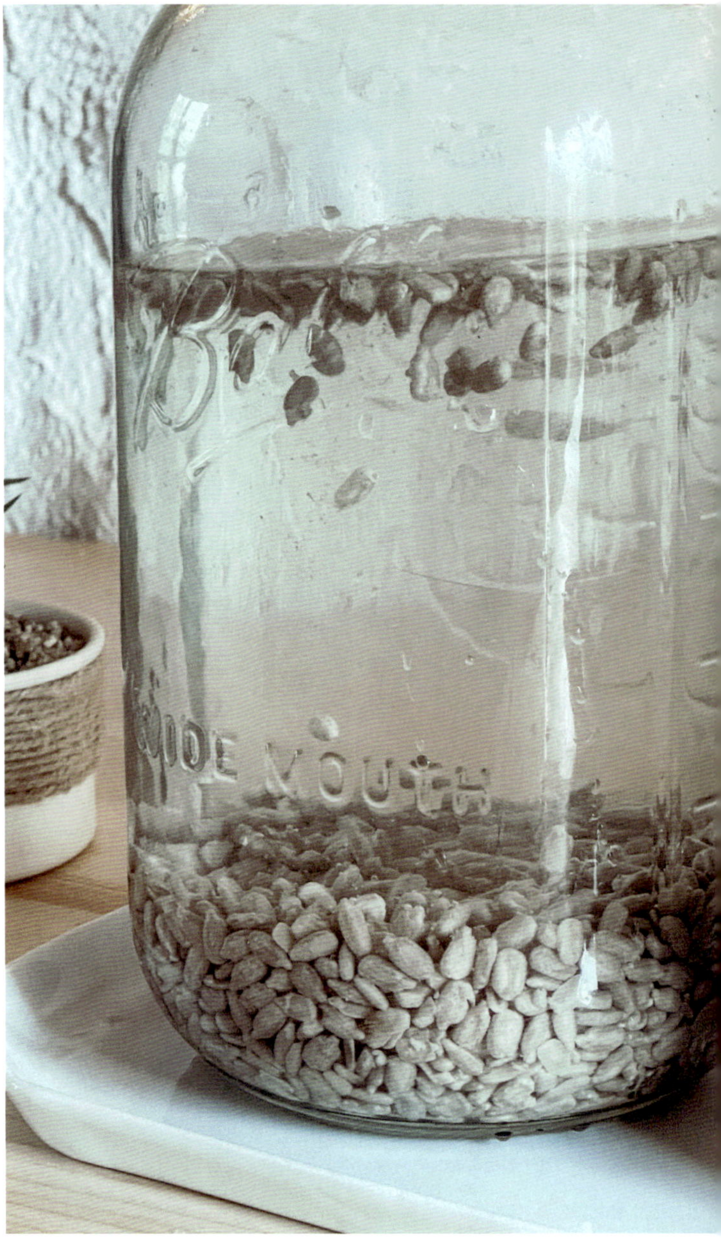

Sonnenblumenkernsprossen

8 Stunden

1 - 2 Tage

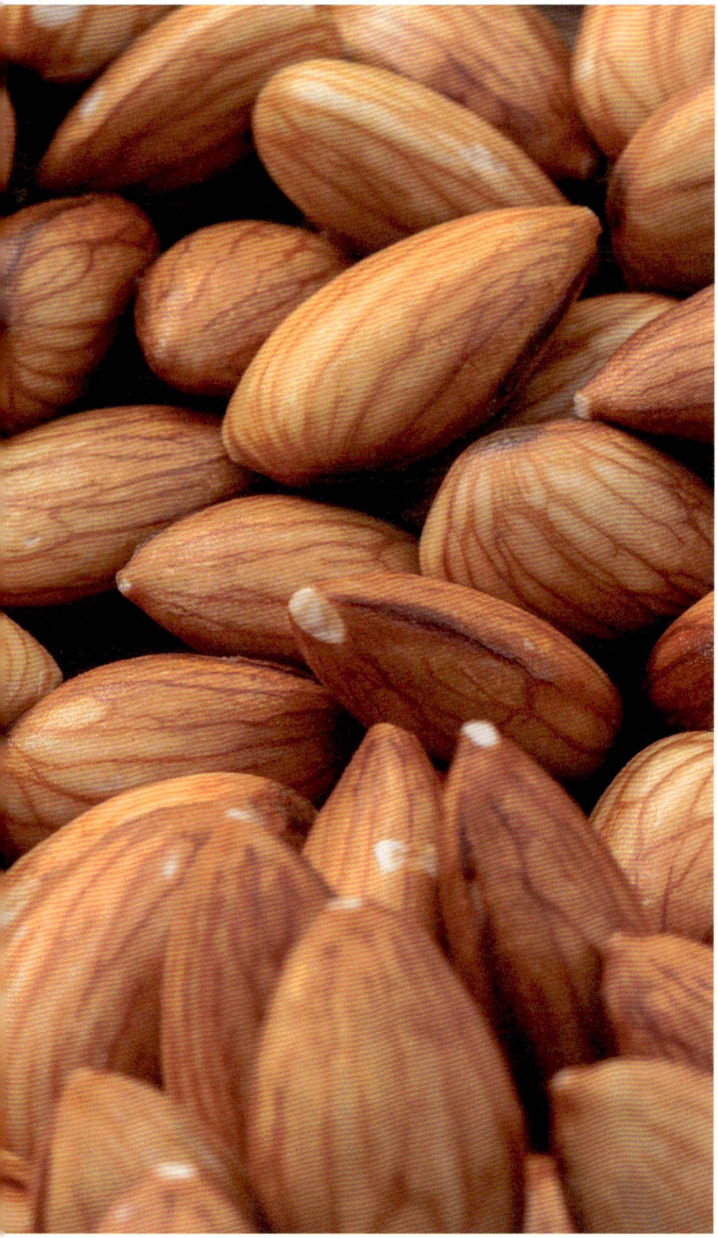

Nüsse wie Mandeln keimen

Bei Nüssen können durch das Einweichen ebenfalls antinutritive Substanzen wie die Blausäure reduziert werden. Besonders schmackhaft finde ich in diesem Fall Mandeln. Insbesondere in der Schale von Mandeln befindet sich viel Blausäure. Blausäure kann eine Cyanidvergiftung auslösen und sollte nicht in zu hohen Mengen konsumiert werden. Um die braune Schale von Mandeln sanft und ohne Hitzezufuhr zu entfernen, gibt es einen einfachen Trick:

- Weiche rohe Mandeln für einen Tag in Wasser ein. Sobald die Schale weich geworden ist, kannst du sie mit den Fingern abziehen.

- Lege die weißen Mandeln in neues kaltes Wasser. Wenn du die Mandeln nicht sofort aufessen möchtest, kannst du sie in einer Schale mit dem Wasser im Kühlschrank für 1 - 2 Tage aufbewahren.

Die angekeimten, geschälten Mandeln können bei 42 °C gedörrt und haltbar gemacht werden.

Bei diesen angekeimten Mandeln kann man den Keimfortsatz schon sehr gut erkennen.

Angekeimte Mandeln

24 Stunden

1 - 2 Tage

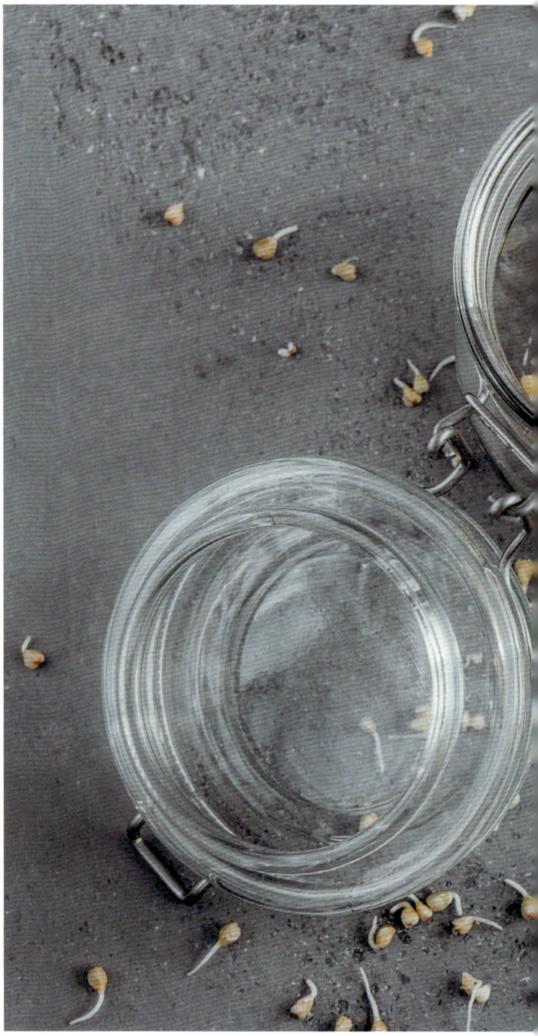

Sprossen aus Pseudogetreide

Gekeimtes Pseudogetreide ist eine sinnvolle Ergänzung zu gekeimtem Getreide

Beliebte Pseudogetreide wie Quinoa, Amaranth und Buchweizen enthalten ebenfalls signifikante Mengen an Phytinsäure[29]. Durch kurzes Einweichen kann die Reduktion der Säure aufgrund der Aktivierung der Phytase gestartet werden. Auch bei diesen Kohlenhydratquellen kann die enthaltene Stärke im Keimprozess in einfachere Disaccharide umgewandelt werden. Ebenso wie beim Urgetreide potenzieren sich im Pseudogetreide die Vitamine. Da die Kalorien von Pseudogetreide hauptsächlich aus Kohlenhydraten bestehen, ist, wie bei Getreide, der erhöhte Vitamin B1-Gehalt der Sprossen von enormem Vorteil für die Verdauung.

Buchweizensprossen

- 15 Minuten
- 48 Stunden

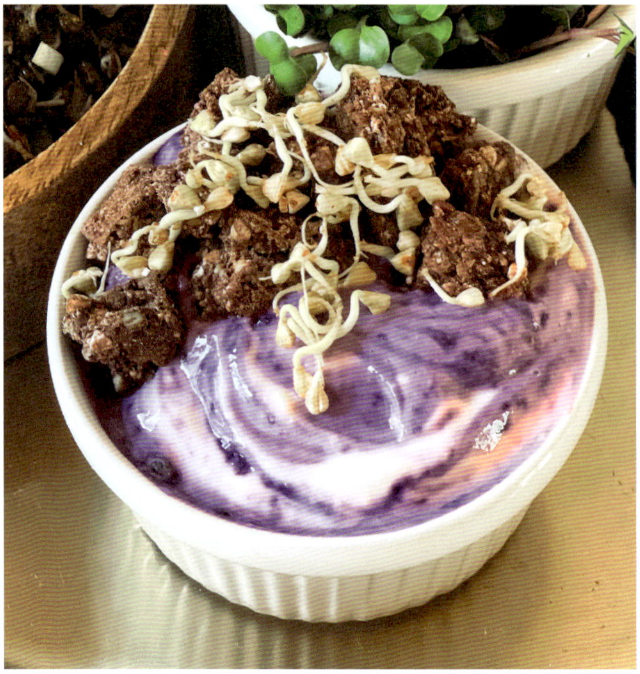

Buchweizensprossen passen gut zu Joghurt, Müsli und Smoothie Bowls.

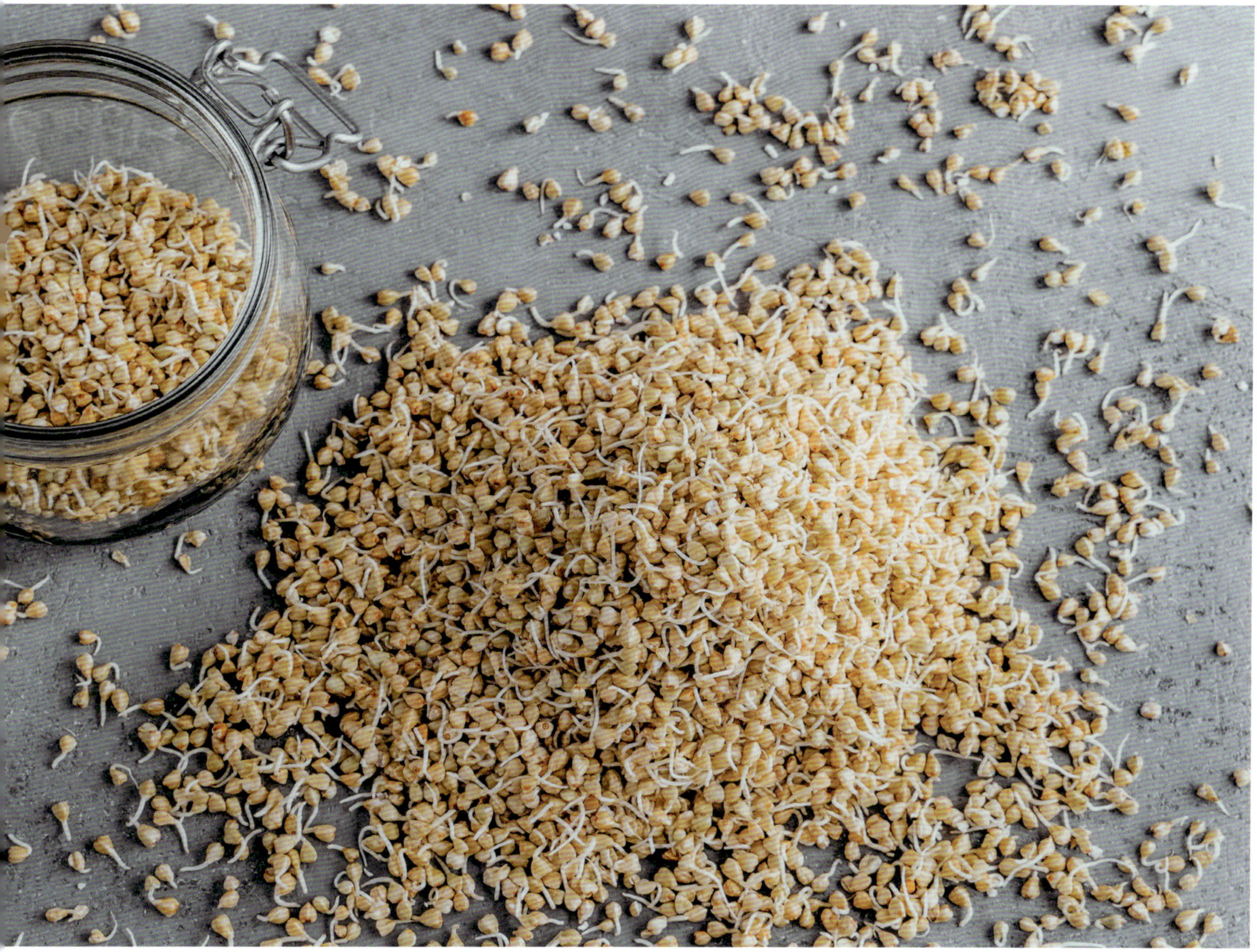

Buchweizen keimen

Die Einweichzeiten bei Pseudogetreide sind wesentlich kürzer als bei Hülsenfrüchten, Ölsaaten oder Getreidesorten. Jede Saat und jedes Korn kann wachsen, braucht jedoch eine spezifische Einweichzeit. Mein Liebling ist in diesem Fall das Knöterichgewächs Buchweizen, weil Buchweizen schnell keimt und eine einfache Grundlage für süße sowie herzhafte Gerichte darstellt.
Damit die Histaminbildung nicht zu sehr angestoßen wird und der Keimprozess sauber abläuft, empfehle ich hier eine besonders kurze Einweichzeit.

- Weiche keimfähigen Buchweizen für 15 Minuten in Wasser ein. Lass das Einweichwasser vollständig durch ein Nudelsieb abtropfen.
- Wälze den keimenden Buchweizen morgens und abends um, damit er trocknen kann. Dabei sollten alle Körner gleichmäßig bewegt werden und ihre Position ändern, sodass die Restfeuchtigkeit verteilt wird.
- Nach 2 Tagen ist der gekeimte Buchweizen fertig.

Der gekeimte Buchweizen schmeckt auf diese Art und Weise angenehm nussig, ist nicht schleimig und kann die Grundlage für viele leckere und nährstoffreiche Rezepte bieten.

Im Dörrgerät kann gekeimter Buchweizen einfach bei 42 °C getrocknet werden.Somit ist er haltbar und z.B. sofort für dein Müsli verfügbar.

Grüne Sprossen

In den vorherigen Kapiteln habe ich elementare Grundnahrungsmittel vorgestellt. Die meisten kennen Sprossen allerdings „nur" als Topping auf konventionellen Gerichten. Hierfür werden meist grüne Sprossen genutzt, die toll aussehen und jedes Gericht aufwerten.

Neben Hülsenfrüchten, Ölsaaten, Nüssen, Getreide und Pseudogetreide gibt es einige Saaten, die gut zum Sprossenziehen geeignet sind. Bei Buchweizen sollte allerdings darauf geachtet werden, dass dieser nicht so weit heran wächst, dass sich grüne Pflanzenteile bilden[30], da das Mikrogrün von Buchweizen toxisches Fagopyrin enthält[31], welches eine Lichtsensibilität zur Folge hat[32]. Ebenfalls würde ich entschieden von gekeimtem Alfalfa abraten, da dieser die gesundheitsschädliche Aminosäure Canavanin enthält[33] und bei regelmäßigem erhöhten Konsum Autoimmunkrankheiten auslösen kann[34]. Abgesehen von Buchweizen und Alfalfa können aber so gut wie alle Saaten zu grünen Sprossen herangezogen werden.

Allem voran möchte ich die gesundheitliche Wirkung von Brokkolisprossen hervorheben. Brokkolisprossen punkten durch ihre sekundären Pflanzenstoffe wie Sulforaphan. Dieser sekundäre Pflanzenstoff steht im Zusammenhang mit einer Diabetes-Typ-2-Prävention[35], positiven Auswirkungen bei Herz-Kreislauf-Erkrankungen[36] und gewissen kanzerogenen Erkrankungen[37]. Im Gegensatz zu ausgewachsenem Brokkoli enthalten Brokkolisprossen auf ihr Gewicht bezogen sagenumwobene 20 bis 50 Mal mehr Sulforaphan[38]! Das hitzeempfindliche Sulforaphan[39] erreicht bereits nach zwei Tagen Keimdauer den Maximalgehalt[40]. Zwei Tage gekeimte Brokkolisprossen können perfekt roh als Topping jedes Gericht aufwerten.

Brokkolisprossen

6 Stunden

7 Tage

Radieschensprossen

6 Stunden

3 - 5 Tage

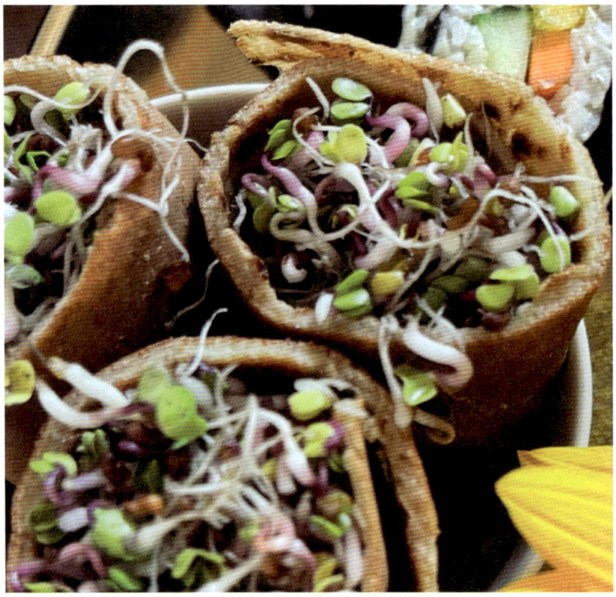

Wraps aus gekeimtem Urdinkel gefüllt mit Radieschensprossen.

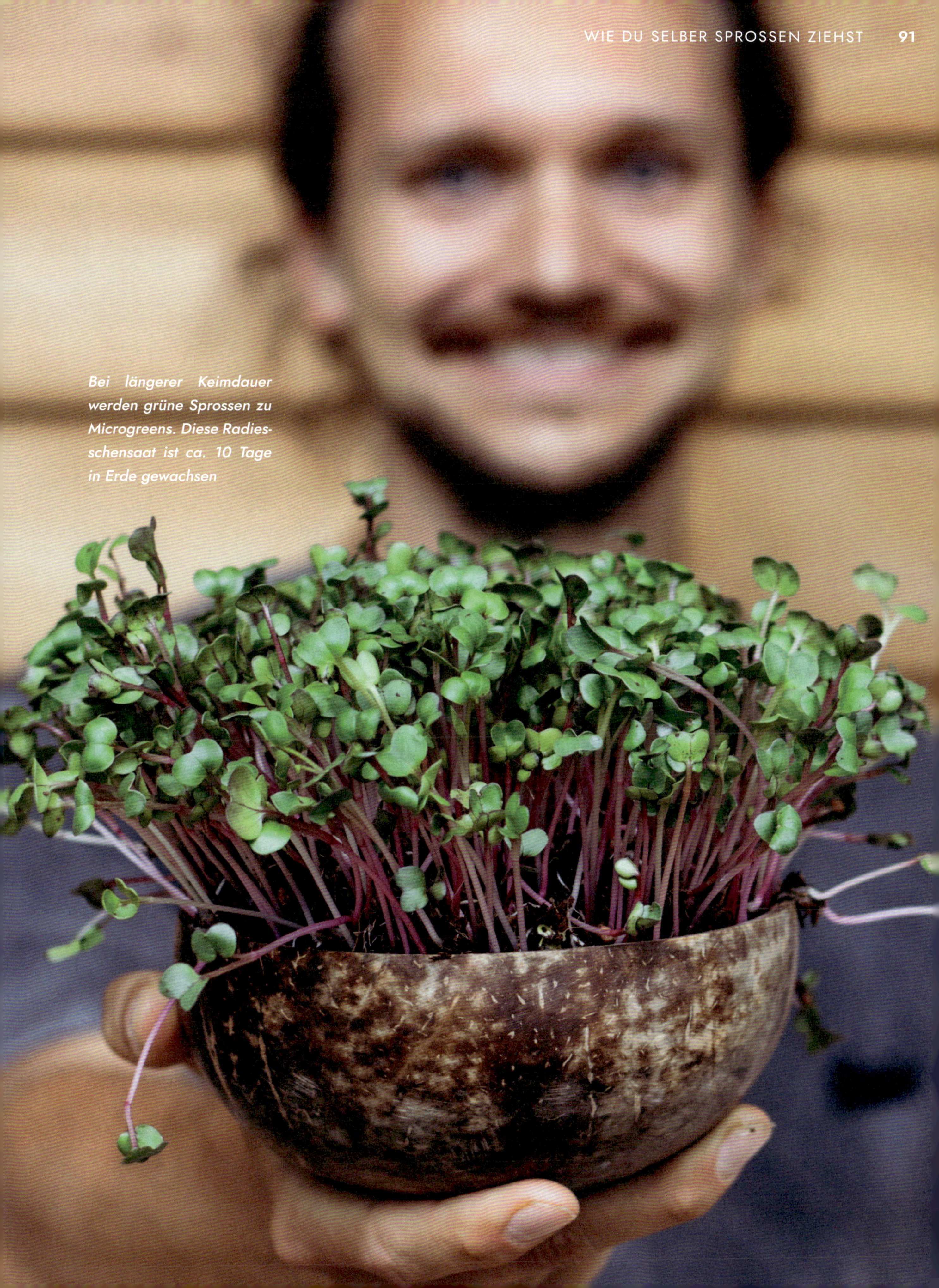

Bei längerer Keimdauer werden grüne Sprossen zu Microgreens. Diese Radieschensaat ist ca. 10 Tage in Erde gewachsen

KAPITEL 5

Nährstoff
REZEPTE
mit Spros

reiche

sen

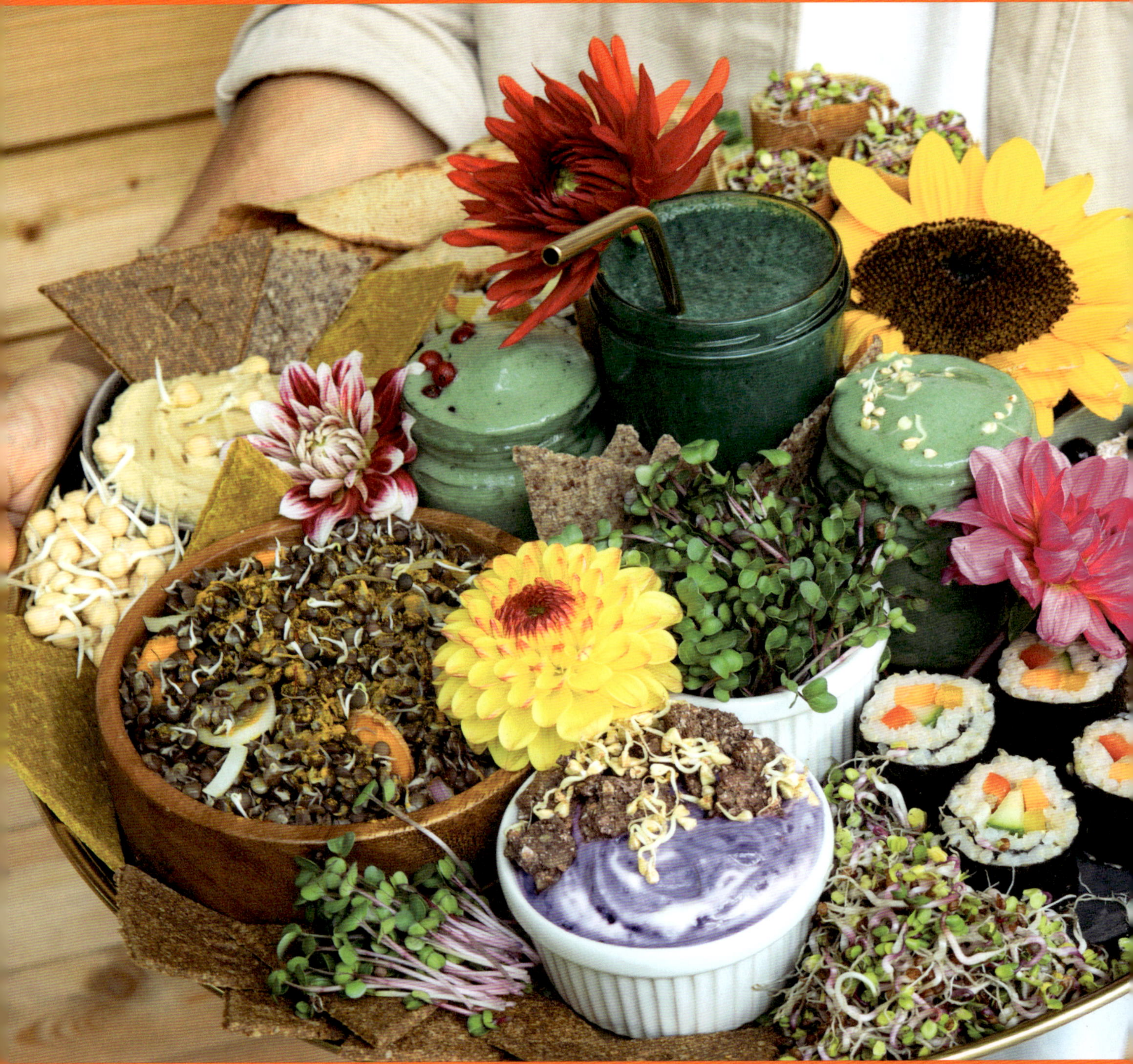

Mit Sprossen kannst du alles machen: Herzhafte und eiweißreiche Gerichte wie Hummus oder Dal sind genau so möglich wie süße Frühstücksideen oder sättigende Hauptgerichte. Auf dieser Platte habe ich einige meiner Lieblingsgerichte zusammengetragen. Je nachdem, was ich so in meiner Küche finde, sehen die Speisen von Tag zu Tag durchaus unterschiedlich aus. Aber im Prinzip achte ich immer darauf, dass jeden Tag Hülsenfrüchte, Getreide oder Pseudogetreide und Ölsaaten auf dem Speiseplan stehen.

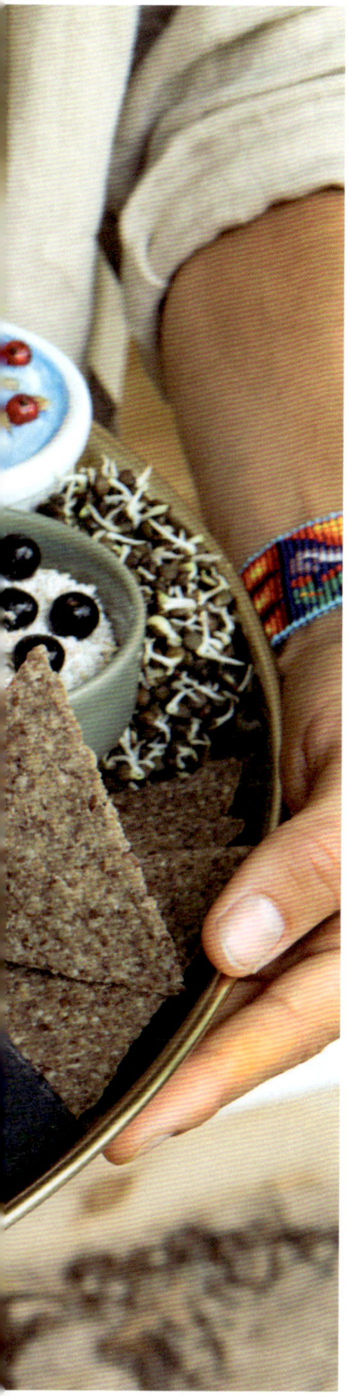

KAPITEL 5

Nährstoffreiche Rezepte mit Sprossen

Du weißt nun, warum Sprossen für deine Ernährung von Vorteil sind und du weißt auch, wie du Sprossen selber herstellen kannst. Jetzt möchte ich exemplarisch zeigen, welche Rezepte du aus Sprossen zaubern kannst, damit diese Nährstoffbomben fest in deine täglichen Ernährung integriert werden können. Ich verstehe die folgenden Rezepte lediglich als Inspiration für die eigene Kreativität. Ändere gerne alles nach deinem persönlichen Gusto.

Du fragst dich sicherlich, wie du dich grundlegend von Sprossen ernähren kannst. Deswegen teile ich in diesem Kapitel viele einfache Rezepte, die über 12 Jahre hinweg entstanden sind und sich auch bei uns zu Hause etabliert haben. Die Variation der Rezepte reicht von rohen unverarbeiteten Speisen über gedörrte Kreationen zu gekochten Gerichten bis hin zu gebackenen Leckereien. Ich bin mir sicher, dass du ein paar Rezepte findest, die du oft anwenden kannst. Du wirst hier etwas für alle Tages- und Mahlzeiten finden.

Die Rezepte sollen Inspirationen und Annäherungen zur individuellen Anpassung sein, sodass neue alltägliche Grundrezepte für die regelmäßige Ernährung entstehen können.

LEGENDE

Einweichzeit

Keimzeit

Die Nährwertangaben der folgenden Gerichte sind immer für das gesamte Rezept angegeben.

ROHE
Rezepte mit Spros

Bulgur aus Buchweizen

Müsli aus Getreidespro

Asia-Salat mit Mungobo

sen

prossen

en

nensprossen

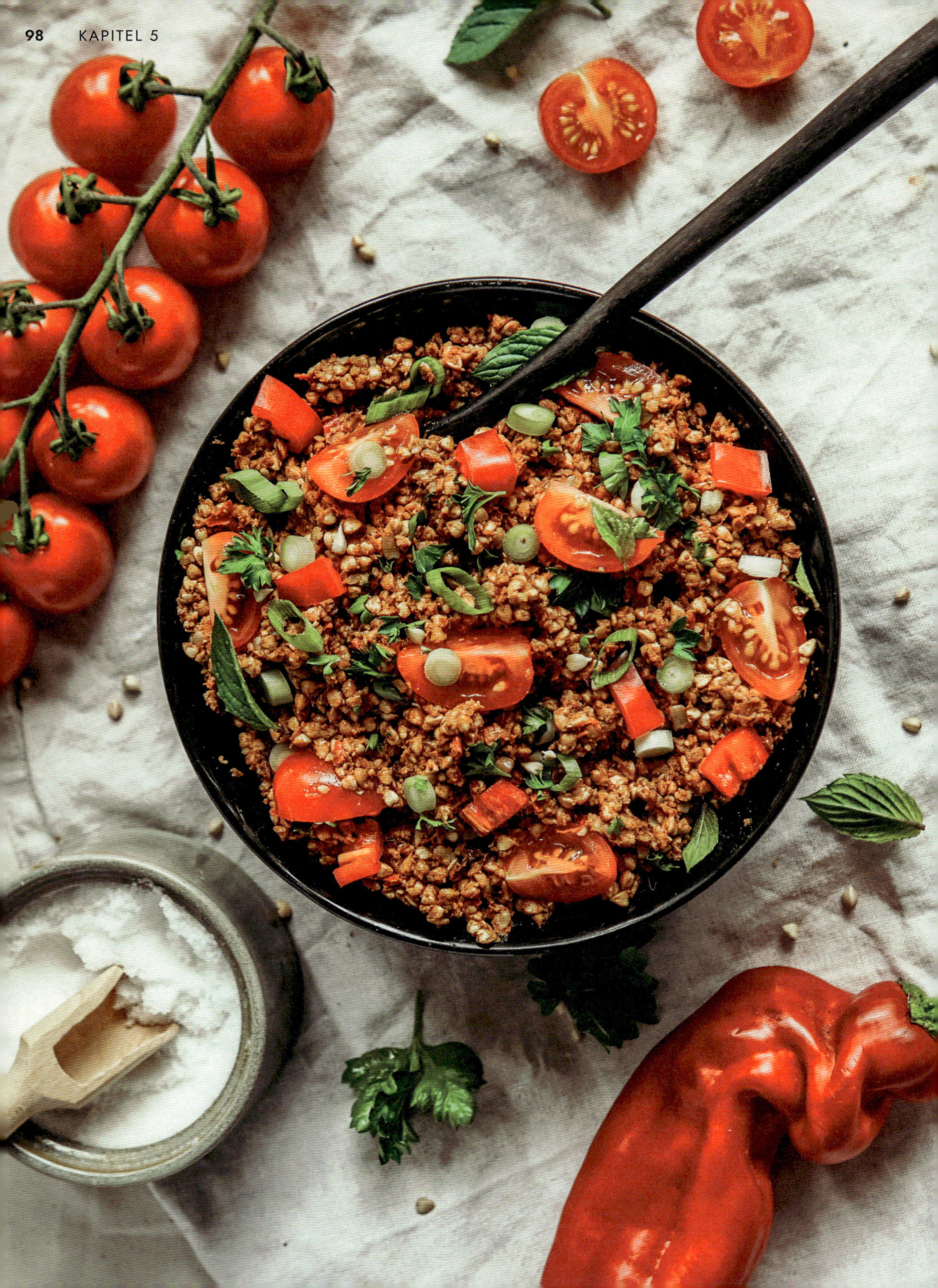

Bulgur aus Buchweizensprossen

750 KALORIEN · 15 MIN. ZUBEREITUNG · 2 PORTIONEN

Dieser leckere Bulgur aus Buchweizensprossen kann mit frisch gekeimtem Buchweizen und Sonnenblumenkernen gemacht werden oder mit rückgetrockneten Sprossen.

Den gekeimten Buchweizen und das klein geschnittene Gemüse gibst du in eine Schüssel. Die rote Paprika, die Kirschtomaten und die Frühlingszwiebel schneidest du in kleine Stücke und gibst sie ebenfalls in die Schüssel.

Für die Sauce werden die getrockneten Tomaten in Wasser eingelegt, um sie einfacher zu pürieren. Du kannst einen Mixer oder einen Pürierstab verwenden.
Die eingeweichten Tomaten, Sonnenblumenkernsprossen, Salz, Olivenöl, Wasser und etwas Pfeffer gibst du zusammen in den Mixer, um eine glatten Tomatensauce zu pürieren.

Nun kann die Tomatensauce in die Schüssel mit dem gekeimtem Buchweizen und dem Gemüse gegeben und vermischt werden. Jetzt legst du noch etwas Gemüse oben drauf und fertig!

ZUTATEN

100 g	Gekeimter Buchweizen 15 MIN 48 STD
1	Rote Paprika oder Spitzpaprika
½	Frühlingszwiebel
3	Frische Kirschtomaten
1 Bund	Petersilie

TOMATENSAUCE

30 g	Getrocknete Tomaten 3 STD
30 g	Sonnenblumenkernsprossen 8 STD 24 STD
5 g	Salz
1 EL	Olivenöl
30 ml	Wasser
Etwas	Pfeffer

BESONDERHEITEN

Glutenfrei · Eiweißreich · Raw

NÄHRWERTANGABEN

750 Kalorien
34 g Fett
85 g Kohlenhydrate
19 g Ballaststoffe
25 g Protein

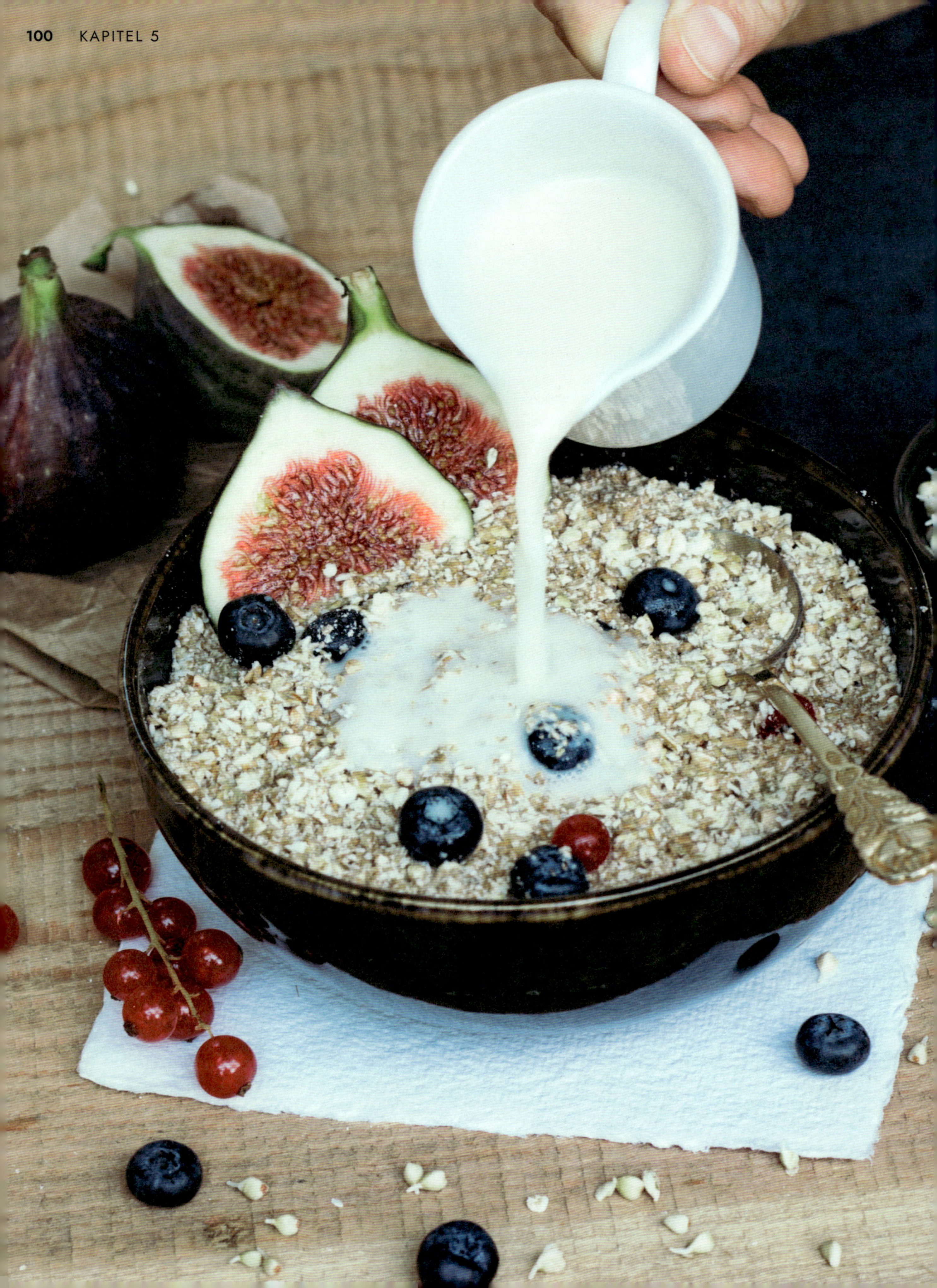

Müsli aus Getreidesprossen

480 KALORIEN · 15 MIN. ZUBEREITUNG · 2 PORTIONEN

Das leckere 4-Korn-Müsli aus Sprossen ist der perfekte Start in den Tag, auch beim Intervallfasten.
Dafür wird Roggen, Dinkel und Nackhafer für 8 Stunden eingeweicht – idealerweise über Nacht. Das Pseudogetreide Buchweizen braucht nur 15 Minuten Einweichzeit. Morgens und abends müssen deine Sprossen gespült werden. Nach maximal 48 Stunden sind die vier unterschiedlichen Getreide fertig gekeimt. Wenn du eine Flockenmühle zu Hause hast, kannst du deine eigenen Flocken herstellen. Für eine längere Haltbarkeit kannst du die gekeimten Flocken oder Körner im Dörrgerät schonend bei 42 °C rücktrocknen. So hast du dein Müsli immer griffbereit. Falls du es frisch essen willst, kannst du auch die Sprossen direkt weiterverarbeiten.

Mit deinen fertigen Sprossen kannst du dir jetzt ein perfektes Frühstück vorbereiten – mit frischem Obst und Gewürzen wie Zimt oder Vanille. Ich toppe am liebsten mein Müsli mit Wildheidelbeeren und saisonalem frischen Obst.

Du kannst dein Müsli mit einer pflanzlichen Milch servieren oder du stellst eine selbstgemachte Mandelmilch aus weißem Mandelmus, ein paar Datteln und etwas Wasser schnell selber im Mixer her. Schon hast du eine selbstgemachte Pflanzenmilch für dein Müsli.

ZUTATEN

25 g	Gekeimte Roggenflocken	8 STD 48 STD
25 g	Gekeimte Dinkelflocken	8 STD 48 STD
25 g	Gekeimter Nackthafer	8 STD 48 STD
25 g	Gekeimter Buchweizen	15 MIN 48 STD
400 ml	Haferdrink	

TOPPING

100 g	Feigen, Apfel, Banane oder Dattel
40 g	Heidelbeeren
40 g	Johannisbeeren
Etwas	Zimt oder Vanille

BESONDERHEITEN

Raw · Eiweißreich · Gekeimt

NÄHRWERTANGABEN

480 Kalorien
5 g Fett
80 g Kohlenhydrate
13 g Ballaststoffe
15 g Protein

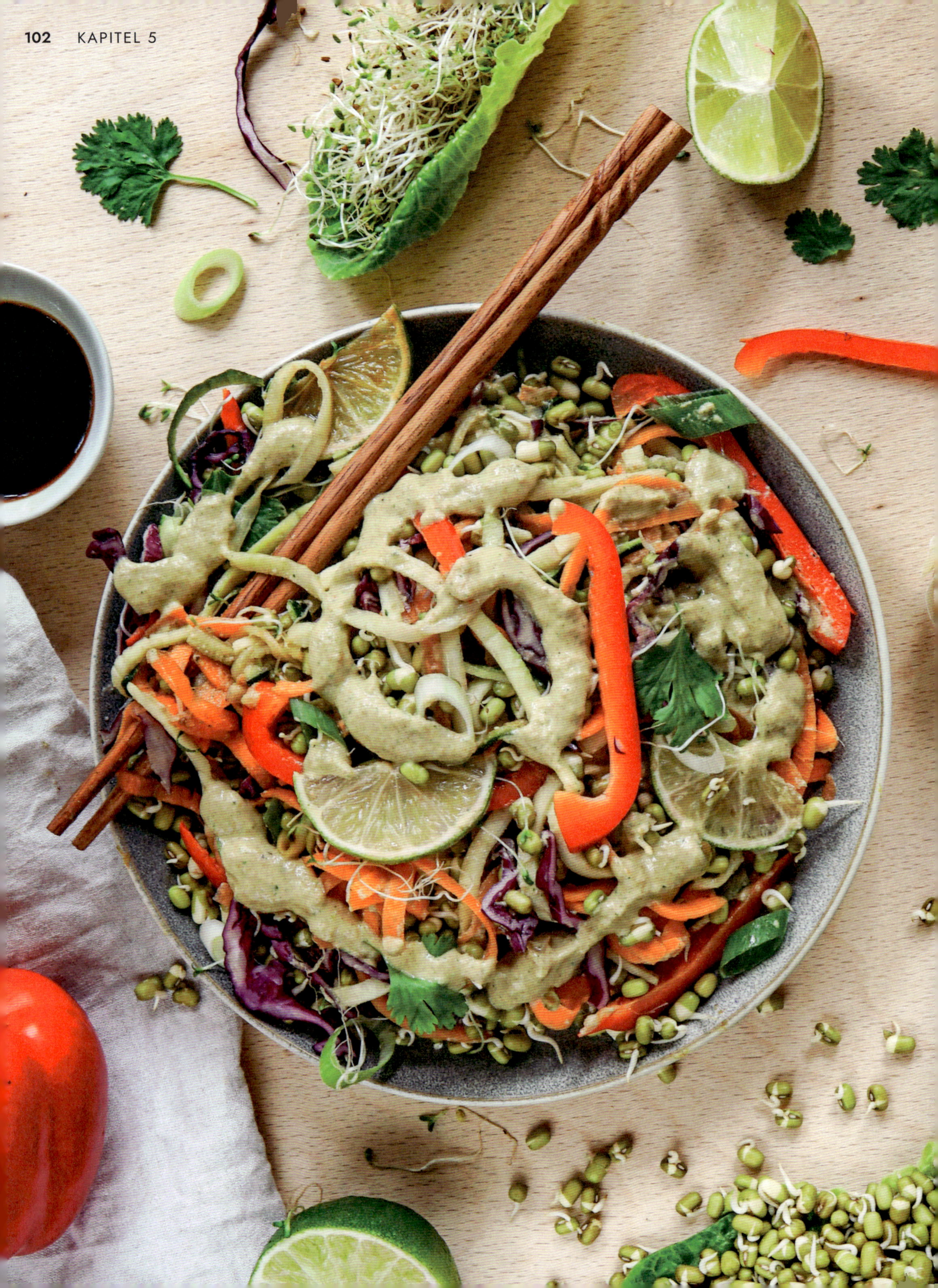

Asia-Salat mit Mungobohnensprossen

860 KALORIEN · 20 MIN. ZUBEREITUNG · 2 PORTIONEN

Mungobohnensprossen sind bekannt aus leckeren Asia-Gerichten. Bei uns zu Hause gibt es diesen bunten und leckeren Salat mit einer cremigen Asia-Sauce aus Erdnussmus oder Tahin – alternativ für Menschen mit einer Histaminintoleranz.

Die Mungobohnensprossen in eine Schüssel geben. Die Zucchini wird im Spiralschneider zu Zucchininudeln geschnitten und ebenfalls in die Schüssel gegeben. Rotkohl und Karotten kommen geraspelt dazu. Eine rote Paprika in Streifen schneiden. Frühlingszwiebeln in Stücke schneiden. 1 Bund Koriander fein schneiden und ein paar Blätter zur Dekoration aufbewahren.

Die Asia-Sauce kann im Mixer oder mit dem Pürierstab zubereitet werden. Dafür Erdnussmus, Sojasauce, Kokosöl, geschälte Hanfsamen, eine Knoblauchzehe und den Saft einer Limette mit etwas Pfeffer glatt mixen. Abschmecken und falls erforderlich mit Salz und Pfeffer ergänzen. Für diejenigen, die es scharf mögen, kann nun auch etwas Chili ergänzt werden.

Die fertige Sauce wird nun über das frische Gemüse und die Mungobohnensprossen in der Schüssel gegeben und einmal gemischt. Nur nach und nach die Sauce in die Schüssel geben, damit der Salat nicht zu flüssig wird und das frische Gemüse noch knackig bleibt. Jetzt den gemischten Salat auf den Teller geben und mit etwas Koriander und Limette dekorieren.

ZUTATEN

100 g	Mungobohnensprossen 6 STD 48 STD
100 g	Zucchini
50 g	Rotkohl, geraspelt
2	Karotten, geraspelt
1	Rote Paprika
1	Frühlingszwiebel
1 Bund	Koriander

ASIA-SAUCE

3 EL	Erdnussmus oder Tahin (histaminarm)
2 EL	Sojasauce oder Salz (histaminarm)
1 EL	Kokosöl
1 EL	Geschälte Hanfsamen
1	Knoblauchzehe
1	Limette
Etwas	Pfeffer

BESONDERHEITEN

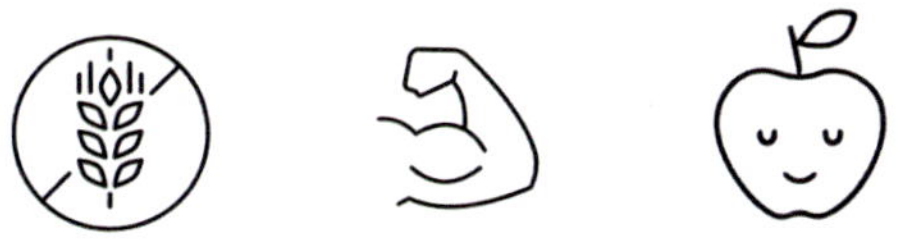

Glutenfrei · Eiweißreich · Histaminarm

NÄHRWERTANGABEN

860 Kalorien
35 g Fett
17 g Kohlenhydrate
6 g Ballaststoffe
17 g Protein

GEDÖRRTE

mit Spros

Cracker aus Urgetreides

Apfel-Vanille-Cookies au

Wildheidelbeer-Granola

Rezepte
sen

rossen

Urgetreidesprossen

us Buchweizensprossen

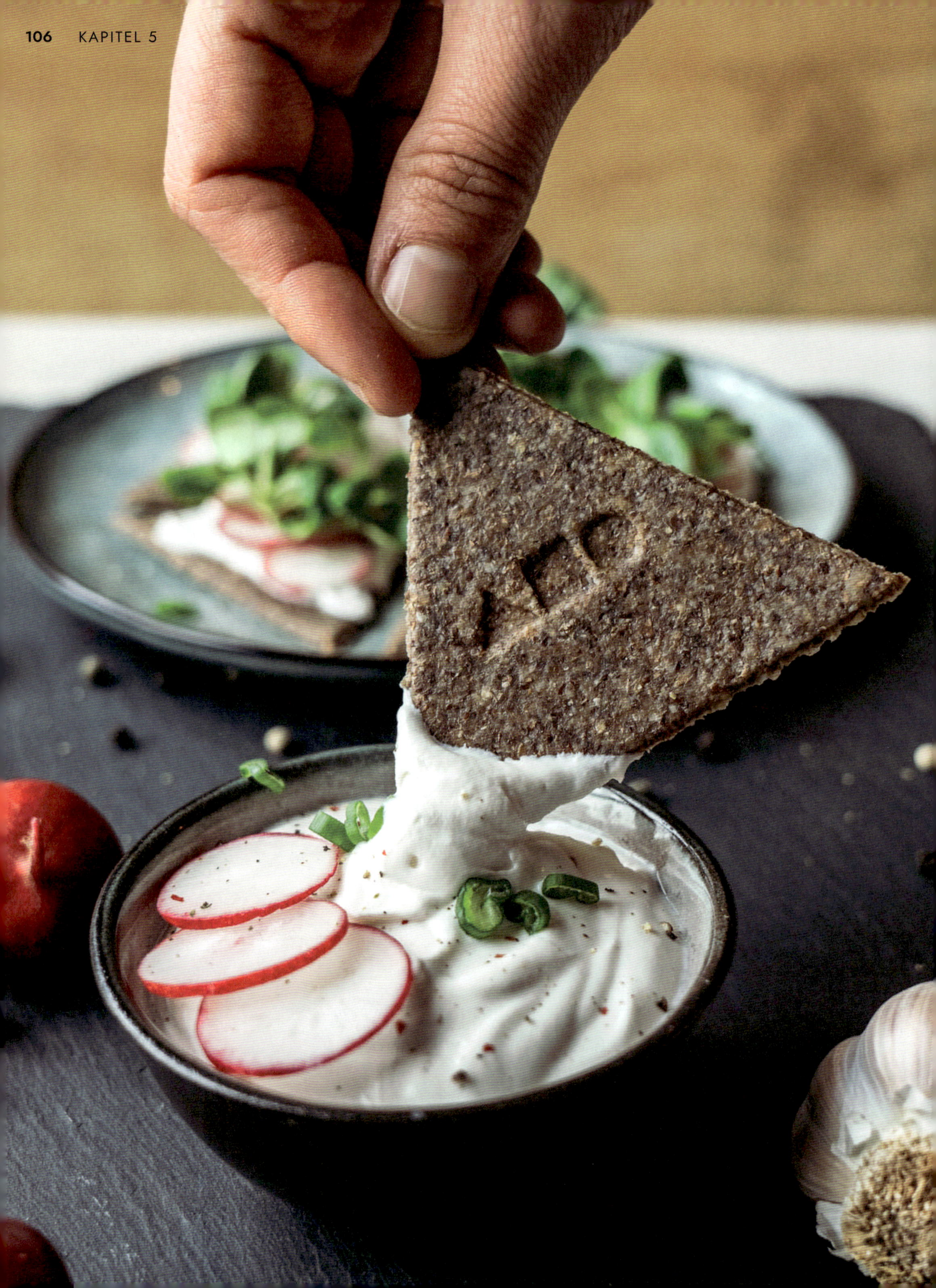

Cracker aus Urgetreidesprossen

1316 KALORIEN · 60 MIN. ZUBEREITUNG · 4 PORTIONEN

Urgetreidesprossen sind die Grundlage des traditionell auf heißen Steinen in der Sonne getrockneten, flachen Urbrotes. Dieser Prozess kann in der Küche durch schonendes Dörren nachgebaut werden. Um aus den frisch gekeimten Urgetreidesprossen gedörrte Cracker zu formen, brauchst du einen Mixer und ein Dörrgerät, sowie beschichtetes Backpapier (Paraflexbögen).
Wenn du kein Dörrgerät hast, kannst du die Bleche mit den Paraflexbögen in den Ofen schieben und in die Ofentür einen Holzlöffel klemmen, damit die Feuchtigkeit entweichen kann. Der Ofen muss in diesem Fall auf 50 °C gestellt werden, wird aber durch die leicht geöffnete Tür in der Regel nicht über 42 °C warm.

Das folgende Rezept beinhaltet vier Grundzutaten: Urgetreidesprossen deiner Wahl (Emmer, Urdinkel, Kamut oder ähnliche), gekeimte Sonnenblumenkerne, gemahlene Leinsamen und Ursalz.

Mixe 48 g Leinsamen trocken in deinem Mixer zu Leinmehl und gib es in die erste Schüssel. Füge dem Leinmehl gleichmäßig 5 g Ursalz hinzu. Mische 100 g gekeimte Sonnenblumenkerne und 240 g Urgetreidesprossen in einer zweiten Schüssel. Mixe den Inhalt der zweiten Schüssel mit so viel Wasser, sodass dein Mixer die Masse pürieren kann.

Gib den frisch gemixten Sprossenbrei in die erste Schüssel und knete den Teig gleichmäßig durch.

Gib den flüssigen Teig auf die Paraflexbögen und streiche alles flach aus. Die Paraflexbögen kommen auf den Blechen in das Dörrgerät bei 42 °C. Wende die Paraflexbögen nach ca. 12 Stunden, ziehe die Folie ab und lege die Masse für weitere 36 Stunden in das Dörrgerät.

Wenn die Sprossen Cracker knackig und trocken sind, kannst du das Dörrgerät ausschalten und die Cracker luftdicht aufbewahren.

Keimen und Dörren benötigen insgesamt ca. fünf Tage. Dann hast du ein haltbares Grundnahrungsmittel aus nährstoffreichen Sprossen. Es lohnt sich deshalb, größere Mengen auf einmal herzustellen. Du kannst deine Cracker mit einem frischen Salat oder einem Dip und etwas frischem Gemüse servieren.

ZUTATEN

240 g	Frische Urgetreidesprossen 8 STD 48 STD
100 g	Sonnenblumenkernsprossen 6 STD 24 STD
48 g	Leinsamen, frisch gemahlen
5 g	Ursalz

BESONDERHEITEN

Raw

Eiweißreich

Histaminarm

NÄHRWERTANGABEN

1316 Kalorien
74 g Fett
111 g Kohlenhydrate
24 g Ballaststoffe
48 g Protein

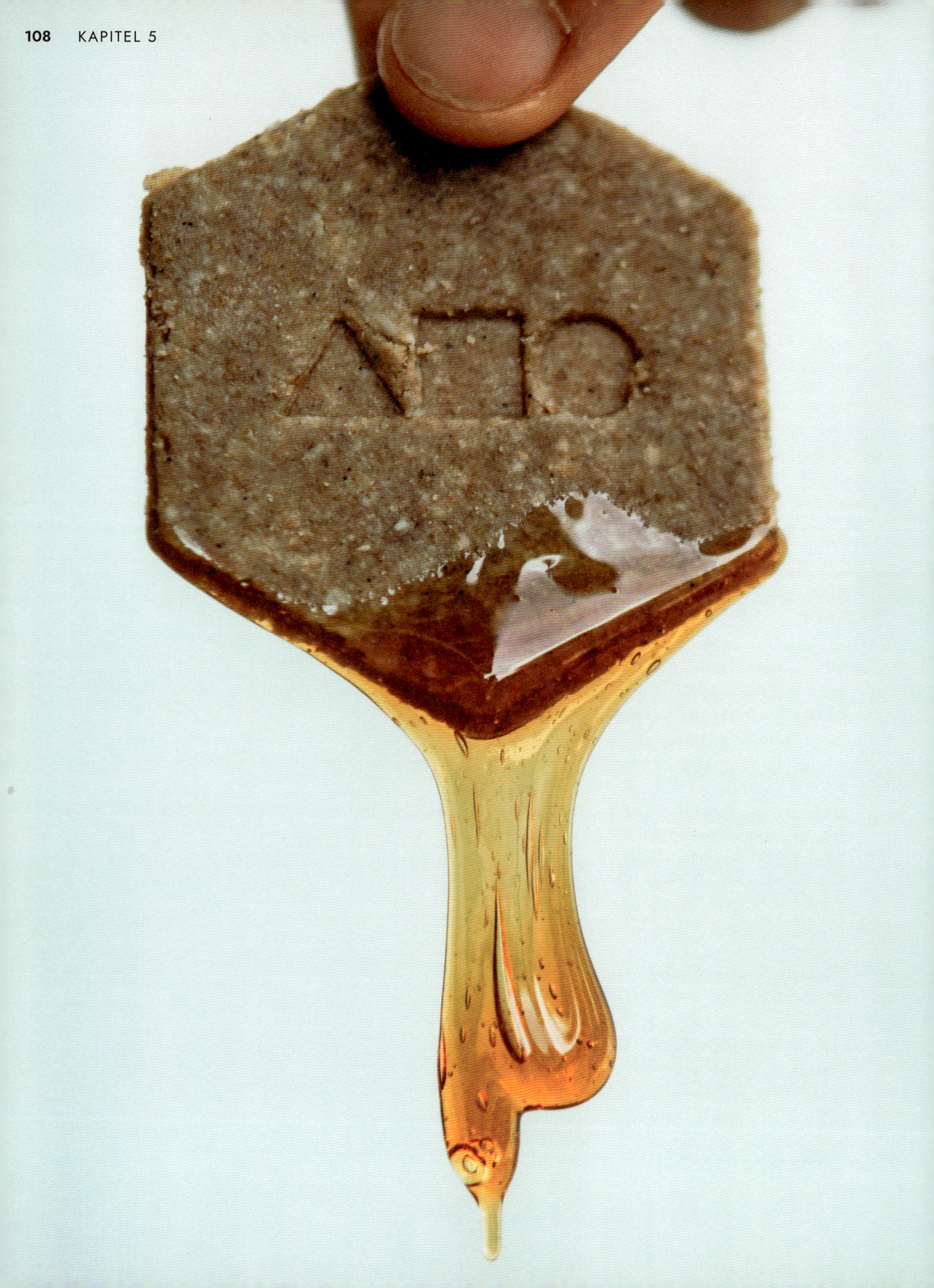

Apfel-Vanille-Cookies aus Urgetreidesprossen

1316 KALORIEN · 60 MIN. ZUBEREITUNG · 6 PORTIONEN

Die besten Cookies in Rohkostqualität, die du dir vorstellen kannst. Zart schmelzend im Mund offenbaren dir diese Cookies eine wahre Geschmacksexplosion. Durch den rohen Apfeldicksaft sind sie unwiderstehlich fruchtig und saftig zugleich. Falls du schon länger auf der Suche nach einer gesunden Alternative zu Keksen bist, brauchst du nicht weiter zu suchen. Deine Kinder werden es lieben, wenn noch welche überbleiben, nachdem du probiert hast.

Für 150 g Sonnenblumenkernsprossen brauchst du 100 g Sonnenblumenkerne. Gib 150 g von den Sonnenblumenkernsprossen in einen Hochleistungsmixer und mixe das Ganze für ca. 30 Sekunden. Wiederhole diesen Schritt dreimal bis du alle Sonnenblumenkernsprossen zu einer pastösen Masse verarbeitet hast.

Nun fügst du zu dieser Masse die 100 g Urdinkelsprossemehl, die 60 g Apfeldicksaft und die 0,3 g Vanille hinzu und vermengst das Ganze zu einer homogenen Masse. Am besten geht dies mit deinen Händen, auch wenn das Ganze eine leicht klebrige Angelegenheit ist.

Anschließend gibst du alles auf einen Paraflexboden. Zum Versteichen verrate ich euch jetzt meinen kleinen Geheimtipp. Ich lege oben drüber einen zweiter Paraflexboden und rolle dort mit einem Nudelholz drüber. Wenn du mit dem Ergebnis zufrieden bist, kannst du den oberen Paraflexboden abziehen.

Jetzt kommen die Cookies für ca. 6 Stunden ins Dörrgerät. Wenn die Oberseite leicht angetrocknet ist, kannst du die Cookies wenden und die Paraflexböden abziehen. Danach für weitere 18 Stunden dörren.
Am nächsten Morgen erwarten dich deine himmlisch, fruchtig riechenden warmen Apfel-Vanille-Cookies in deinem Dörrgerät.

ZUTATEN

100 g	Urdinkelsprossenmehl
150 g	Sonnenblumenkernsprossen 6 STD 24 STD
60 g	Roher Apfeldicksaft
0,3 g	Vanille, gemahlen

BESONDERHEITEN

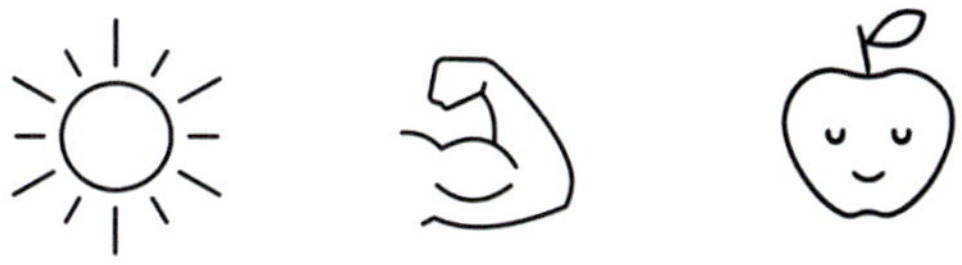

Raw · Eiweißreich · Histaminarm

NÄHRWERTANGABEN

1284 Kalorien
77 g Fett
120 g Kohlenhydrate
34 g Ballaststoffe
43 g Protein

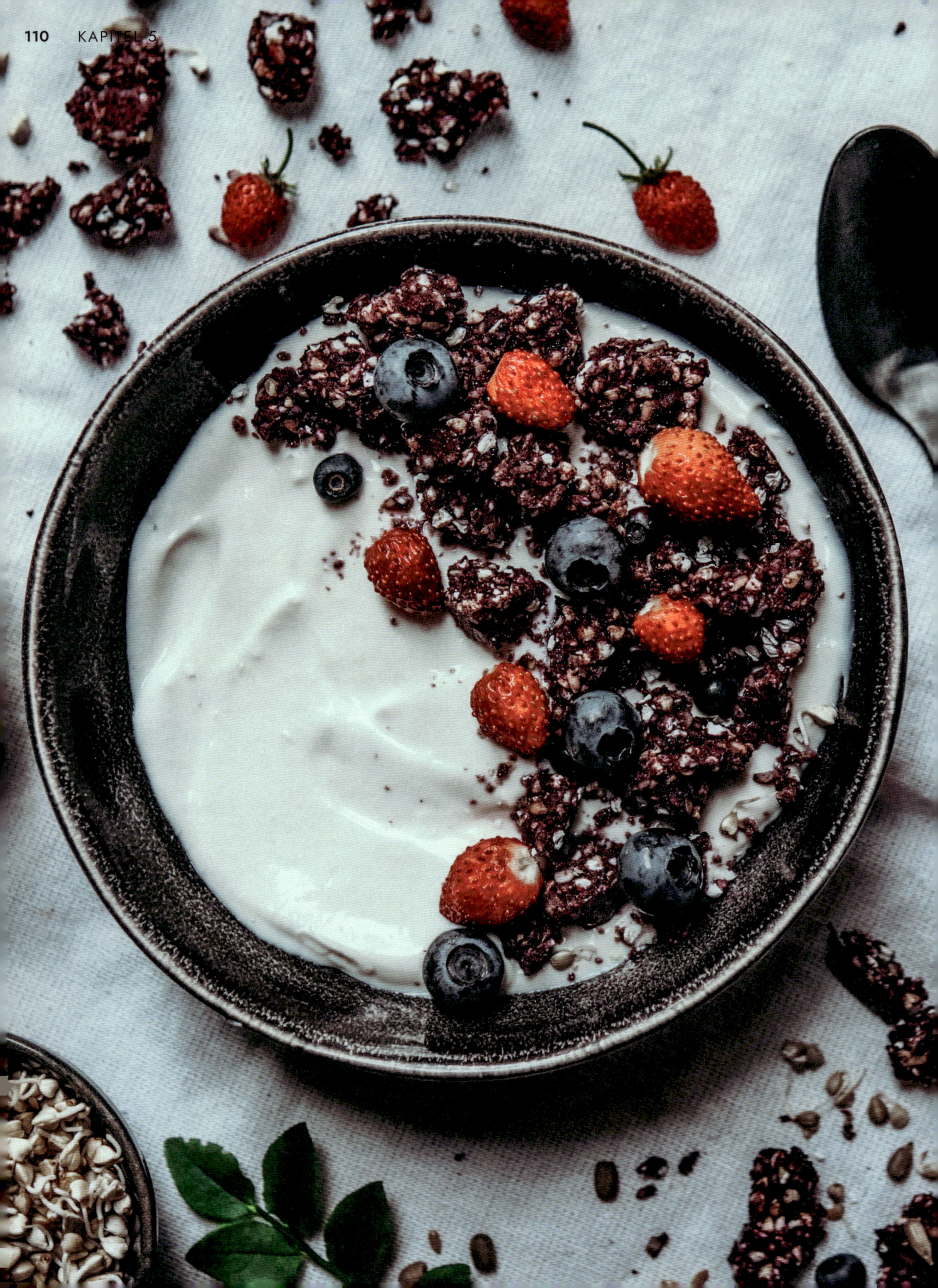

Wildheidelbeer-Granola aus Buchweizensprossen

860 KALORIEN · 60 MIN. ZUBEREITUNG · 4 PORTIONEN

Für dieses Rezept benötigst du entweder ein Dörrgerät oder falls du keines hast, kannst du auch deinen Backofen auf 50 °C stellen und einen Kochlöffel in der Backofentür einklemmen, damit die feuchte Luft entweichen kann.

Für dein selbstgemachtes Wildheidelbeer-Granola kannst du 80 g Buchweizen selber keimen oder gedörrten, gekeimten Buchweizen nutzen. Außerdem brauchst du noch Sonnenblumenkernsprossen, die du auch genauso wie den Buchweizen einfach in einem Nudelsieb in einer Schüssel ziehen kannst. Alternativ kannst du die bereits vorgekeimte Variante nehmen. Für Buchweizen sowie Sonnenblumenkerne ist jeweils das Trockengewicht angegeben.

Wenn du alle Sprossen für das Rezept bereit hast, bist du nun vorbereitet, um alle Zutaten zusammenzuführen. Die eingeweichten Datteln kannst du gemeinsam mit dem Zimt und den Sonnenblumenkernsprossen und der Hälfte (10 g) goldene Leinsamen in einem Mixer vermengen. Diesen Brei gibst du in eine Schüssel. Anschließend kommen in die Schüssel der gekeimte Buchweizen, die andere Hälfte goldene Leinsamen und die ganzen Wildheidelbeeren. Außerhalb der Saison kannst du auch tiefgefrorene Wildheidelbeeren nutzen. Du vermengst alles in deiner Schüssel zu einer gleichmäßigen Masse.

Diese Masse wird nun auf Paraflexbögen aufgestrichen und auf Blechen über Nacht in das Dörrgerät bei 42 °C oder in den Backofen bei 50 °C geschoben. Die Dörrzeit (12 bis 48 Stunden) unterscheidet sich, je nachdem wie knusprig und wie haltbar du es haben möchtest. Durch die niedrige Temperatur bleiben die potenzierten Vitamine, die durch den Keimprozess entstanden sind, gut erhalten.

Wenn die Masse deine gewünschte Konsistenz erreicht hat, kannst du die entstandenen Platten per Hand in kleine Stücke brechen.

Jetzt kannst du dein selbstgemachtes Granola mit einer pflanzlichen Milch und ein paar frischen Beeren essen.

ZUTATEN

80 g	Gekeimter Buchweizen 15 MIN 48 STD
36 g	Sonnenblumenkernsprossen 6 STD 24 STD
80 g	Wildheidelbeeren
20 g	Goldene Leinsamen
80 g	Datteln 6 STD
3 g	Ceylon Zimt

BESONDERHEITEN

Raw · Glutenfrei · Gekeimt

NÄHRWERTANGABEN

860 Kalorien
29 g Fett
118 g Kohlenhydrate
27 g Ballaststoffe
17 g Protein

GEKOCHTE
mit Spros

Hummus aus Kichererbs
Dal aus Belugalinsenspr
Dinkelsprossen-Pasta mi
Buchweizensprossen-Nu
Sprossen-Sushi aus geko

Rezepte
sen

nsprossen

sen

Hanf-Basilikum-Pesto

elsalat

ntem GABA-Reis

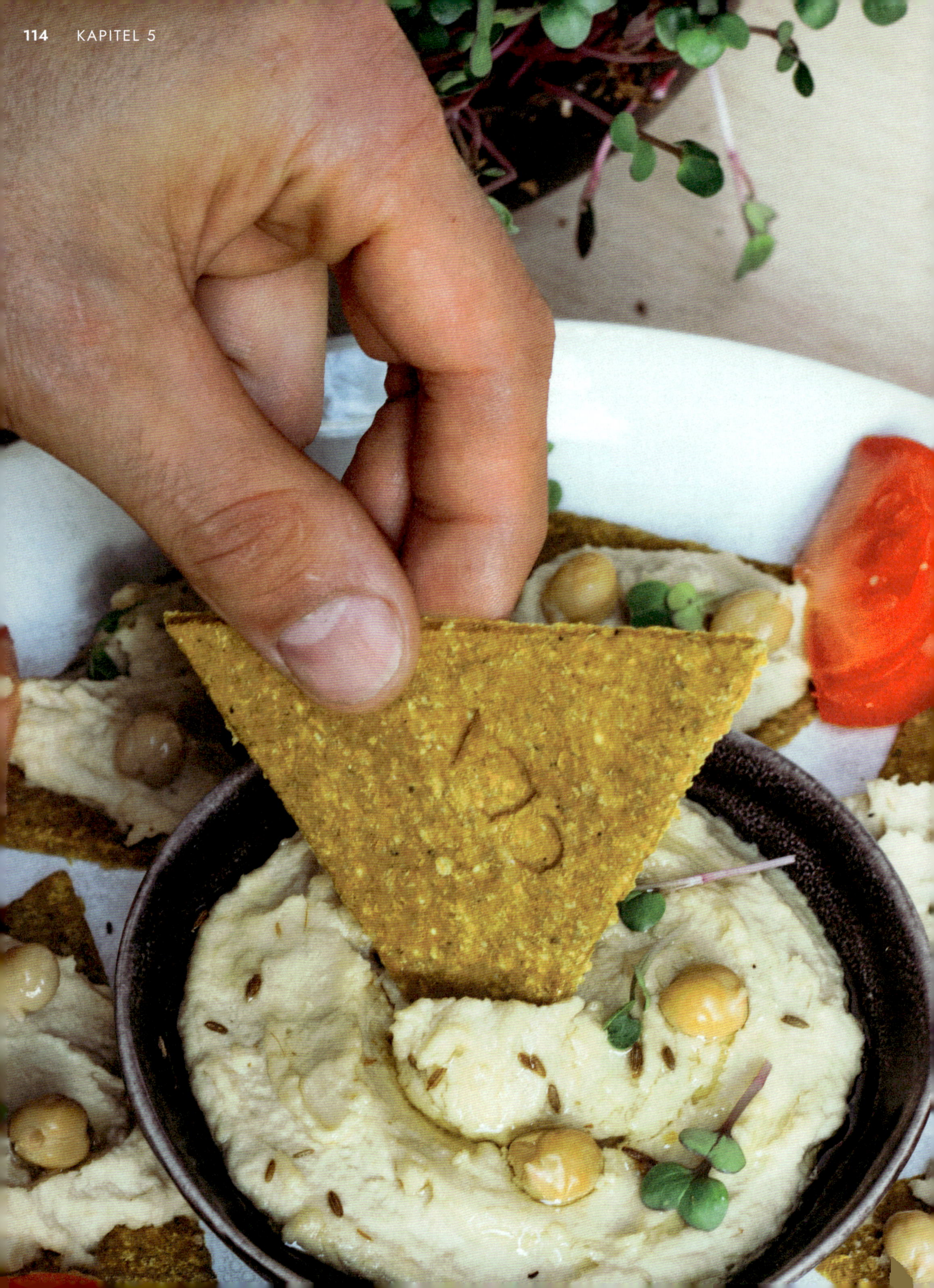

Hummus aus Kichererbsensprossen

922 KALORIEN · 60 MIN. ZUBEREITUNG · 6 PORTIONEN

Hummus gibt es in allen Varianten und Farben im Supermarkt – meist mit unangenehmen Zusatzstoffen oder Zuckerzusatz. Hausgemachtes Hummus ist daher immer die bessere Wahl, auch weil man zu Hause Kichererbsensprossen ziehen kann, was die Verträglichkeit der Kichererbse um einiges erhöht. Beim Keimprozess werden die blähenden Antinährstoffe abgebaut und die wertvollen Nährstoffe bereitgestellt.

Für deinen hausgemachten, gekeimten Hummus aus Kichererbsensprossen brauchst du trockene Kichererbsen, die du für 24 Stunden in einer Schüssel einweichst. Nach dem Einweichen kannst du die Kichererbsen einfach in ein Nudelsieb schütten. Dann kannst du die Kichererbsen einfach im Sieb in die Schüssel stellen, damit das Wasser weiterhin abtropfen kann. Morgens und abends müssten deine Kichererbsensprossen gespült werden. Nach maximal 2 Tage kann man einen deutlichen Keimfortsatz erkennen. Du kannst nun die Kichererbsensprossen ein letztes Mal spülen und danach in einem Druckkochtopf für 30 Minuten oder in einem gewöhnlichen Kochtopf für 60 Minuten kochen. Du erkennst, dass sie gar sind, wenn sie sich mit einer Gabel leicht zerquetschen lassen können.

Jetzt hast du alles bereit, um deinen Hummus herzustellen. Du kannst das im Standmixer oder mit dem Pürierstab machen. Alle Zutaten zu einem glatten Mus mixen und abschmecken. Gegebenenfalls noch Salz zugeben oder je nach Konsistenzwunsch Wasser hinzufügen und erneut mixen. Fertig ist dein gekeimter Hummus.

ZUTATEN

200 g	Kichererbsensprossen 24 STD 48 STD
20 ml	Leinöl
80 ml	Wasser
60 g	Tahin
10 g	Kreuzkümmel
3	Knoblauchzehen
1	Saft aus einer Zitrone
7 g	Ursalz

BESONDERHEITEN

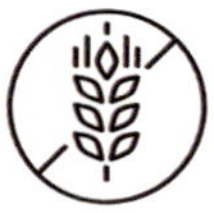

Glutenfrei

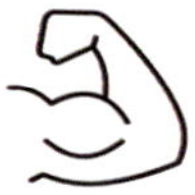

Eiweißreich

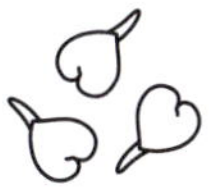

Gekeimt

NÄHRWERTANGABEN

922 Kalorien
63 g Fett
47 g Kohlenhydrate
19 g Ballaststoffe
25 g Protein

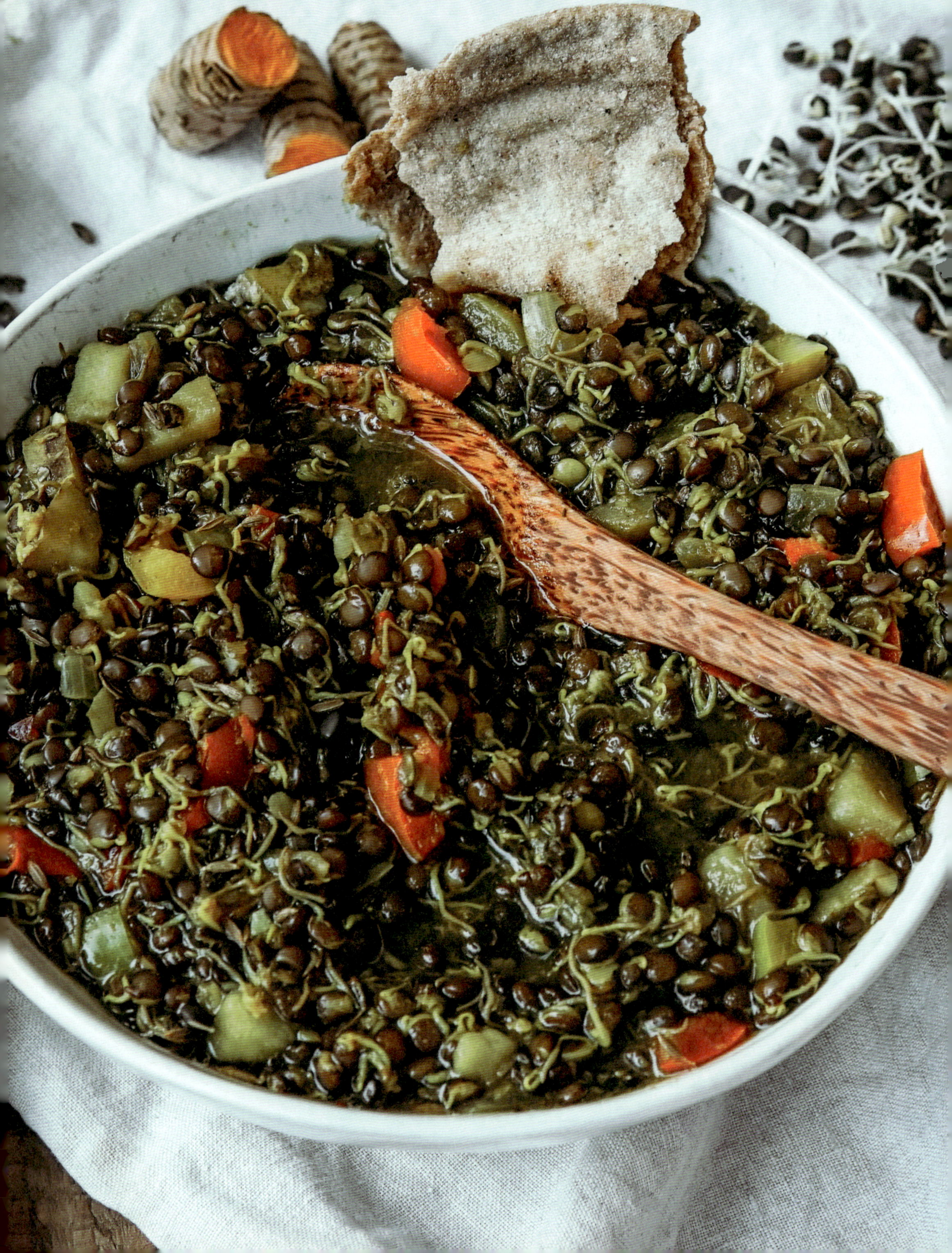

Dal aus Belugalinsensprossen

722 KALORIEN · 30 MIN. ZUBEREITUNG · 3 PORTIONEN

Dal ist ein Gericht der indischen Küche, das vorwiegend aus Hülsenfrüchten besteht. Üblicherweise wird ein Dal lange gekocht, sodass er eine breiartige Konsistenz hat. Aus den Reisen durch Indien und Nepal war uns der Dal aus roten Linsen bekannt. Als wir in Deutschland Dal gekocht haben, kamen wir auf die Idee, aus gekeimten Belugalinsensprossen eine histaminarme Version des Dals zu erschaffen, die jeder gut verträgt und nährstoffreich ist.

Für deinen gekeimten Dal brauchst du Belugalinsensprossen. Dafür kannst du die Belugalinsen für 12 Stunden in Wasser einweichen und danach in einem Nudelsieb abgießen und für 2 weitere Tage keimen lassen, bis du die weißen Schwänzchen an der Linse deutlich erkennen kannst. Morgens und abends spülen ist wichtig für den sauberen Keimprozess.

Nach 2 Tagen kannst du nun mit deinen gekeimten Belugalinsensprossen einen köstlichen Dal kochen. Um zu starten, spülst du deine Belugalinsensprossen ein letztes Mal vor dem Kochen und dann kochst du sie gemeinsam mit den Kartoffeln, dem Kurkuma, dem Ingwer, der Zwiebel und dem Salz für ca. 25 Minuten.
Erst dann, wenn deine Linsen und die Kartoffeln weich sind, fügst du für die letzten 5 Minuten auf niedriger Kochstufe die restlichen Gewürze hinzu. Nun können die rote Paprika und die Knoblauchzehen hinzugefügt werden. Nun noch etwas köcheln lassen und fertig!

ZUTATEN

300 g	Belugalinsensprossen 12 STD 48 STD
100 g	Kartoffeln
1	Zwiebel
10 g	frischer Kurkuma
10 g	frischer Ingwer
½	Rote Paprika
1	Knoblauchzehe
10 g	Kreuzkümmel
8 g	Ursalz
1	Prise Pfeffer

BESONDERHEITEN

Glutenfrei

Eiweißreich

Gekeimt

NÄHRWERTANGABEN

722 Kalorien
3 g Fett
99 g Kohlenhydrate
36 g Ballaststoffe
47 g Protein

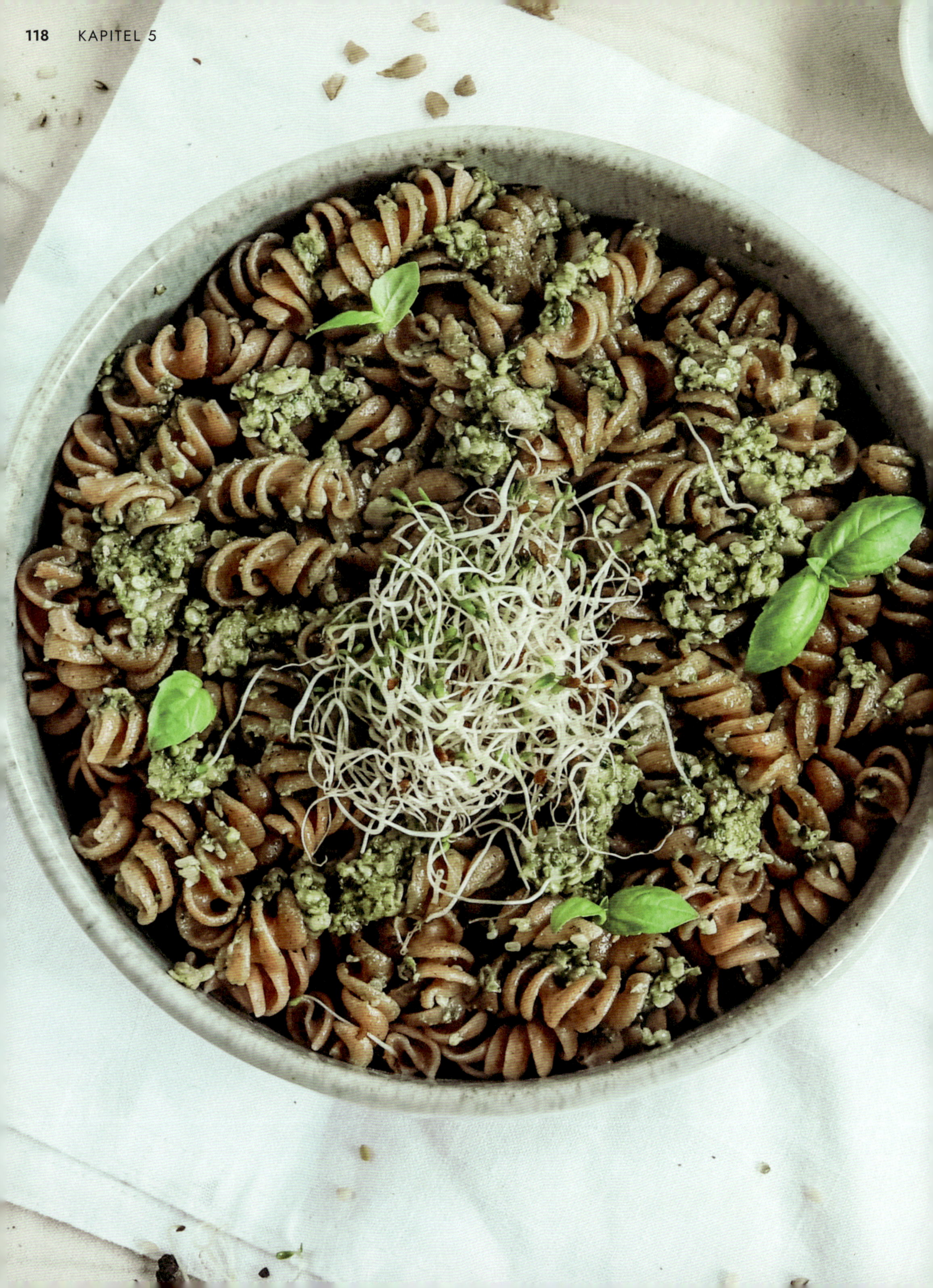

Dinkelsprossen-Pasta mit Hanf-Basilikum-Pesto

811 KALORIEN · 15 MIN. ZUBEREITUNG · 4 PORTIONEN

Pesto ist die perfekte Ergänzung zu Pasta. Mit unserem Hanf-Basilikum-Pesto hast du sogar eine gekeimte Alternative zu den fertigen Pestos aus dem Supermarkt.

Zunächst püriere die 20 g eingeweichten Sonnenblumenkerne mit dem Saft einer halben Zitrone. Dann gib den frischen Bund Basilikum, die 40 ml Leinöl, 40 ml Olivenöl sowie die Knoblauchzehe hinzu und mixe das Ganze zu einem cremigen Pesto.
Anschließend füge noch die 40 g geschälten Hanfsamen, die 20 g getrockneten Sonnenblumenkernsprossen und die 15 g Hefeflocken hinzu. Je nach gewünschter Konsistenz püriere das Ganze entweder ganz kurz oder länger für ein cremiges Pesto. Am Ende schmecke das Pesto noch mit etwas Salz ab. Wenn dir das Pesto noch nicht cremig genug ist, dann kannst du noch etwas mehr Leinöl oder Olivenöl hinzufügen.

In der Zwischenzeit kannst du die Dinkelsprossen-Pasta in nur 3 Minuten al dente kochen.

Anschließend servierst du die Pasta und das Pesto zusammen. Garniere nach Belieben die Pasta noch mit Radieschensprossen, Hefeflocken und Basilikum.

ZUTATEN

300 g	Dinkelsprossen-Pasta

PESTO

1	Bund frischer Basilikum
30 g	Geschälte Hanfsamen
20 g	Sonnenblumenkernsprossen 8 STD 24 STD
20 g	Getrocknete Sonnenblumenkernsprossen
40 ml	Leinöl
15 g	Hefeflocken
1	Knoblauchzehe
1	Saft aus einer Zitrone
3 g	Salz

BESONDERHEITEN

Raw Pesto

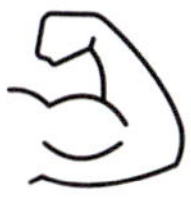
Eiweißreich

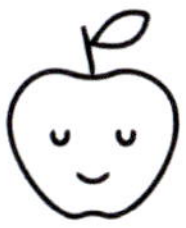
Histaminarm

NÄHRWERTANGABEN

811 Kalorien
76 g Fett
7 g Kohlenhydrate
5 g Ballaststoffe
26 g Protein

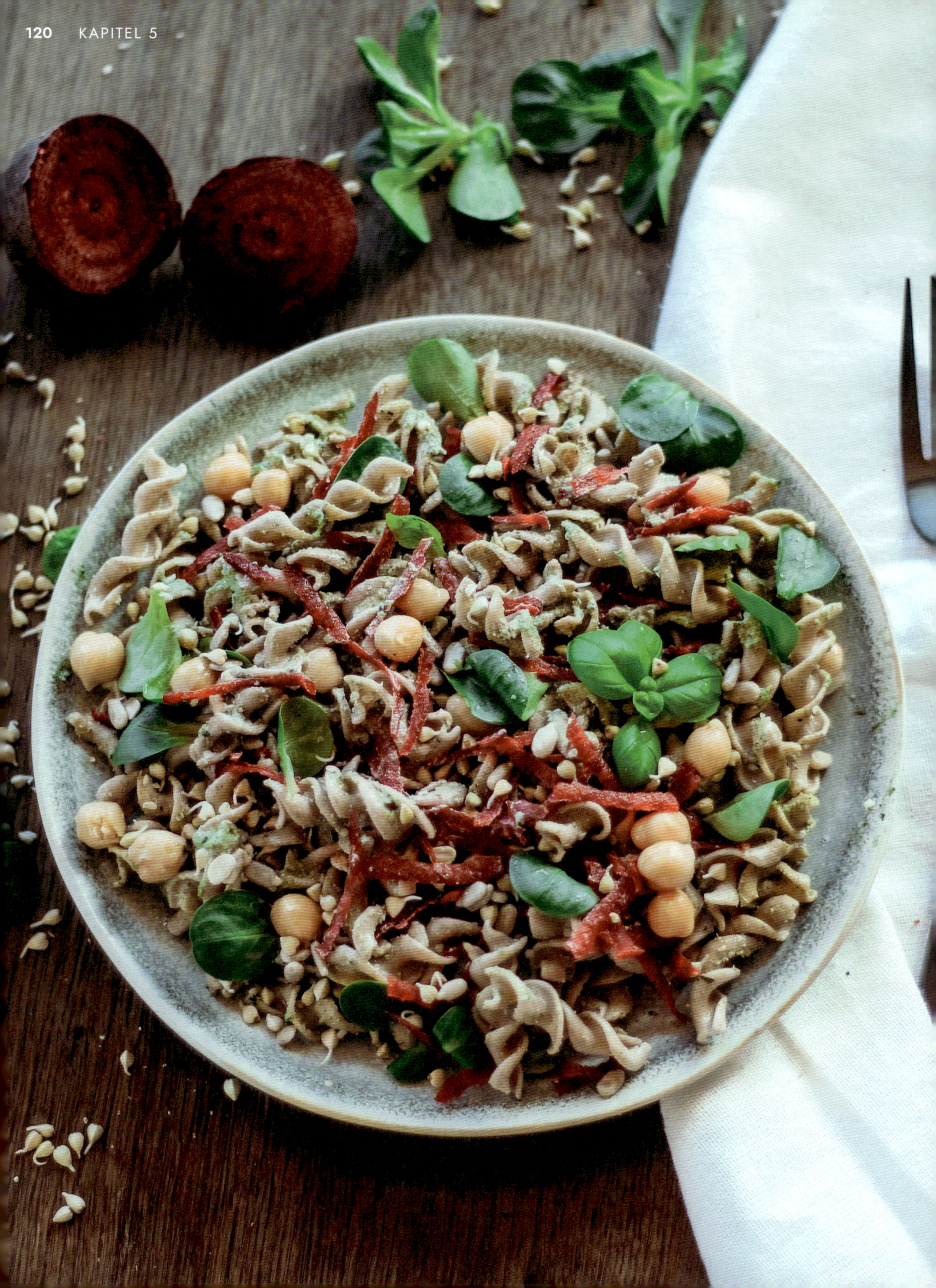

Buchweizensprossen-Nudelsalat

1055 KALORIEN · 40 MIN. ZUBEREITUNG · 3 PORTIONEN

Ein frischer glutenfreier Nudelsalat mit Buchweizensprossen-Pasta, gekeimten Kichererbsen, roter Beete und Feldsalat getoppt mit Sonnenblumenkernsprossen. So frisch, lecker und nährstoffreich kann ein Nudelsalat sein.

Als Erstes bereite die Kichererbsen vor. Dazu weiche die Kichererbsen für einen Tag in Wasser ein. Du kannst sie 48 Stunden lang keimen lassen. Anschließend koche sie vorzugsweise in einem Schnellkochtopf für 30 Minuten. In einem gewöhnlichen Topf brauchen Sie eher 60 Minuten. Du weißt, dass sie gar sind, wenn sie sich mit einer Gabel zerquetschen lassen.

Die Buchweizensprossen-Pasta kochst du in nur 3 Minuten und spülst sie anschließend im Nudelsieb mit heißem Wasser, damit sie nicht zusammenkleben. In der Zwischenzeit bereitest du das Dressing aus 30 ml Essig jeweils 20 ml Leinöl und 20 ml Olivenöl zu.

Die rote Beete kannst du entweder kurz dämpfen und dann in kleine Stücke schneiden oder im rohen Zustand raspeln und dann kochen. Anschließend füge das Dressing, den Feldsalat, die rote Beete und die gekeimten Kichererbsen zu der Buchweizensprossen-Pasta hinzu und verrühre das Ganze.

ZUTATEN

250 g	Buchweizensprossen-Pasta
200 g	Kichererbsensprossen 24 STD 48 STD
250 g	Feldsalat
100 g	Rote Beete

DRESSING

30 ml	Kräuteressig
20 ml	Leinöl
20 ml	Olivenöl
14 g	Salz
1	Prise Pfeffer

TOPPING

2 EL	Sonnenblumenkernsprossen 8 STD 48 STD

BESONDERHEITEN

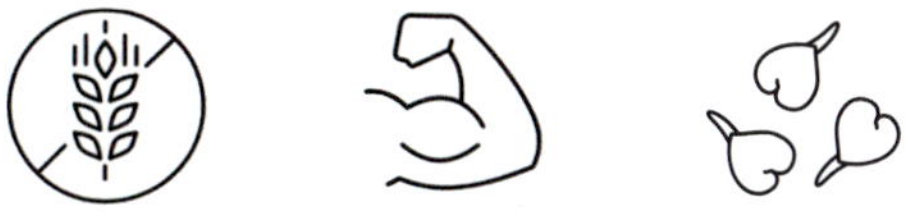

Glutenfrei Eiweißreich Gekeimt

NÄHRWERTANGABEN

1055 Kalorien
29 g Fett
141 g Kohlenhydrate
25 g Ballaststoffe
40 g Protein

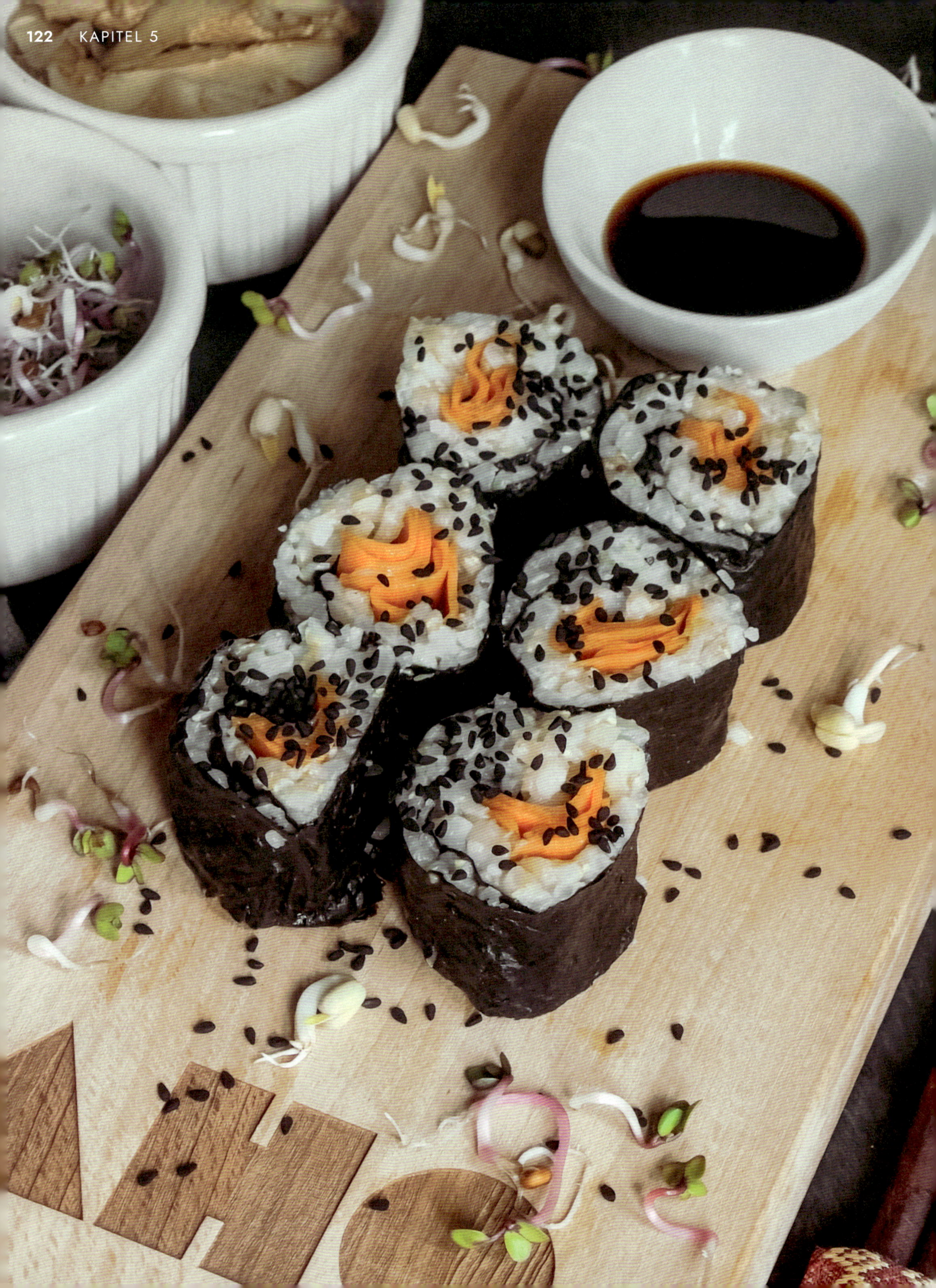

Sprossen-Sushi aus gekeimtem GABA-Reis

1114 KALORIEN · 60 MIN. ZUBEREITUNG · 4 PORTIONEN

Zuerst bereitest du den Sushireis zu. Dafür bringst du erstmal 900 ml Wasser zum Kochen und gibst dann 300 g AHO Sprossenreis, 1 EL Reisessig und 1 TL Steinsalz hinzu. Dann lässt du den Sprossenreis 40 - 45 Minuten auf niedriger Stufe quellen.
Achte darauf, dass der Deckel die ganze Zeit geschlossen bleibt, sodass der Reis im eigenen Dampf gegart wird. Du kannst natürlich auch alternativ einen digitalen Reiskocher verwenden.
Wenn der Reis fertig ist, kannst du deutlich erkennen, wie das Wasser verdunstet ist und der Reis perfekt geöffnet und weich ist. Nun beginnt der spannende Teil, um aus gekochtem AHO Sprossenreis echten klebrigen Sushireis zu machen. Dafür brauchst du erneut 1 EL Reisessig und der Geheimtrick für mehr Klebefähigkeit ist 1 EL Reissirup. Nun alles gut durchrühren, bis du das Gefühl hast, dass der Sirup gut verteilt ist. Nun den Reis abkühlen lassen. In der Zwischenzeit kannst du das Gemüse klein schneiden. Bei der Auswahl der Füllung sind deiner Kreativität keine Grenzen gesetzt. Du kannst Karotten, Gurke, Avocado, Paprika oder frischen Koriander verwenden.

Jetzt kannst du ungefähr 2 - 3 EL Sushireis auf das Noriblatt, mit der matten Seite nach oben, geben. Verstreiche gleichmäßig den Reis und lasse dabei oben ungefähr 2 cm Rand frei. Befülle nun die Mitte mit Belag deiner Wahl und rolle das Ganze anschließend mit etwas Druck zusammen. Das Ende kannst du mit etwas Wasser befeuchten und zusammendrücken. Anschließend schneidest du die Sushirolle in mehrere Stücke. Du kannst das Messer etwas befeuchten, um die Rolle besser schneiden zu können.
Du kannst dazu noch eingelegten Ingwer, Sojasauce, Sesamkörner und ein paar frische Sprossen reichen.

ZUTATEN

300 g	Gekeimter GABA-Reis 12 STD 48 STD
2 EL	Reisessig
1 EL	Reissirup
4	Noriblätter
1 TL	Salz

Gemüse je nach Belieben, z.B. marinierte Karotten

BEILAGEN

4 EL	Sojasauce
20 g	Eingelegter Ingwer
50 g	Radieschensprossen
1 EL	Schwarzer Sesam

BESONDERHEITEN

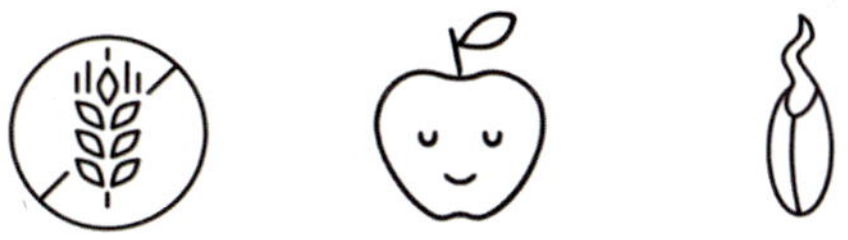

Glutenfrei Histaminarm Gekeimt

NÄHRWERTANGABEN

1114 Kalorien
14 g Fett
216 g Kohlenhydrate
17 g Ballaststoffe
29 g Protein

GEBACKENE
mit Spros

Knusprige Brötchen aus

Dinkelbrot aus Sprosser

Tortillas aus Sprossen m

Bananen-Schoko-Crêpes

Indisches Chapati aus S

Rezepte
sen

prossenmehl

ehl

Chili sin Carne

us Dinkelsprossen

ossenmehl

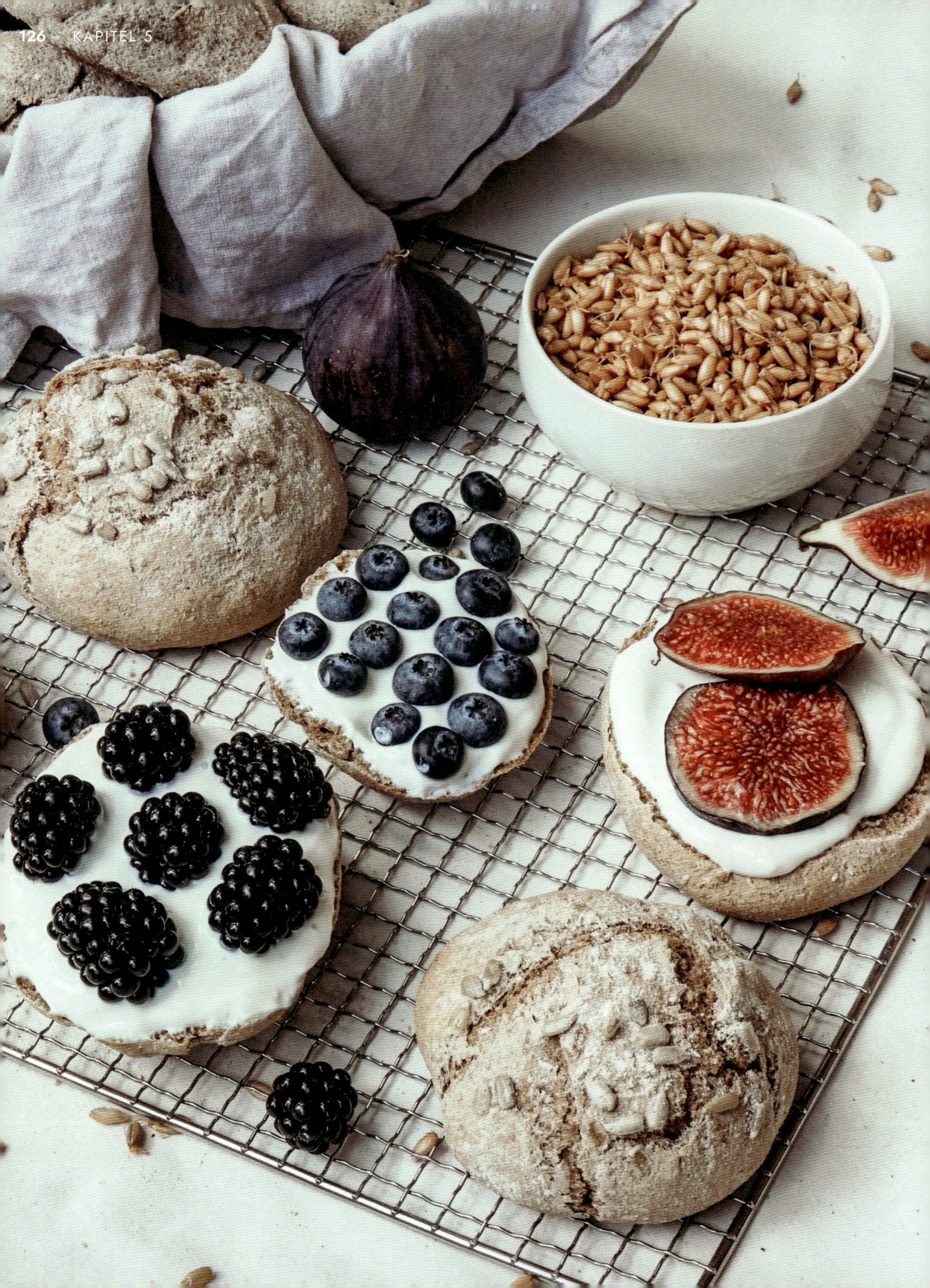

Knusprige Brötchen aus Sprossenmehl

636 KALORIEN · 30 MIN. ZUBEREITUNG · 2 PORTIONEN

Frische Brötchen aus Urdinkelsprossen selber gemacht – klingt perfekt, oder?

Für die Brötchen mischst du die 300 g Sprossenmehl mit 15 g Weinstein-Backpulver, 1 TL Salz und 170 ml Wasser. Dann knetest du den Teig. Je gründlicher du knetest, desto besser wird die Konsistenz am Ende.

Den fertigen Teig kannst du portionieren und zu Bällchen formen. Wenn du die Brötchen von oben mit einem Messer einritzt, kannst du schöne Muster in deine Brötchen zaubern. Anschließend legst du die Brötchen auf ein Backblech und backe sie für 10 - 15 Minuten bei 180 °C Umluft in den Ofen.

Wenn die Brötchen goldbraun gebacken sind, nimm sie sofort heraus und lass sie etwas abkühlen. Nach kurzer Abkühlzeit können die Brötchen serviert werden.

ZUTATEN

300 g	Urdinkelsprossenmehl 8 STD 48 STD
170 ml	Wasser
9 g	Weinstein-Backpulver
5 g	Salz

BESONDERHEITEN

Histaminarm
Eiweißreich
Gekeimt

NÄHRWERTANGABEN

636 Kalorien
5 g Fett
165 g Kohlenhydrate
62 g Ballaststoffe
33 g Protein

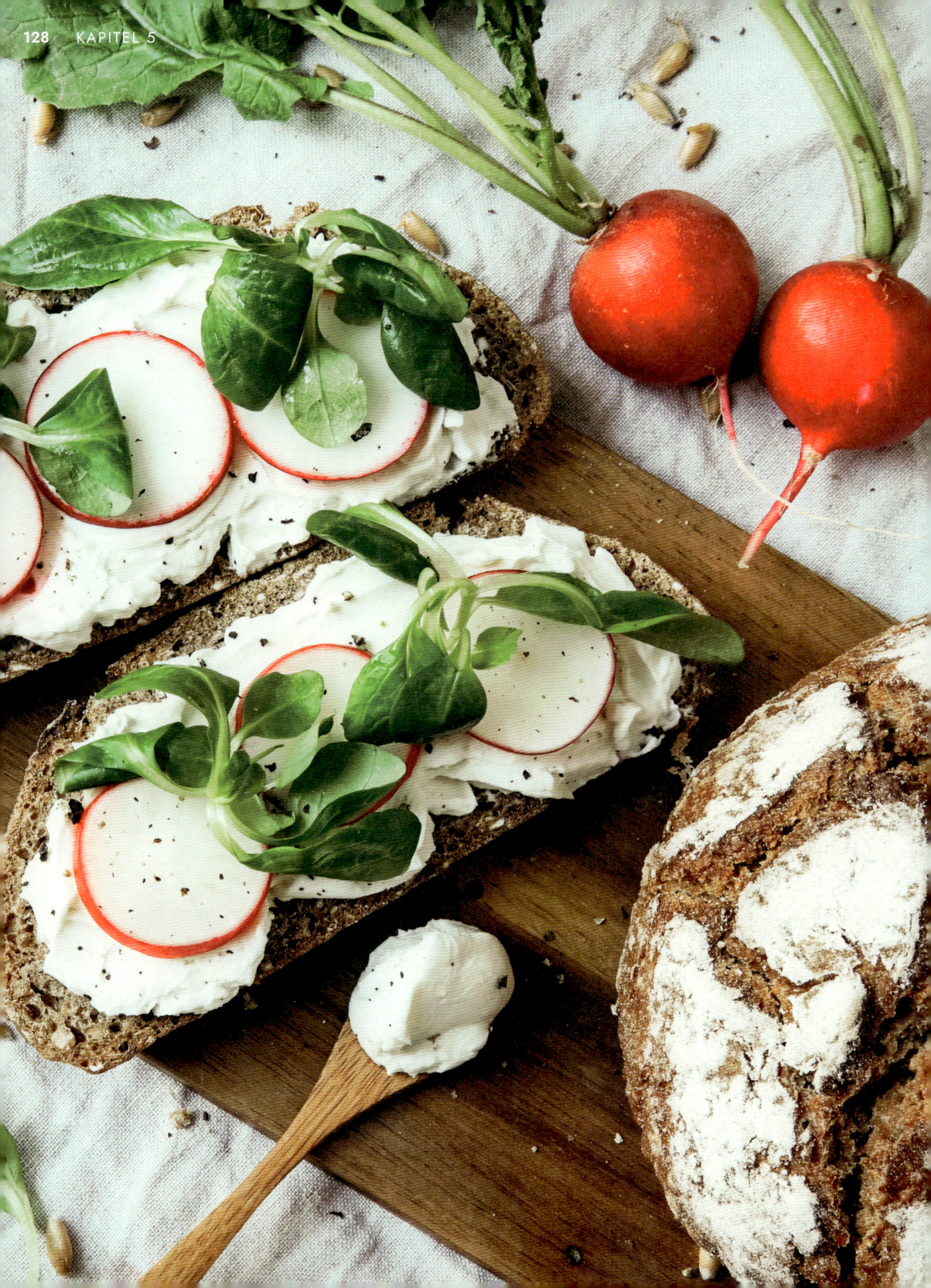

Dinkelbrot aus Sprossenmehl

1060 KALORIEN · 30 MIN. ZUBEREITUNG · 4 PORTIONEN

Dieses Dinkelbrot aus Sprossenmehl funktioniert ähnlich wie das Brötchen-Rezept. Du kannst das Dinkelbrot mit Weinstein-Backpulver oder alternativ mit Hefe backen.

Für das Brot mischst du die 500 g Sprossenmehl mit 15 g Weinstein-Backpulver, 1 TL Salz und 280 ml Wasser. Dann knetest du den Teig. Je gründlicher du knetest, desto besser wird die Konsistenz am Ende.

Den fertigen Teig kannst du zu einem Brotlaib formen. Wenn du dein Dinkelbrot von oben mit einem Messer einritzt, kannst du schöne Muster in den Brotlaib zaubern. Du kannst dein Brot von oben mit etwas Mehl bestäuben, damit es rustikaler aussieht. Anschließend legst du das Brot auf ein Backblech und backe es für 30 Minuten bei 180 °C Umluft in den Ofen.

Wenn das Brot goldbraun gebacken ist, nimm es sofort heraus und lass es etwas abkühlen. Nach kurzer Abkühlzeit kann das Brot serviert werden.

ZUTATEN

500 g	Urdinkelsprossenmehl 8 STD 48 STD
280 ml	Wasser
15 g	Weinstein-Backpulver
8 g	Salz

ALTERNATIVE MIT HEFE

500 g	Urdinkelsprossenmehl
½	Hefewürfel
150 ml	lauwarmes Wasser
150 ml	pflanzliche Milchalternative
8 g	Salz
1 Std.	Teig abgedeckt gehen lassen

BESONDERHEITEN

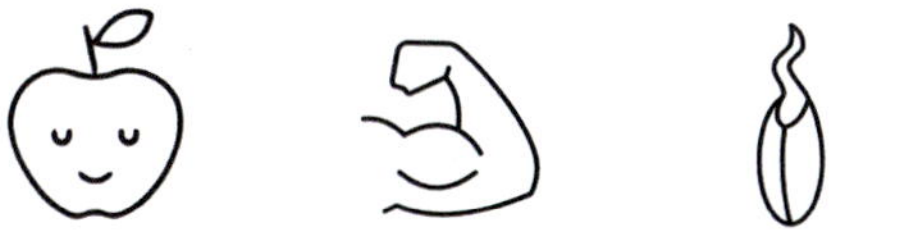

Histaminarm Eiweißreich Gekeimt

NÄHRWERTANGABEN

1060 Kalorien
9 g Fett
275 g Kohlenhydrate
104 g Ballaststoffe
55 g Protein

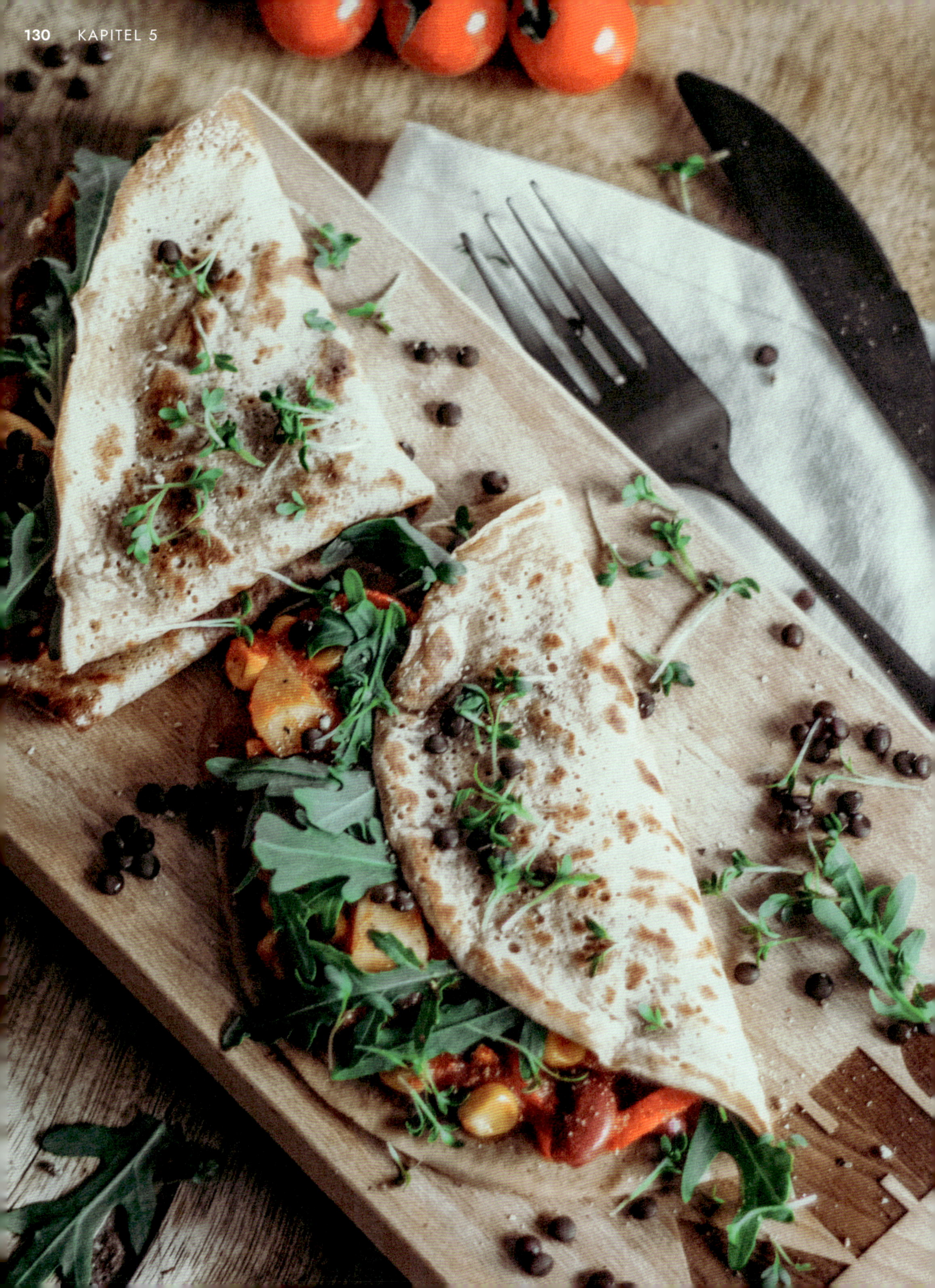

Tortillas aus Sprossen mit Chili sin Carne

1130 KALORIEN · 60 MIN. ZUBEREITUNG · 3 PORTIONEN

Als Vorbereitung für das Chili kannst du die Kidneybohnen und die Belugalinsen in separaten Schüsseln in Wasser einweichen. Die großen Kidneybohnen benötigen eine längere Einweichzeit als die kleinen Belugalinsen. Nach der angegebenen Einweichzeit die Hülsenfrüchte in ein Nudelsieb abschütten und für 48 Stunden keimen lassen. Morgens und abends werden die Bohnen- und Linsensprossen gespült. Die gekeimten Kidneybohnen sollten separat in einem Druckkochtopf für 30 Minuten oder in einem Kochtopf für 60 Minuten gekocht werden. Kidneybohnen benötigen eine längere Kochzeit als Belugalinsen.

Zuerst kannst du die getrockneten Tomaten für eine Stunde einweichen, sodass sie mit Wasser bedeckt sind. Anschließend kannst du sie zusammen mit dem Wasser zu einem Tomatenpüree pürieren. Wenn deine getrockneten Tomaten zu salzig sind, schütte das Einweichwasser ab und püriere sie mit frischem Wasser.
Die Zwiebel und die Knoblauchzehe fein hacken und in einer Pfanne andünsten. Die Belugalinsen hinzufügen und kurz andünsten. Anschließend die frischen Tomaten und die Karotte kleinschneiden und hinzugeben. Nun das Tomatenpüree mit in die Pfanne geben. Mit 200 ml Wasser ablöschen und bei geringer Hitze köcheln lassen. Gegen Ende die Paprika in Würfel schneiden und unter das Chili rühren. Das Chili mit Rosmarin, Chili, Cayennepfeffer, Paprikapulver, Kurkuma sowie Salz und Pfeffer abschmecken.

Für die Tortillas gib 250 g Urdinkelsprossenmehl, 350 ml Wasser und eine Prise Salz in einen Mixer und püriere das Ganze zu einem cremigen Teig. Den Teig in die bereits erhitzte Pfanne geben. Nach etwa 2 Minuten den Tortilla wenden und erneut für 2 Minuten garen lassen.

Nun füllst du die Tortillas mit dem Chili. Für noch etwas mehr Frische garniere die Tortillas mit Rucola und Kresse.

TORTILLAS FÜR 2 – 3 PERSONEN

250 g	Urdinkelsprossenmehl 8 STD 48 STD
350 ml	lauwarmes Wasser
5 g	Salz

CHILI SIN CARNE

50 g	Kidneybohnen 24 STD 48 STD
50 g	Belugalinsen 12 STD 48 STD
6	frische Tomaten
25 g	getrocknete Tomaten 1 STD
200 ml	Wasser
1	Zwiebel
1	Knoblauchzehe
1	Paprika
1	Karotte
1	frische Chili

Würzen je nach Belieben mit:
Paprikapulver, Oregano, Rosmarin, Kreuzkümmel Chili, Cayennepfeffer, Salz und Pfeffer

BESONDERHEITEN

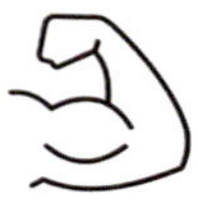
Eiweißreich

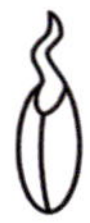
Gekeimt

NÄHRWERTANGABEN

1130 Kalorien
10 g Fett
264 g Kohlenhydrate
92 g Ballaststoffe
65 g Protein

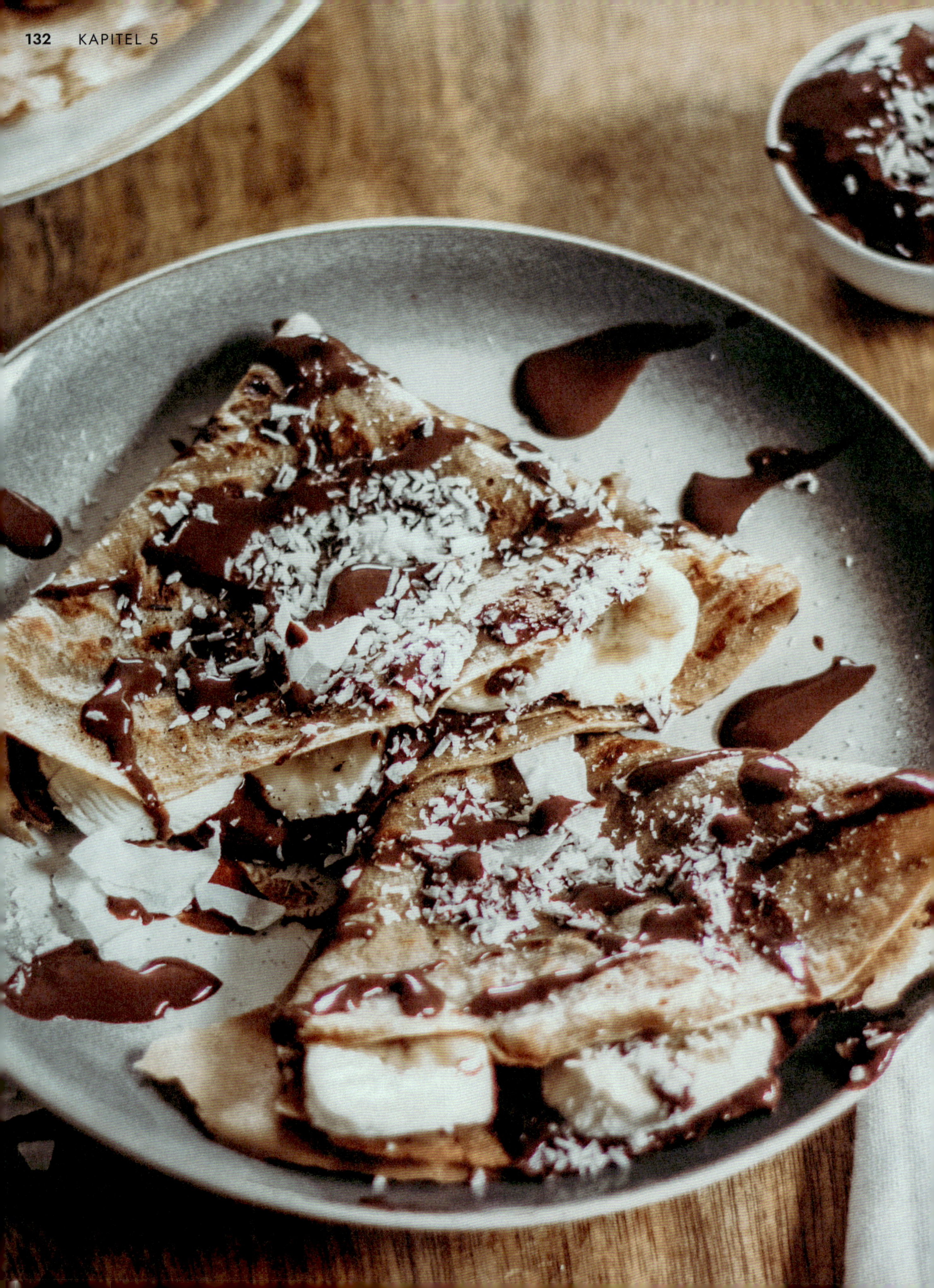

Bananen-Schoko-Crêpes aus Dinkelsprossen

1143 KALORIEN · 20 MIN. ZUBEREITUNG · 3 PORTIONEN

Die 250 g Urdinkelsprossenmehl, 350 ml Haferdrink und das Salz zusammen in einen Mixer geben und zu einem cremigen Teig kneten. Den Teig etwas stehen lassen. Anschließend die Pfanne erhitzen und einen Teil des Teiges hineingeben und am besten mit einem Crêpe Holzstreicher gleichmäßig glatt streichen. Den Teig kurz anbraten. Den Teig wenden und noch kurz die andere Seite erwärmen.

Die Datteln mit lauwarmem Wasser bedecken und kurz einweichen lassen. Anschließend die Datteln mit dem Wasser zu einer Creme pürieren. Für die Schokocreme gibst du die geschälten Hanfsamen, die eingeweichten Sonnenblumenkernsprossen, das Kakaopulver und die Dattelcreme in den Mixer.

Die Crêpes mit der Hanf-Kakao-Creme bestreichen und mit Bananen oder Beeren toppen.

CRÊPES FÜR 2 – 3 PERSONEN

250 g	Urdinkelsprossenmehl 8 STD 48 STD
350 ml	Haferdrink
5 g	Salz

HANF-KAKAO-CREME

30 g	geschälte Hanfsamen
30 g	Sonnenblumenkernsprossen 8 STD 48 STD
10 g	Kakaopulver
6	Datteln
1	Prise Salz

FÜLLUNG

100 g	Bananen oder Beeren
2 EL	Kokosraspeln

BESONDERHEITEN

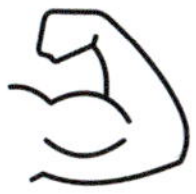

Eiweißreich

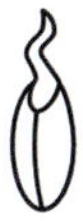

Gekeimt

NÄHRWERTANGABEN

1143 Kalorien
38 g Fett
208 g Kohlenhydrate
64 g Ballaststoffe
48 g Protein

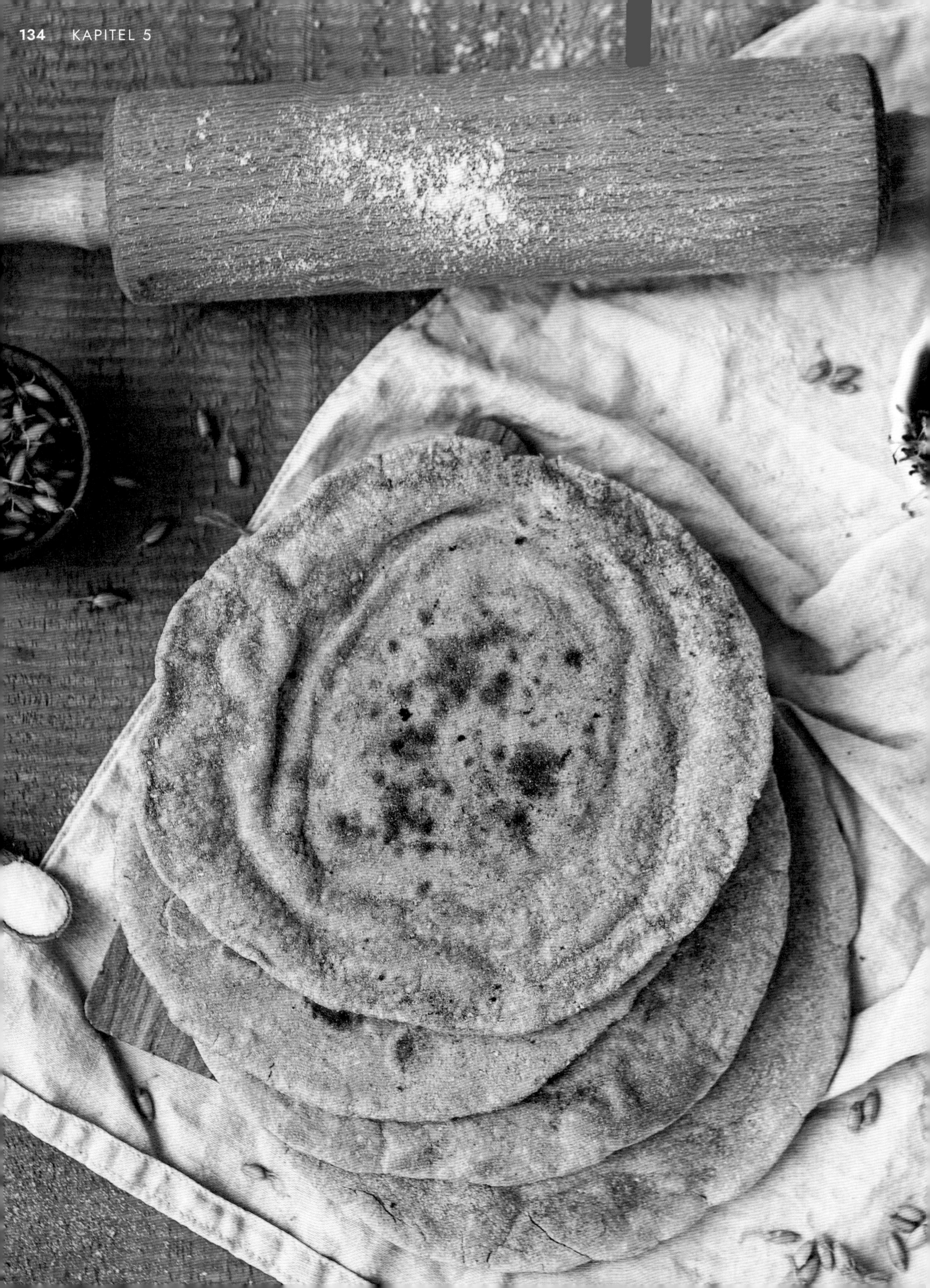

Indisches Chapati aus Sprossenmehl

675 KALORIEN · 30 MIN. ZUBEREITUNG · 3 PORTIONEN

Diese Chapatis aus gekeimtem Urdinkelmehl sind schnell in der Pfanne gemacht und eine leckere Alternative zu gebackenen Brötchen. Das abgewogene Sprossenmehl und das Salz in eine Schüssel geben und etwas mischen. Nun das Wasser hinzugeben und ordentlich kneten, bis ein glatter Teig entsteht. Je nach Wunschgröße der Chapatis eine Kugel Teig von der Schüssel auf eine gemehlte Oberfläche legen und mit dem Nudelholz zu einem etwa 15 - 20 cm großen runden Flachbrot ausrollen. Du kannst nun eine Pfanne auf hoher Stufe vorheizen.

In Indien wird der Chapati meist auf einer flachen Pfanne mit Gasflamme gegart oder direkt auf heißer Glut. Die Garzeit ist sehr kurz. Pro Seite lassen die Inder den Chapati nur höchstens 1 Minute garen, in welcher er sich jedoch von innen mit heißer Luft aufbläht und so dort nochmal zusätzlich gart. Damit das gelingt, wird dein Chapati-Rohling nun in die heiße Pfanne gelegt und dann vorsichtig mit den Fingern einmal drehend an der Außenkante verschlossen. So entsteht in der kurzen Zeit in der Pfanne heißer Dampf im Inneren des Chapatis und er bläht sich auf zu einer Kugel.

Nach einer Minute kannst du den Chapati dann auf die andere Seite wenden. Wir wollen nicht, dass er schwarz wird, sondern leichte braune Flecken auf der gegarten Seite bekommt. Je nach Belieben kannst du auch die Garzeit erhöhen, falls du es noch knuspriger magst. Am besten du reichst einen würzigen Dal aus Belugalinsensprossen zu deinen Sprossen-Chapatis.

ZUTATEN

300 g	Urdinkelsprossenmehl 8 STD 48 STD
150 ml	Wasser
5 g	Salz

BESONDERHEITEN

Histaminarm   Eiweißreich   Gekeimt

NÄHRWERTANGABEN

675 Kalorien
10 g Fett
190 g Kohlenhydrate
30 g Ballaststoffe
40 g Protein

KAPITEL 6

Verjüngung

und *FASTEN*

KAPITEL 6

Verjüngung und Fasten

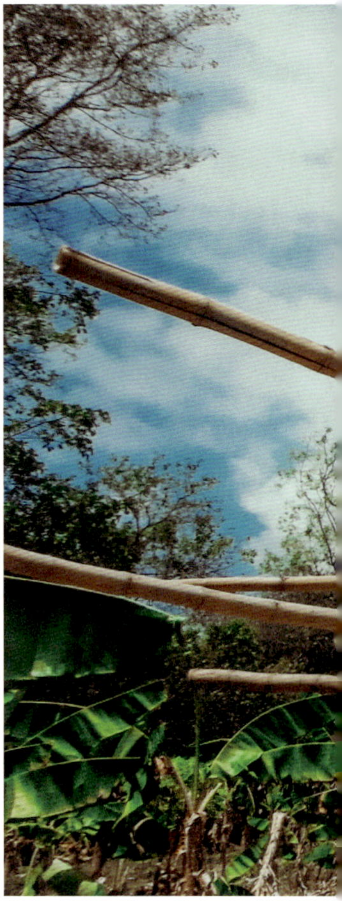

Manche Menschen wiegen mehr, manche wiegen weniger. Durch natürliche Ernährung stellt sich dein individuelles Normalgewicht ein. Jeder ist unterschiedlich und das ist auch gut so. Mir geht es nicht um ein besonderes Körperbild, sondern um gesunde Nahrung für deinen Körper und Geist. Zugegeben: Beim Fasten sieht so mancher temporär etwas dürr aus. Das sind aber nur Momentaufnahmen. Der langfristige Effekt von kurzfristigem Nahrungsverzicht hat präventive Vorteile, die im folgenden Kapitel aufgezeigt werden sollen.

Alle vorab aufgeführten Rezepte können als Grundlage für eine wirklich nährstoffreiche Ernährung dienen. Ich habe alles zusammengetragen, was praktisch ist und sich wirklich im Alltag umsetzen lässt. Viele Erfahrungen, Rezepte und Methoden der Zubereitung habe ich auf meinen Reisen kennengelernt und zurück in Deutschland perfektioniert. Gleichzeitig wurde ich während meiner Reisen jedoch nicht nur mit verschiedenen Esskulturen konfrontiert, sondern auch mit dem Nicht-Essen.

Auf der Vulkaninsel in Nicaragua lebte ich mit Menschen zusammen, die jahrzehntelange Erfahrung mit verschiedensten Fastenstilen hatten. Die einzige Fastenerfahrung, die ich bis dato hatte, war das siebentägige Wasserfasten, welches ich Jahre vorher als angehender Sportstudent einmal ausprobiert hatte. Für die indigene Gruppe in Nicaragua war Fasten aber nichts Punktuelles, sondern eher eine Regelmäßigkeit, die zum alltäglichen Leben gehörte. Alle drei Monate gab es, zum Wechsel der Jahreszeiten, festgelegte Fastentage. Das Fasten umfasste hier jedoch viel mehr als nur den Verzicht auf feste Nahrung. In der Weltsicht der indigenen Völker ernähren wir uns nämlich nicht nur von Lebensmitteln, sondern von allen vier Elementen: Feuer, Erde, Wasser, Luft. Das Feuer steht hauptsächlich für das Licht und hat den größten Repräsentant in der Sonne. Erde steht für unsere Nahrung, Wasser für Fortbewegung und Trinken. Die Luft steht für Kommunikation, Musik und Atmung. Beim Fasten der vier Elemente gibt es unzählige Wege. Das wichtigste Element war aber immer das bewusste Reflektieren über die letzten drei Monate innerhalb der Gruppe.

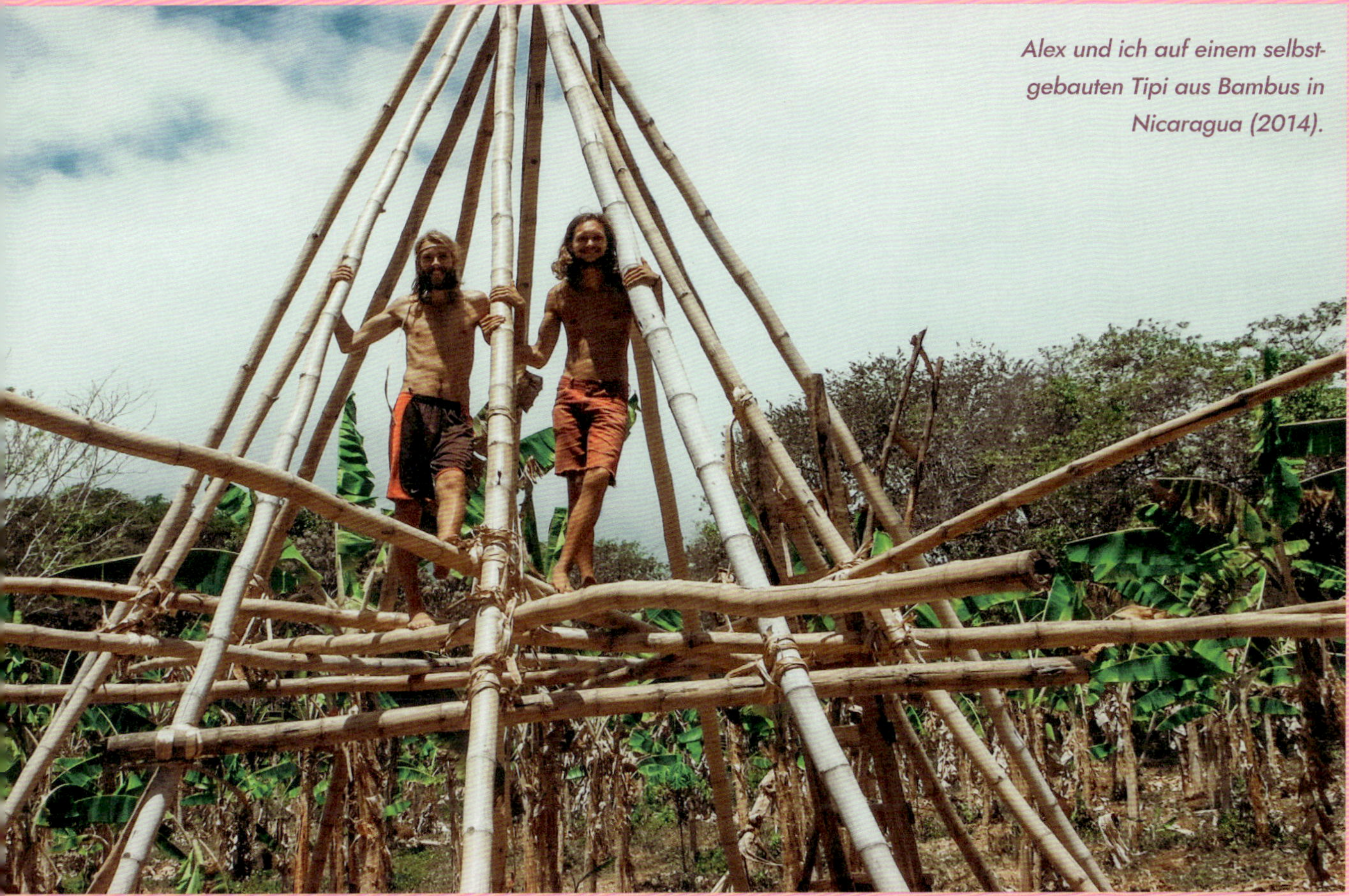

Alex und ich auf einem selbstgebauten Tipi aus Bambus in Nicaragua (2014).

In der Trockenzeit in den Tropen bei ca. 35 °C führten wir im palmenbedeckten Tipi in der Natur unser siebentägiges Trockenfasten durch.

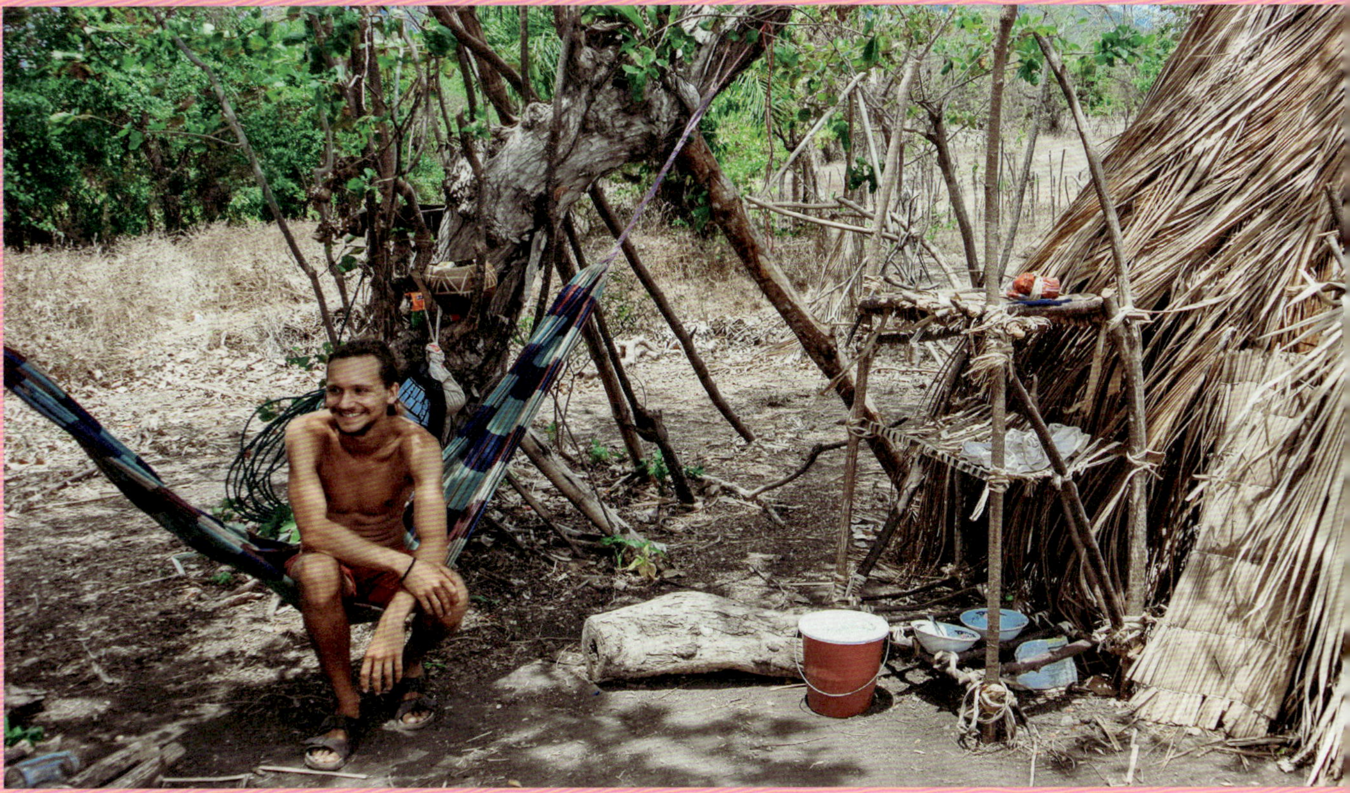

Im Idealfall wurde die Reflexion ohne Ablenkung über mehrere Tage vollzogen. Sich auf die Reflexion zu konzentrieren ist wesentlich leichter ohne ständig Essen vorzubereiten, abzuspülen und einzukaufen. Das ganzheitliche Fasten war gekennzeichnet durch den Verzicht auf Nahrung, Flüssigkeit, Licht, Musik und Tanz sowie viel Zeit zum Nachdenken. Unsere dortige Fastenerfahrung fing mit dem Reflektieren und dem Fasten aller vier Elemente für volle drei Tage vor der Sommersonnenwende an. Das erste Mal Fasten ohne Wasser war durchaus schwer. Besonders in der trockenen Sommerzeit in den Tropen habe ich den Flüssigkeitsmangel anfänglich stark zu spüren bekommen. Beim zweiten Mal Trockenfasten vor dem Herbstanfang fiel es Alex und mir schon leichter und beim dritten Mal vor der Wintersonnenwende fühlte sich das dreitägige Fasten bereits gewohnt an. Mit dem getakteten Rhythmus stellte sich der Körper auf den Nahrungs- und Flüssigkeitsverzicht ein. Wir konnten „unser Tier" konditionieren, damit es effizienter durch die Fastentage kam. In Deutschland ist ein derartiges Trockenfasten höchstens noch als Heilmethode aus dem alten Russland bekannt. Doch das darauffolgende Fasten-Erlebnis zum Frühlingsanfang stellte mein modernes Weltbild gänzlich auf den Kopf. Der Frühlingsanfang ist im Jahreskreis, wie für alle uralten Kulturen, der wichtigste Tag. An der Tagundnachtgleiche geht die Sonne auf der ganzen Erde genau im Osten auf und markiert den alljährlichen Neuanfang. Als Vorbereitung auf diesen besonderen Tag Ende März verzichtete ich tagsüber für neun Monate auf Essen und Trinken und nahm nur nach Sonnenuntergang und vor Sonnenaufgang Nahrung und Wasser zu mir. Das uralte Konzept des täglichen Fastens ist heute am besten durch den muslimischen Fastenmonat Ramadan bekannt. Aber auch als Johann, Alex und ich einige Jahre später für 3 Monate mit einem Jain-Mönch durch Indien reisten, begegnete uns eine ähnliche Methode. Der Wandermönch Vasanth Vijaiji Maharaji aß, wie jeder andere Mönch und jede andere Nonne des Jainismus, nur einmal pro Tag. Während ich diese traditionellen Methoden an meinem eigenen Körper anwandte, wollte ich alles über die Thematik des Intervallfastens wissen und studierte jede Lektüre, die ich über intermittierendes Fasten, one-meal-a-day oder die sogenannte Warrior Diet finden konnte. Mittlerweile ist insbesondere das „Intermittend Fasting" mit 16-stündigem Fasten und 8-stündigen Zeitfenster für Mahlzeiten im Mainstream angekommen.

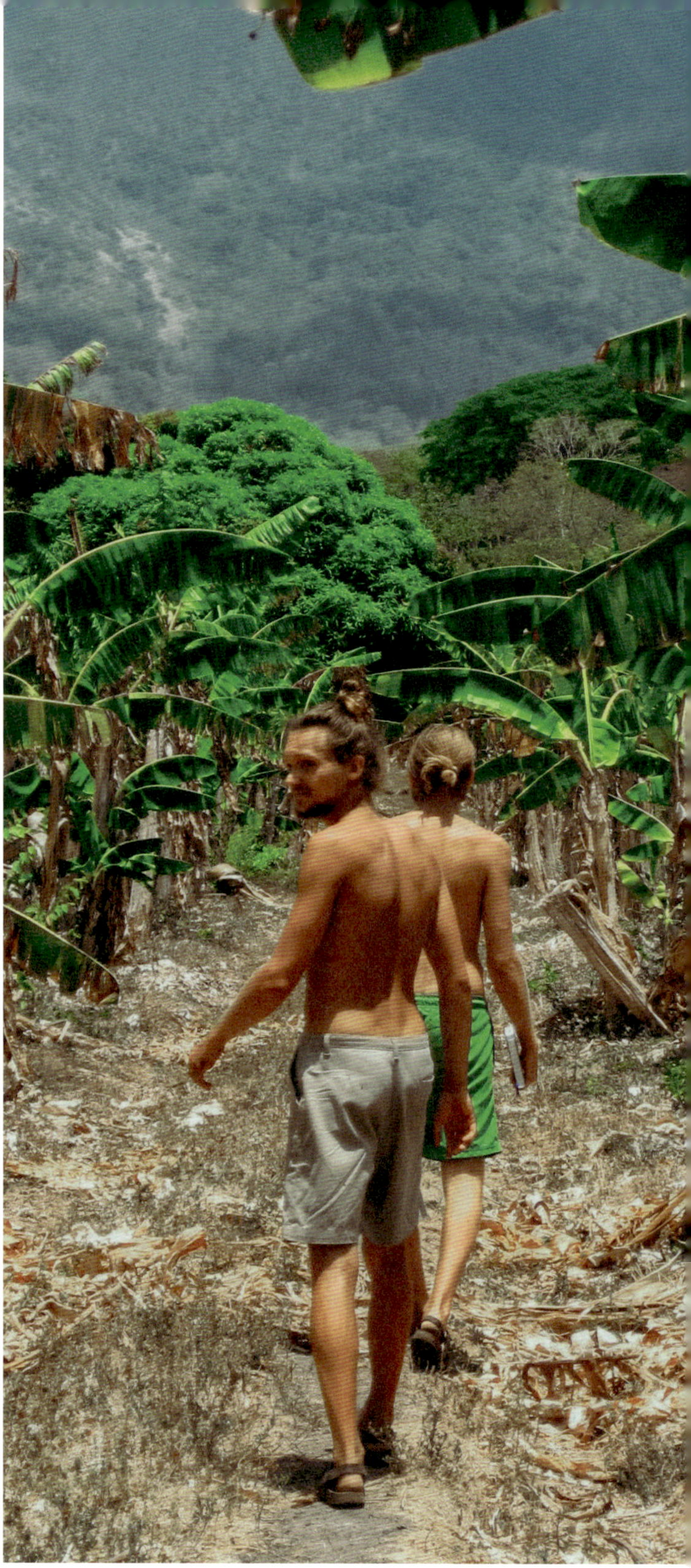

Alex und ich auf unserer Finca in Nicaragua zwischen den Bananenstauden (Anfang 2015).

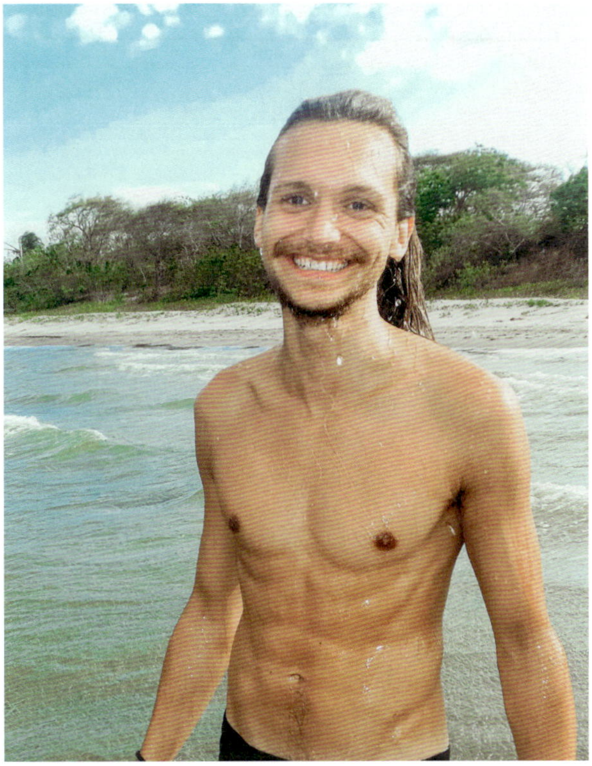

Nach sieben Tagen Trockenfasten ohne Nahrung und Trinken bin ich das erste Mal wieder in das erfrischende Wasser gegangen (Anfang 2014).

2013 redete noch niemand über diese Methoden, wo gezielte Zeitfenster zum Essen und zum Fasten genutzt werden, um die Organe zu entlasten. Nach neun Monaten Vorbereitung kam in Nicaragua für mich zum Frühlingsanfang nun endlich die Königsdisziplin. Vorbereitend auf das indigene Neujahr fasteten wir gemeinsam ganze sieben Tage. Während des Fastens schliefen Alex und ich zusammen in einem selbstgebauten Palmentipi am Hang des Vulkans inmitten der Natur. Die Gebäude waren außer Sichtweite und keine Autos waren zu hören. Während dieser sieben Tage aßen wir keinen Bissen und wir tranken keinen Schluck. Sieben Tage lang saßen und lagen wir im abgedunkelten Tipi, reflektierten über das letzte Jahr und berührten kein Wasser. Nach den sieben Tagen sind Alex und ich, durchaus dünn, aber quicklebendig, mit unseren Fahrrädern zu einer besonders klaren Quelle gefahren. Wir tauchten unseren Körper in das kühlende, von Vulkangestein gereinigte Quellwasser und fühlten uns wie neugeboren. Mein Körper saugte das Wasser von außen auf wie ein Schwamm und ich hatte das Gefühl, getrunken zu haben. Zurück beim Fest erwarteten uns die wundervollsten Gaben aus der Natur, sonnengereifte Früchte, Kokosnusswasser, Tanz und Musik.

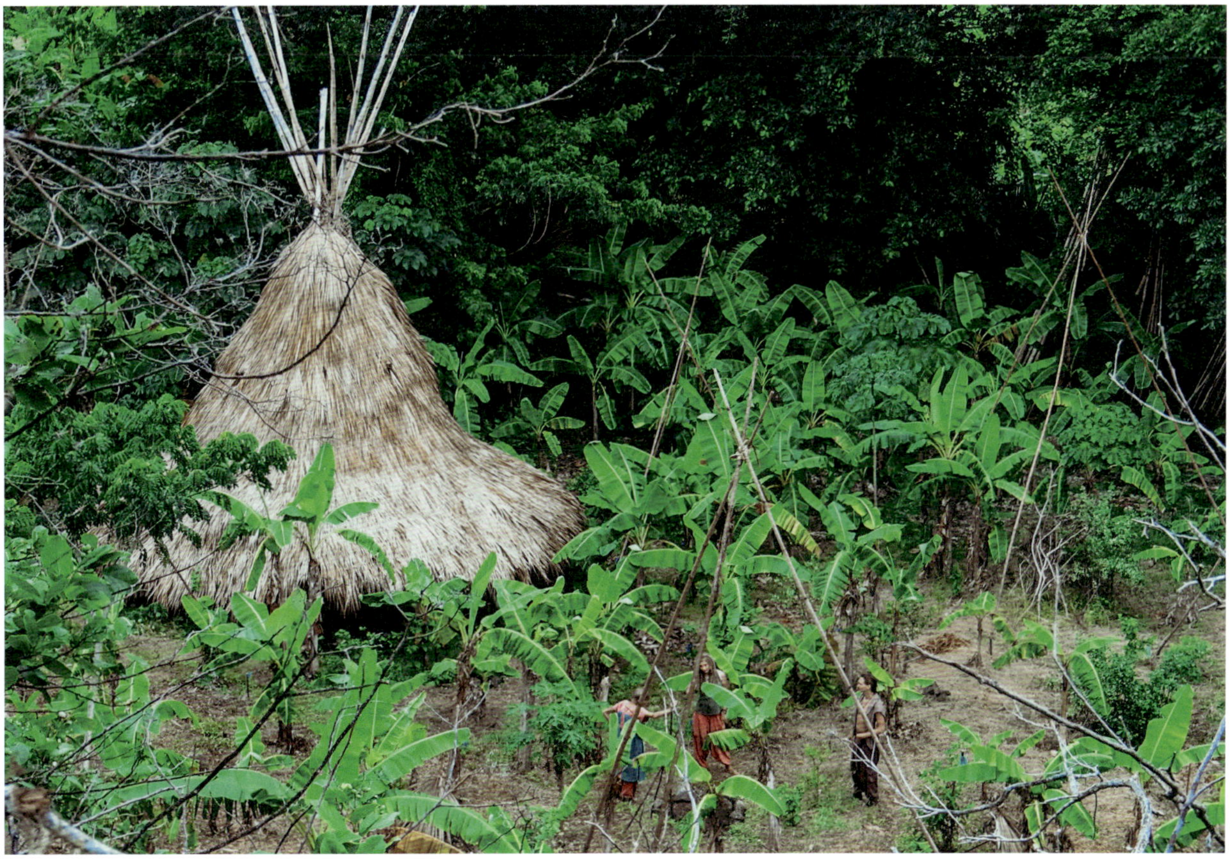

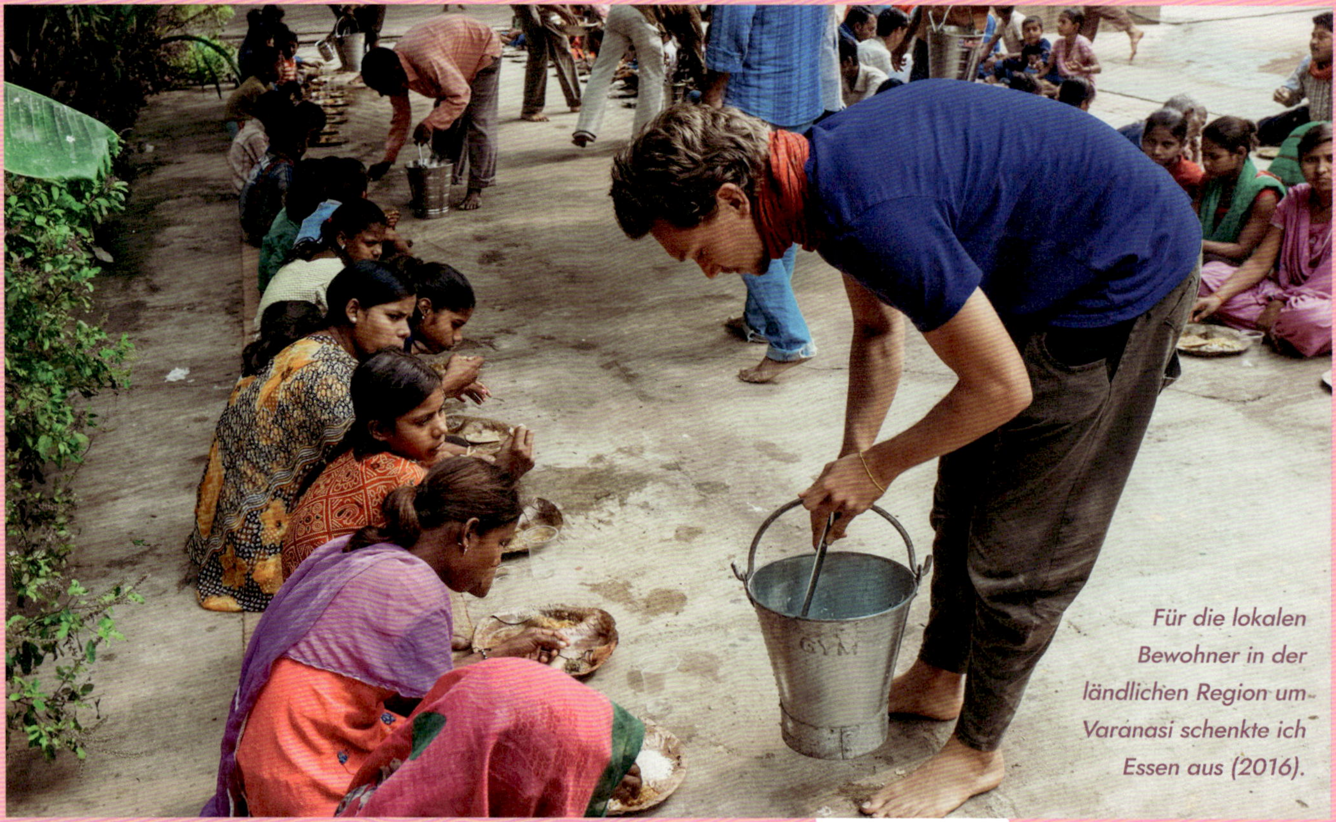

Für die lokalen Bewohner in der ländlichen Region um Varanasi schenkte ich Essen aus (2016).

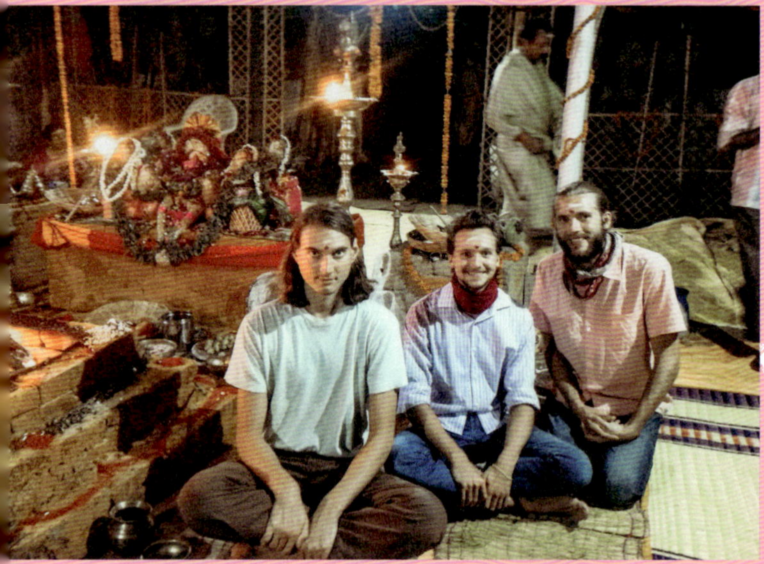

Johann (links), Alex (rechts) und ich durften bei einem mehrtägigen Feuerritual des Jain-Mönchs Vasananth Vijay Maharaj teilnehmen. Angesehene Brahmanen aus ganz Indien opferten stundenlang Räucherwerk aus dem Himalaya, Samen, Nüsse und Gewürze an die Feuerstelle. Sie sprachen lange Gebete und sangen uralte Lieder. Die Kraft der Zeremonie wurde anschließend in Kokosnüssen auf einem Schrein „gespeichert“. Zum Abschluss wurde die Kraft der Zeremonie als Kokosnuss dem zölibatären Mönch zum Trinken verabreicht, um ihn vor weltlichen und materiellen Einflüssen zu bewahren.

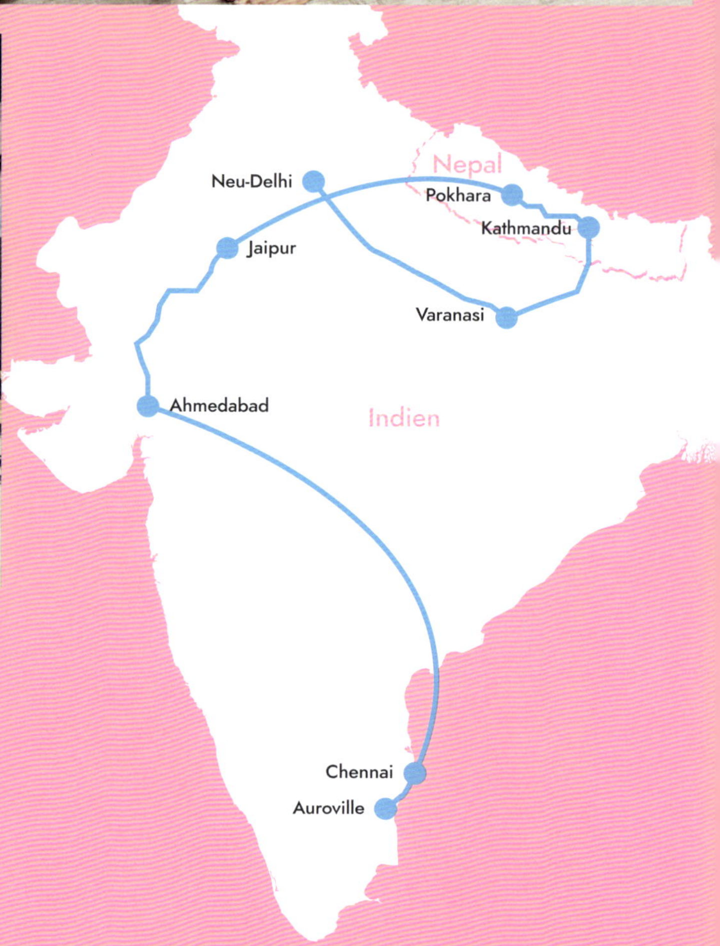

Gemeinsam mit dem Jain-Heiligen Dr. Vasanth Vijay Maharaj reisten wir durch Indien. Wie jeder Jain-Mönch aß auch er nur einmal am Tag. Jeden Abend nach dem Abendessen sprachen wir mit ihm und lernten die indische Weisheitslehre.

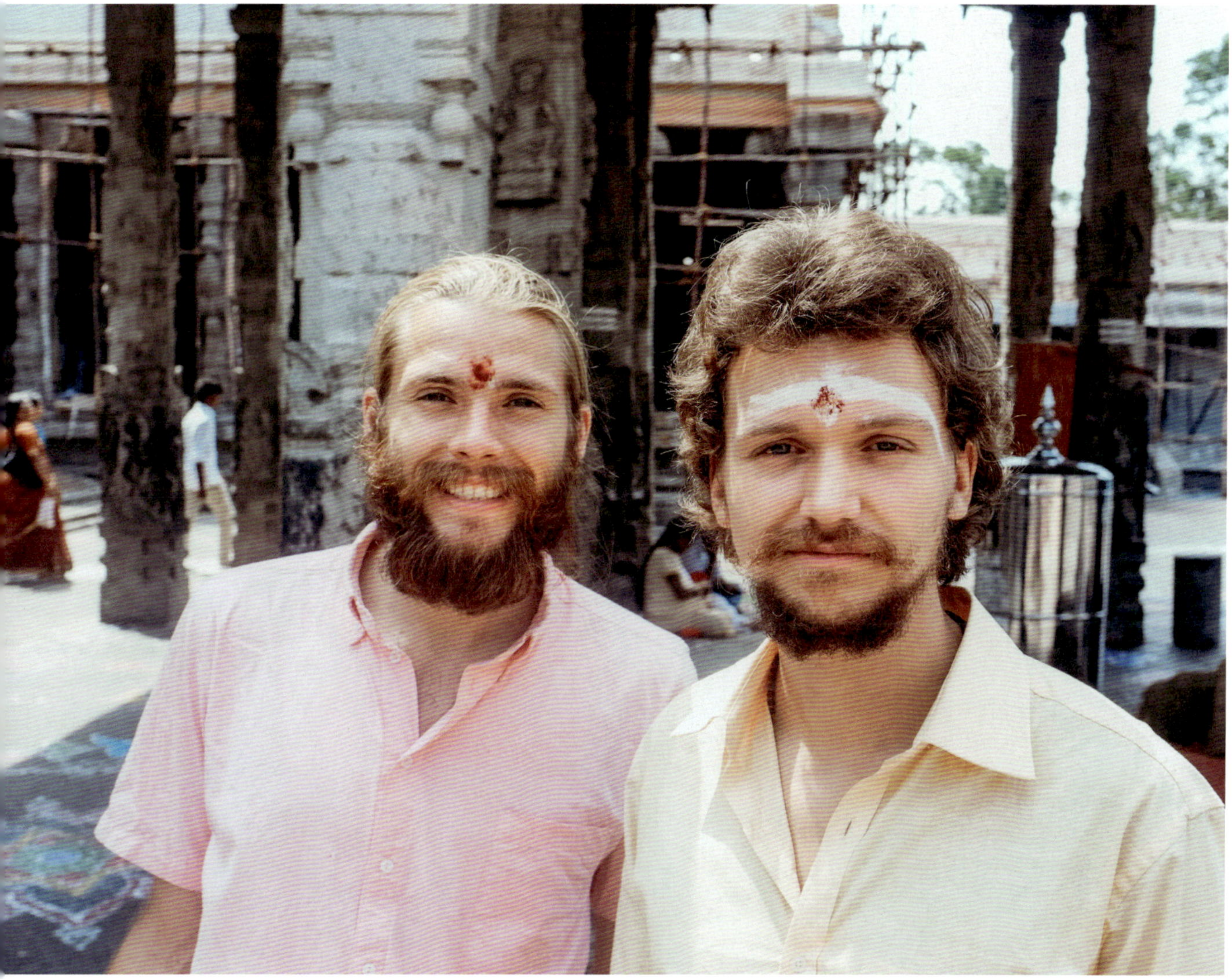

Wie jeder andere zivilisierte Mensch hatte ich in der Schule gelernt, dass wir sterben, wenn der Körper länger als drei Tage ohne Wasser ist. Demnach hätte ich bereits nach der Hälfte der Fastenzeit tot sein müssen. Ich weiß nicht, warum uns dieses absolute Schwarz-Weiß-Denken beigebracht wird, denn so viele andere Menschen auf der Welt sind seit Jahrtausenden durch diesen Prozess gegangen. Ich selbst habe persönlich viele Menschen dabei beobachten dürfen. Was mich aber wirklich geprägt hat, war die eigene Erfahrung. Mein Glaube an das unerschöpfbare Potential des Menschen wurde durch die persönliche Erfahrung nun in echtes Wissen transformiert.

Natürlich braucht das Fasten viel Vorbereitung und Disziplin. Mittlerweile ist aber auch der modernen Welt bewusst geworden, dass es mehr als unnatürlich ist, wenn wir unser ganzes Leben lang ununterbrochen essen. Unsere Organe brauchen Zeiten zur Regeneration und regelmäßiges Fasten ist ein evolutionärer Normalzustand. Unser Körper ist perfekt angepasst, für eine gewisse Zeit ohne Nahrung gut zu funktionieren. Darüber hinaus führt eine zeitlich begrenzte Einschränkung der Nahrungszufuhr zu zahlreichen gesundheitsförderlichen Effekten. Durch das Fasten können Entzündungen zurückgehen, Zellen geschützt werden[41] und sogar Krebs kann vorgebeugt werden[42]. Das menschliche Potential ist beeindruckend und die Wissenschaft hat längst nicht alle verborgenen Geheimnisse des Fastens entdeckt. Um zu sehen, wozu unser Körper in der Lage ist, möchte ich die eindruckvollsten Erkenntnisse im Bereich der Gesundheit an dieser Stelle teilen.

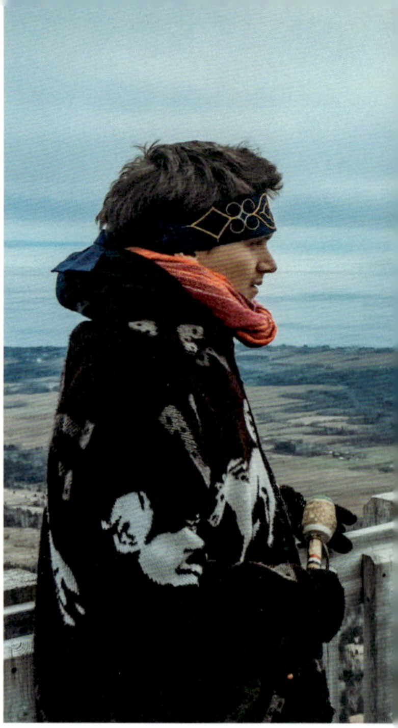

Ursprünge des Fastens

Alle ursprünglichen Kulturen kennen das regelmäßige Fasten als Reinigung des Körpers und als tiefe spirituelle Erfahrung. Auch die Zeitpunkte der natürlichen Fastenrhythmen zu Jahreszeitenwechseln sind an vielen Stellen noch erkennbar.

Das persische Neujahr „Nouruz" findet alljährlich ebenfalls mit dem Tag des astronomisch berechneten Eintritts der Sonne in das Tierkreiszeichen des Widders, dem Frühlingsbeginn (Tagundnachtgleiche) statt. Der iranische Ehemann unserer guten Freundin Theresa war ganz erstaunt, dass wir ebenfalls das neue Jahr Ende März zur Tagundnachtgleiche feiern. Im Iran sowie z.B. in Afghanistan ist das astronomische Neujahr bis heute erhalten geblieben. In dem Dorf „Flegessen", in dem wir die AHO.BIO GmbH gründeten, lebt eine afghanische Familie, die ebenfalls Ende März das traditionelle Neujahr feiert. Zur Feier dieses Tages wird die wichtigste Speise „Samanak" vorbereitet. Das ursprünglich persische Wort „Saman-e nou" bedeutet „neues Gras" und hat eindeutige Ähnlichkeit zu dem deutschen „Samen-ist neu". Noch heute werden in Afghanistan und Tadschikistan für die Neujahrsspeise vor dem Nouruz-Fest sieben Sorten Getreide (Weizen, Roggen, Gerste, Dinkel, Hafer, Hirse und Grünkern) in Schalen zum Keimen angesetzt. Das Getreide, welches am besten wächst, wird von den Bauern ausgesät. Für die Speise „Saman-e nou" wird in der Silvesternacht nach dem persischen Kalender der grüne Teil vom Keimling abgetrennt und die Keimlinge werden sieben Mal mit Mörsern zerstampft und 40 Mal gekocht, sodass die Stärke des Getreides langsam in einfachere Zucker abgebaut werden kann. Im persischen Raum ist somit die Tradition des astronomischen Neujahrs und das Keimen bis heute erhalten geblieben.

Die christlichen Festtage sowie Fastentage zeigen die indigenen Rhythmen im Jahreskreis ebenfalls bis heute. Für die Germanen war z.B. die Wintersonnenwende einer der bedeutendsten Tage im ganzen Jahr. Dieser Tag Ende Dezember markiert den Moment, wo die Tage endlich wieder länger werden. Es gibt Hoffnung, dass die Sonne wieder sichtbar sein wird und mehr Licht in den Alltag zurückkehrt. Die christliche Weihnachtsfeiertage, die Geburt von Jesus Christus, wurden deshalb bewusst in diesen elementaren Zeitraum gelegt. Jesus steht für die Christen als Sohn Gottes für das Licht der Welt und mit seiner Geburt kam für die Christen die Hoffnung auf mehr Licht/Wahrheit zurück auf die Erde.

Das astronomische Neujahr der Tagundnachtgleiche war für die Germanen dann im Frühling der Tag, wo eindeutig zu sehen war, dass das Leben wieder neu geboren wird. Mit dem Frühlingsanfang fangen Blumen an zu blühen und die Natur erwacht wieder aus dem Winterschlaf. Nach der Einleitung des Winters wurde auch das große Frühlingserwachen bei den Christen mit dem Osterfest in diesen Zeitraum gelegt und steht noch heute für die vollkommene Wiederauferstehung des Lichts (die Wiedergeburt von Jesus). Spannenderweise findet das große religiöse Fasten des Christentums immer noch vor Ostern im Zeitraum vor dem indigenen Neujahr statt.

Im europäischen Raum (und somit auch in den USA, Kanada sowie Lateinamerika) ist somit die Tradition des astronomischen Neujahrs und das Fasten vor dem Frühlingsbeginn bis heute mehr oder weniger bewusst erhalten geblieben.

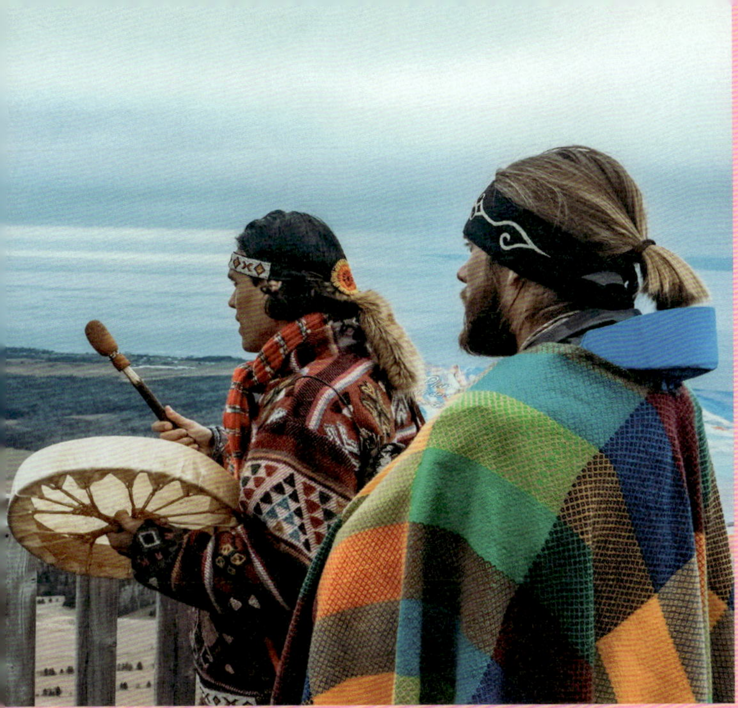

Gemeinsam mit dem Mestize-Indianer Riel Huaroani begrüßten wir die „Feuer-Spirits" im Mi'kmaq Reservat Kanadas (2015). Seine Vorfahren fasteten alle vier Elemente seit jeher vor den Wechseln der Jahreszeiten für drei volle Tage. Zum großen Neujahr (Äquinoktium oder Frühlingsanfang) fasteten und reflektierten sie alljährlich sieben Tage lang. Nach den Fastentagen gab es ein ebensolanges Fest, zu dem drei oder sieben Tage gegessen, getrunken, musiziert und getanzt wurde. Abseits des Fastens aßen und tranken sie im Alltag nur nach Sonnenuntergang. Tagsüber standen die Elemente Feuer (Licht) und Luft (Atmung) im Vordergrund, Abends nährten sie sich von Erde (Nahrung) und Wasser (Getränke).

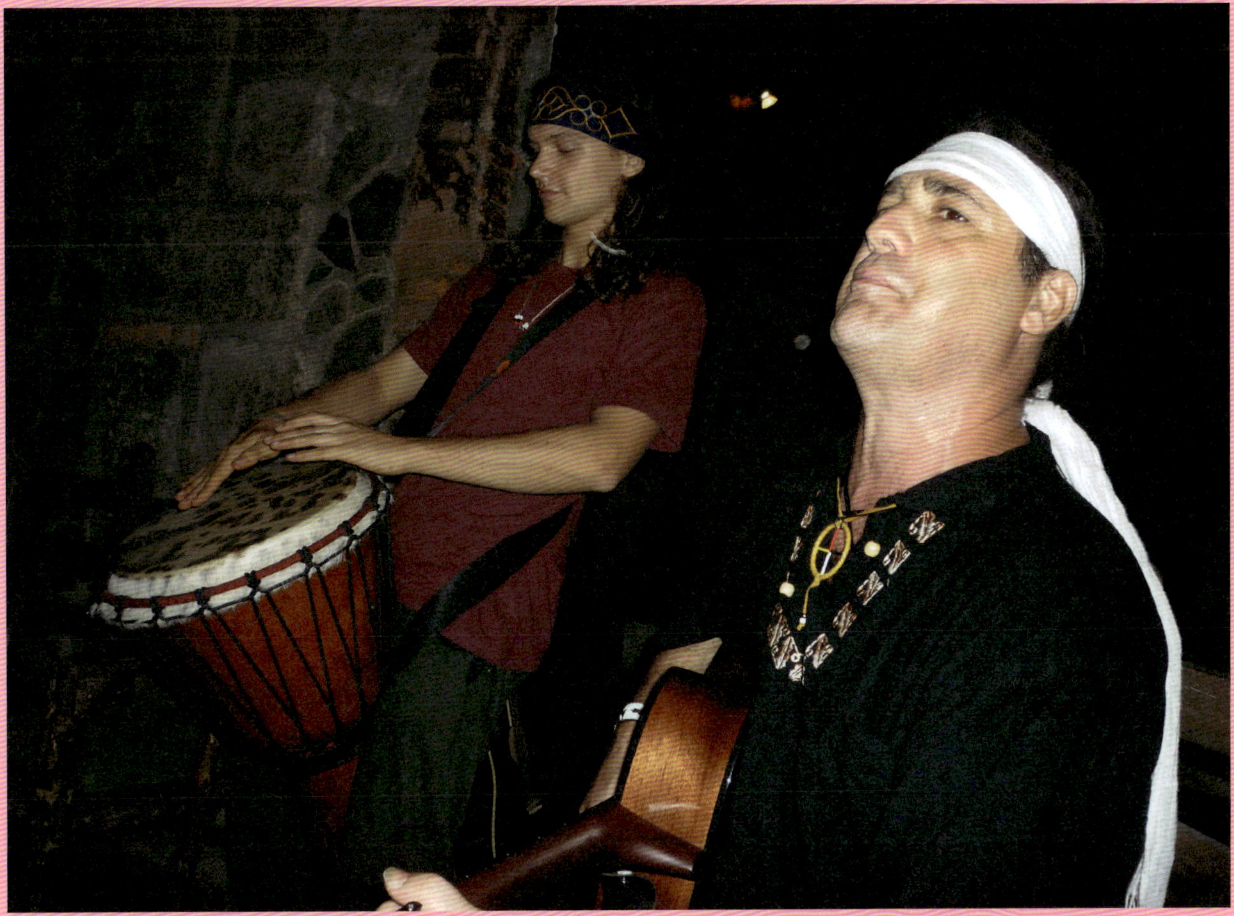

Zusammen mit dem Mestize-Indianer Yovan Nagwetch musiziere ich ausgelassen nach dem Fasten (2014).

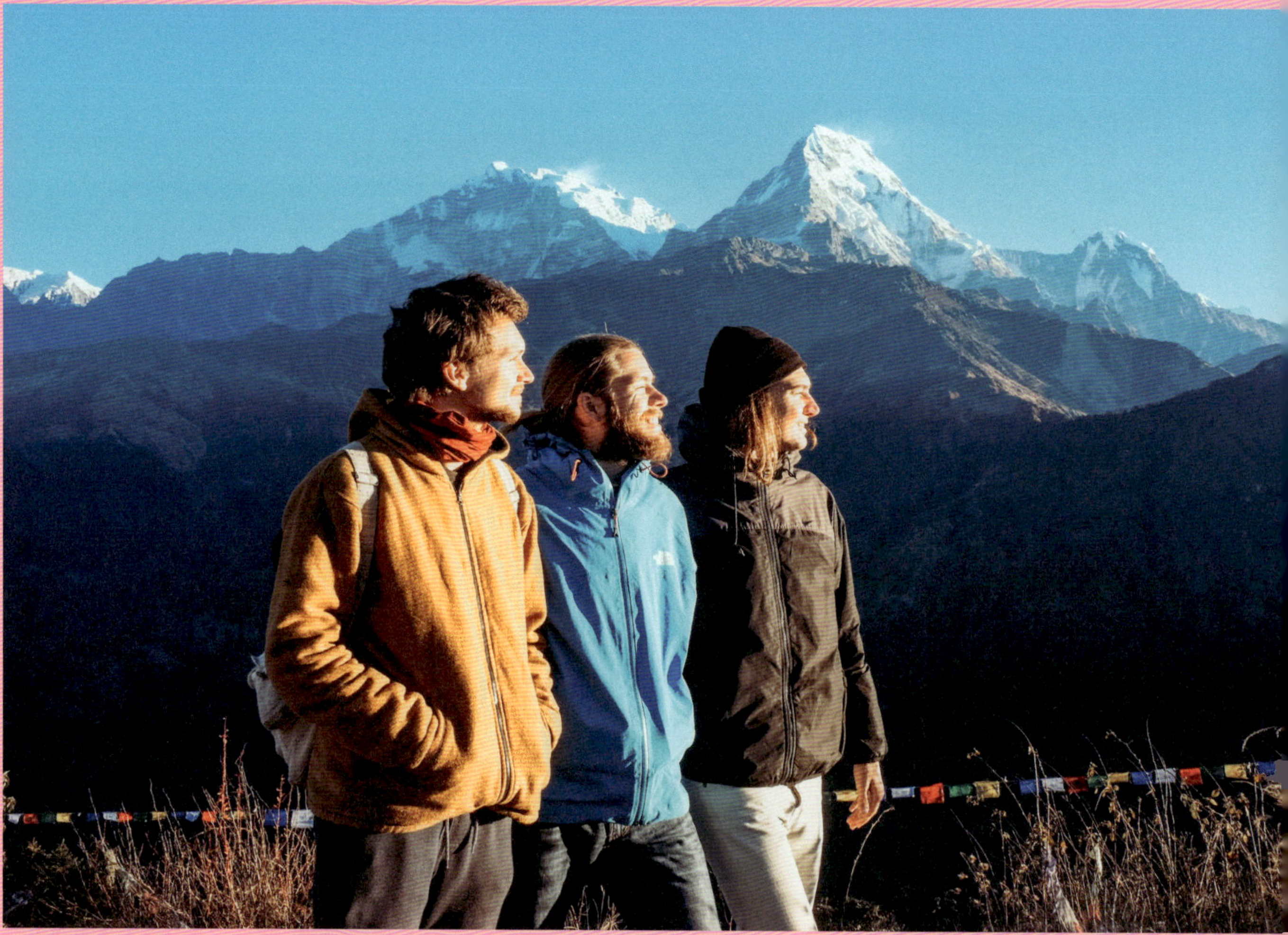

Die Begrüßung der aufgehenden Sonne auf den Gipfeln des Himalayas in Nepal (2016), kurz bevor wir nach Deutschland zurückkehrten und AHO gründeten.

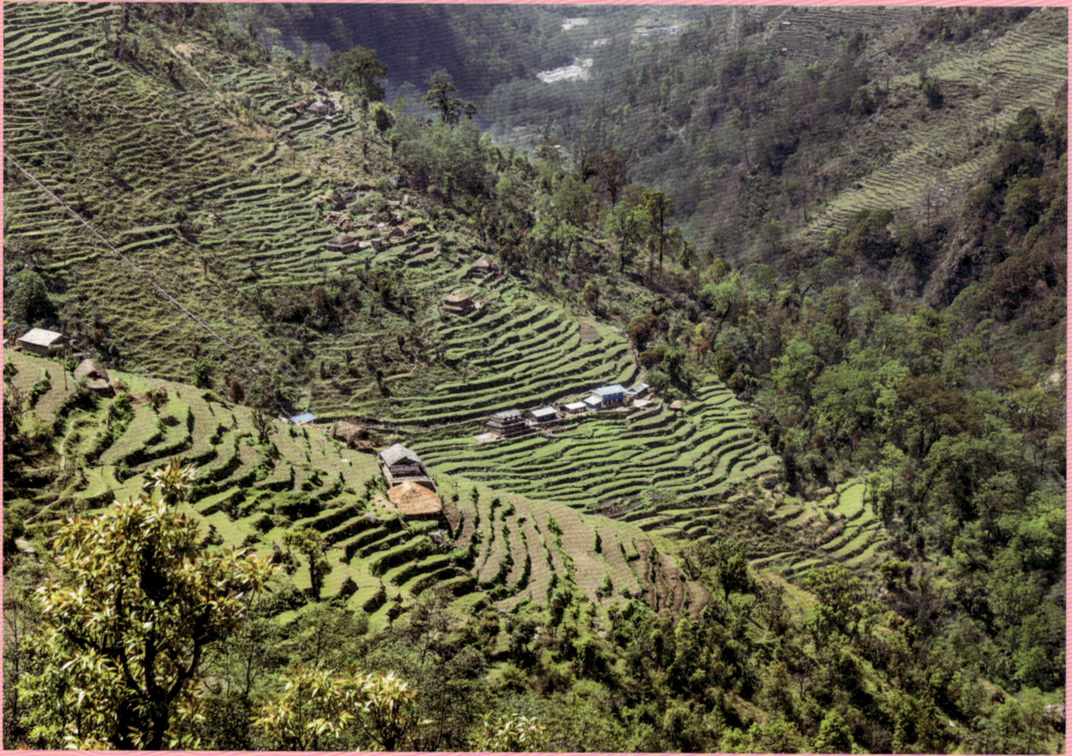

Terrassen mit Reisfeldern im Annapurna-Gebirge im ländlichen Nepal.

Autophagie als lebensverlängernde Maßnahme

Der hauptsächliche Grund für die gesundheitlichen Effekte des Fastens ist die ausgelöste Autophagie. Was genau hinter diesem körperinternen Recyclingprozess steckt, möchte ich an dieser Stelle klären.

Das Wort Autophagie setzt sich aus dem griechischen „auto" (selbst) und „phagie" (essen) zusammen und der Name ist Programm. Wenn die Autophagie aktiviert wird, isst sich der Körper gewissermaßen selbst auf[43]. Das Recyclingprogramm ist ein essentieller Prozess, der den Körper von defekten Zellteilen befreit.

Unsere Zellen haben eine begrenzte Lebenszeit und müssen ständig erneuert werden. Alte Zellreste durchkreisen somit unseren Körper. Wenn keine externe Nahrungszufuhr erfolgt, beginnt irgendwann die Autophagie und diese herumfliegenden Zellreste werden verstoffwechselt. Wenn wir ständig essen und keine Fastenzeiten haben, bleiben diese toten Zellreste in unserem Körper. Je nachdem, wieviel Kalorien am Vortag gegessen wurden, startet die Autophagie ca. nach 16 Stunden. Deshalb ist der Trend des 16:8 Intervallfastens durchaus einen Versuch wert, da in diesem Zeitfenster des Fastens der Körper im Alltag die Möglichkeit zur Zellregeneration bekommt. So richtig in Gang kommt der Zellreste-Aufräum-Prozess dann durch das mehrtägige Fasten. Während dieser sorgfältigen Entsorgung wird der Zell-Abfall im Magen aufgespalten und als Energie oder Baustein für neue Zellen genutzt. Die Autophagie ist der einzige Prozess, der somit nachweislich verjüngt[44], da die Zellen aus alten Zellresten neu aufgebaut werden.

Ein tägliches Intervallfasten, ein kurzes Fasten alle 3 Monate und eine komplette Fastenwoche einmal pro Jahr wurde mir deshalb auf der Vulkaninsel als Optimum für Langlebigkeit und eine stabile Gesundheit vorgestellt. Diese indigene Tradition geht auf eine Jahrtausende alte Erfahrung von Generation zu Generation zurück. Auch die moderne Medizin konnte mittlerweile wissenschaftlich beweisen[45], dass Fasten die gesunde Lebensspanne wesentlich verlängert[46]. Der Grund für diesen lebensverlängernden Prozess ist die Autophagie[47].

Das wirklich Erstaunliche ist jedoch, dass der körpereigene Prozess der Autophagie auch durch Nahrungsmittel ausgelöst werden kann.

Die Entdeckung von Spermidin

Die Wissenschaft hat mit Spermidin die bisher einzige Substanz gefunden, die aktiv und ohne Nahrungsmittelverzicht die körpereigene Autophagie auslösen kann. Die Hersteller von Nahrungsergänzungsmitteln lecken sich bereits die Finger. Aber durch den Keimprozess gibt es einen ursprünglichen Weg, um die Spermidin-Konzentration unserer Nahrung natürlich auf relevante Mengen zu erhöhen.

Ich schreibe diese letzten Zeilen mitten in der Corona-Krise. Die Langzeit-Maßnahmen halten bereits unzählige Monate an, Masken über Mund und Nase sind Normalität, Reisen ist schwer und Quarantäne ist ein alltägliches Wort geworden. Das Covid-19-Virus hält nicht nur Deutschland, sondern die ganze Welt in Schach. Eine ganze Generation ist geprägt von der Pandemie. Das soziale Grundbedürfnis wurde so lange unterdrückt, dass ein Leben nach der Corona-Krise surreal erscheint. Nicht überraschend ist für mich jedoch, dass aktuell eine Charité-Studie untersucht, ob Spermidin die Corona-Virus-Vermehrung hemmt[48]. Spermidin ist nämlich der einzige Stoff, der die vorher beschriebene Autophagie aktiv[49] und ohne Nahrungsmittelverzicht auslösen kann[50]. Spermidin ist neben dem Fasten der einzige offizielle Jungbrunnen[51] und verlängert die Lebensspanne[52].

In Studien konnte sogar beobachtet werden, dass Mäuse unter hochkalorischer und fettreicher Ernährung seltener an Übergewicht leiden, wenn ihnen gleichzeitig Spermidin gegeben wurde[53]. Dieser Fakt kann für einige Menschen, insbesondere für Übergewichtige, hilfreich sein. Weitere Tierversuche konnten zeigen, dass Spermidin der Krebsentstehung vorbeugt[54] und bei einer Chemotherapie zu einem besseren Verlauf beiträgt[55]. Auch Studien an Menschen weisen auf eine reduzierte Sterblichkeit bei Krebs und Herz-Kreislauf-Erkrankungen bei einer spermidinreichen Ernährung hin[56]. Nachdem in Langzeitstudien Spermidin erfolgreich an Menschen geprüft wurde[57], konnte bei Demenzkranken eine tendenziell verbesserte Gedächtnisleistung beobachtet werden, wenn diese langfristig mehr Spermidin zu sich genommen hatten[58].

Wie der Name schon vermuten lässt, wurde Spermidin ursprünglich in der Samenflüssigkeit des Mannes gefunden. Auch Darmbakterien synthetisieren Spermidin. Doch nicht nur in der Samenflüssigkeit und im Darm ist die Substanz enthalten. Spermidin ist auch in einigen Nahrungsmitteln vorhanden[59]. Wenn die Konzentration in den Lebensmitteln hoch genug ist, kann Spermidin den verjüngenden Recycling-Prozess der Autophagie auslösen. Beispielsweise ist in Brokkoli oder Sojabohnen Spermidin enthalten.

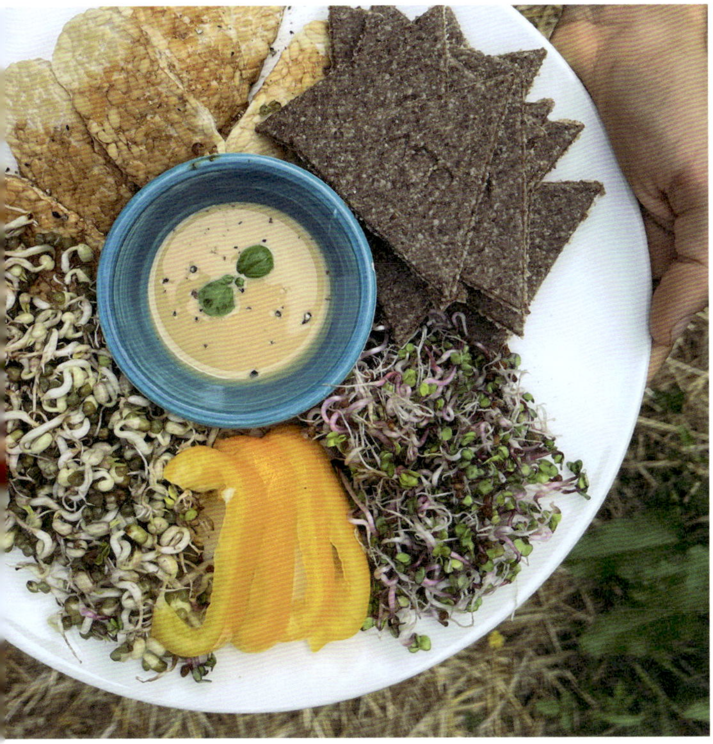

Sprossen fördern die körpereigene Autophagie aufgrund der Spermidin-Konzentration. In diesen Gerichten ist die Spermidin-Konzentration und somit der Beitrag zur lebensverlängernden Autophagie besonders hoch. Links kombiniere ich Mungobohnensprossen, Radieschensprossen mit Crackern aus Urdinkelsprossen, fermentiertem Tempeh und etwas Gemüse. Unten sind Brötchen aus Urdinkelsprossenmehl kombiniert mit fermentiertem Sojajoghurt und frischen Sprossen.

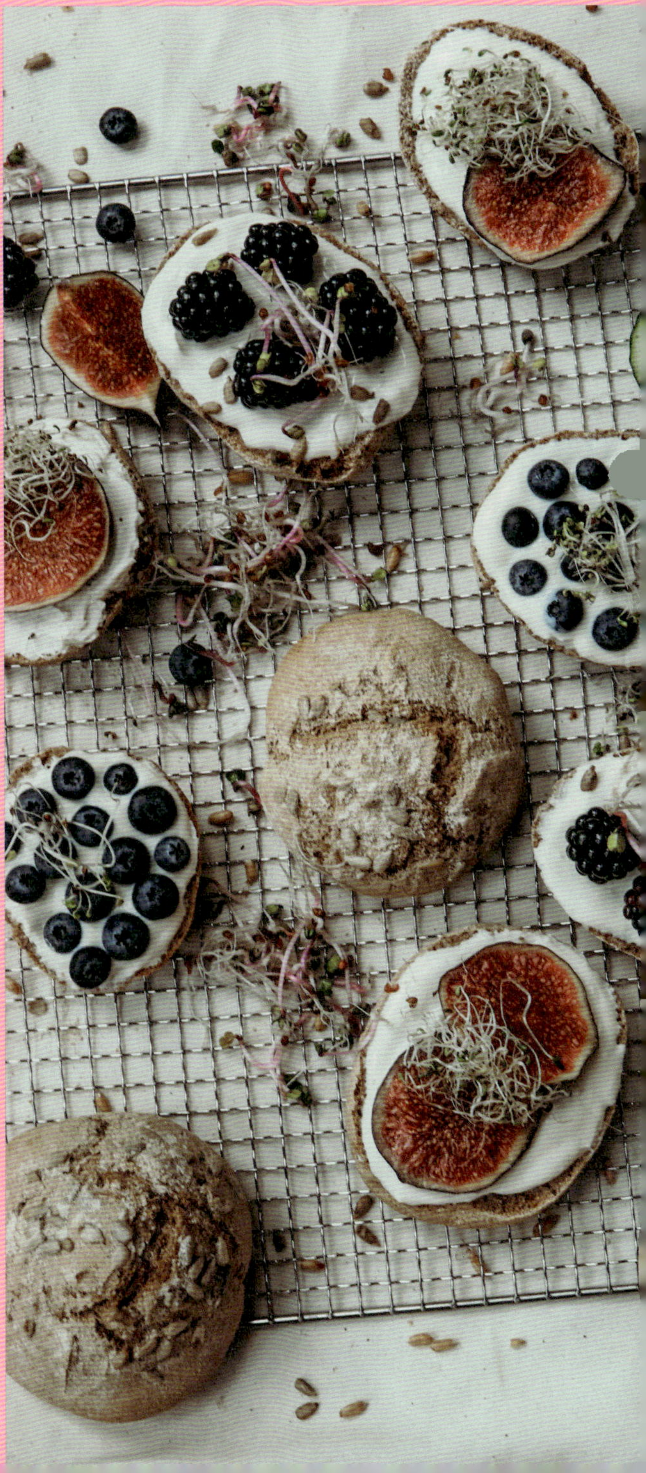

In der Mehrzahl traditioneller Heillehren wird der visuellen Ähnlichkeit von Nahrungsmitteln in Bezug auf ihre medizinische Eigenschaft eine Bedeutung beigemessen. Vielleicht ist an der sogenannten Signaturenlehre ja wirklich ein Funken Wahrheit dran. Um die spermidinhaltigsten Lebensmittel zu identifizieren, könnte sich der visuelle Vergleich mit dem ursprünglichen Fundort von Spermidin jedenfalls lohnen; dem menschlichen Samen. Samenzellen unter dem Mikroskop sehen Getreidesprossen zum Verwechseln ähnlich. Deshalb ist es auch nicht verwunderlich, dass der Spermidingehalt von Weizenkeimen exorbitant hoch ist.

Aufkeimendes Saatgut steht seit jeher für das neue Leben. Heute beweist auch die Wissenschaft, dass „Langlebigkeit" mit der Autophagie und die Autophagie mit Spermidin verwandt ist. Wenn gekeimtes Getreide und gekeimte Hülsenfrüchte[60] die Grundlage unserer Ernährung darstellen, kann die Autophagie auch ganz ohne Fasten aktiviert werden.

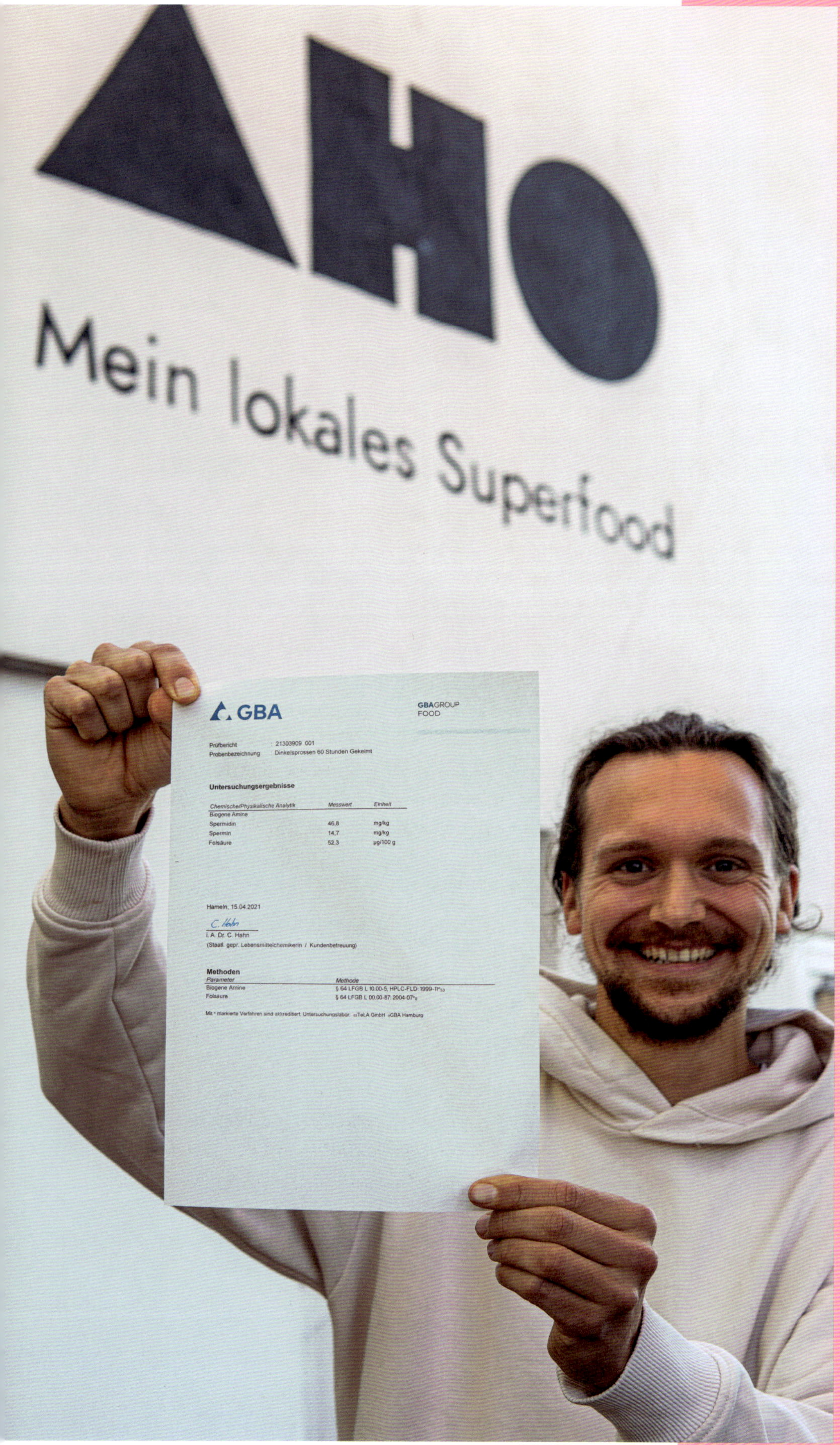

2021 haben wir 60 Stunden gekeimte Urdinkelsprossen im Labor auf biogene Amine testen lassen. Der Spermidingehalt liegt hier laut Laboranalyse bei 46,8 mg/kg Spermidin und 14,7 mg/kg Spermin. Unsere AHO Cracker basieren auf Urdinkelsprossen und wir bieten Mehl sowie Pasta aus 100% Urdinkelsprossen an. Durch nur 100g Pasta werden auch nach drei minütiger Kochzeit mindestens 4 mg Spermidin verstoffwechselt. Nur 100g Urdinkelsprossen-Pasta entsprechen z.B. 8 Kapseln Spermidin-Nahrungsergänzungsmitteln! Die AHO Produkte aus 60 Stunden gekeimten Sprossen bieten somit eine vollwertige Grundlage für eine spermidinreiche Ernährung. Mit dem regelmäßigen Genuss von AHO Produkten kann die beschriebene Autophagie (Zellreinigung), die sonst nur durch das Fasten ausgelößt wird, durch Grundnahrungsmittel aktiviert werden.

Verjüngung ohne Fasten

Die Spermidin-Thematik hat uns dazu veranlasst, unsere histaminarmen Urdinkelsprossen auf den Spermidingehalt im Labor untersuchen zu lassen. Aufgrund unseres derzeitigen Wissensstandes plädiere ich für Sprossen als Grundnahrungsmittel, um ein langfristig gesundes Leben zu ermöglichen.

Nicht ohne Grund hat Yoshinori Ohsumi 2016 für die Beschreibung und Erkenntnis der Autophagie den Nobelpreis gewonnen.

Als Alex und ich auf die Tatsache gestoßen sind, dass Spermidin die Autophagie auslösen kann und Spermidin am meisten in Getreidekeimen vorhanden ist, wurde uns klar, welche unglaubliche Entdeckung wir gemacht hatten. Mit der AHO.BIO GmbH ließen wir die Urgetreidesprossen aus Oberkulmer Rotkorn im Labor auf den Spermidingehalt testen und waren erstaunt. Im Vergleich zum ungekeimten Zustand hatten die Urgetreidesprossen einen siebenfach höheren Gehalt an Spermidin! Der Keimprozess potenziert also nicht nur Vitamine, sondern auch Substanzen wie Spermidin. Die Tragweite vom Geheimnis der Nährstoffexplosion war auf einem neuen Höchstniveau. Die Hintergründe sind offensichtlich erklärungsbedürftig, aber die Erkenntnis des siebenfach höheren Spermidingehalts war für uns bahnbrechend. Das Erscheinungsbild von Getreidesprossen verkörpert allein durch das Aussehen und die Ähnlichkeit zum menschlichen Samen schon die Geburt des neuen Lebens. Die enthaltenen Nährstoffe sprechen für sich und dieses Wissen muss endlich wieder ausgegraben werden! Grundnahrungsmittel wie Brot, Nudeln, Gebäck, Pizza, Brötchen, Pfannkuchen, Müsli usw. können dahingehend umstrukturiert werden, dass statt Weißmehl oder Vollkornmehl Sprossenmehl als Grundlage genutzt wird. Diese kleine Änderung im Herstellungsprozess könnte ermöglichen, dass kulturell etablierte Nahrungsmittel beibehalten werden können und in uns kein Gefühl von Verzicht aufkommen muss, wenn wir uns gesünder ernähren wollen. So konzipierte nährstoffreiche Lebensmittel aus verschiedenen Sprossen können in Kombination mit Wildkräutern und Beeren die Grundlage für eine wirklich nährstoffreiche Ernährung bieten. Dies soll nicht bedeuten, dass wir verzichten müssen, sondern dass wir ungesunde Grundnahrungsmittel wieder mit den ursprünglichen Alternativen ersetzen dürfen. Das geht durch einen einfach Trick: einweichen und keimen lassen.

NACHWORT

Gibt es die optimale

Abschließend möchte ich die Frage klären, ob es eine optimale Ernährung für den Menschen überhaupt geben kann. Kurz gesagt: Nein, so leicht ist das nicht. Warum ich für eine stressfreie und undogmatische 80% optimale Ernährung plädiere, möchte ich zum Ende dieses Buches darlegen.

Thema dieses Buches ist eine nährstoffreiche Ernährung für den menschlichen Körper. Eine nährstoffreiche Ernährung ist ein hauptsächlicher Faktor für langfristige Gesundheit. Mikro- und Makronährstoffe beeinflussen unsere körperliche Gesundheit, unsere Hormonkonzentration und somit auch unsere Gefühlswelt. Eine rund laufende Verdauung und ein intakter Darm steuern zu einem Großteil unser Gehirn. Eine gesunde Ernährung ist deshalb ein wesentlicher Faktor für die geistige Ausgeglichenheit. Andererseits können emotionale Faktoren ebenfalls körperliche Misstände verursachen. Bevor wir in die Auseinandersetzung der Psychosomatik einsteigen, möchte ich an das Wesentliche erinnern: Für unseren Körper muss nicht alles perfekt sein. Neben Ernährung und Sport gibt es wesentlich wichtigere Dinge, die den Menschen ausmachen. Meiner Meinung brauchen wir keine 100%ige Perfektion. Es reichen entspannte 80%, um perfekt zu sein. Zu viel Auseinandersetzung mit unserer „Körper-Maschine" bedeutet Stress und Stress ist mit Abstand das gefährlichste Gift für unseren Geist und letztlich auch für unseren Körper.
Deshalb ist es wichtig, dass wir beim Thema „optimale Ernährung" mit einem zwinkernden Auge immer auch eine gewisse Ruhe bewahren, damit wir nicht in Dogmatismus oder unsympathische Strenge verfallen. Zu diesen entspannten „80% optimale Ernährung" komme ich schnell, wenn ich nährstoffreiche Sprossen als Grundnahrungsmittel in meiner Ernährung etabliere. Ein wesentlicher Punkt dieser „80% optimalen Ernährung" ist die Erkenntnis, dass neben Ersatzprodukten mit langen Zutatenlisten auch gezüchtete Obstsorten und konventionelles Kulturgemüse zwar lecker sind, aber den Körper nicht wirklich ausreichend ernähren können. Deswegen ist der Dreiklang der 80% optimalen Ernährung neben Sprossen nur mit Wildkräutern und Wildbeeren komplett. Wenn jemand 100% anstrebt, bin ich mir sicher, dass die wirklich wesentlichen Dinge in unserem Leben vernachlässigt werden: das soziale Miteinander und das gegenseitige Füreinander. Es gibt doch so viele andere wirklich wundervolle Dinge auf dieser Welt, die auf der Strecke bleiben, wenn wir uns nur mit dem perfekten Treibstoff für unser menschliches Vehikel auseinandersetzen.
Letzten Endes ist es so, dass die Frage nach der optimalen Ernährung nicht befriedigend beantwortet werden kann.

Ernährung?

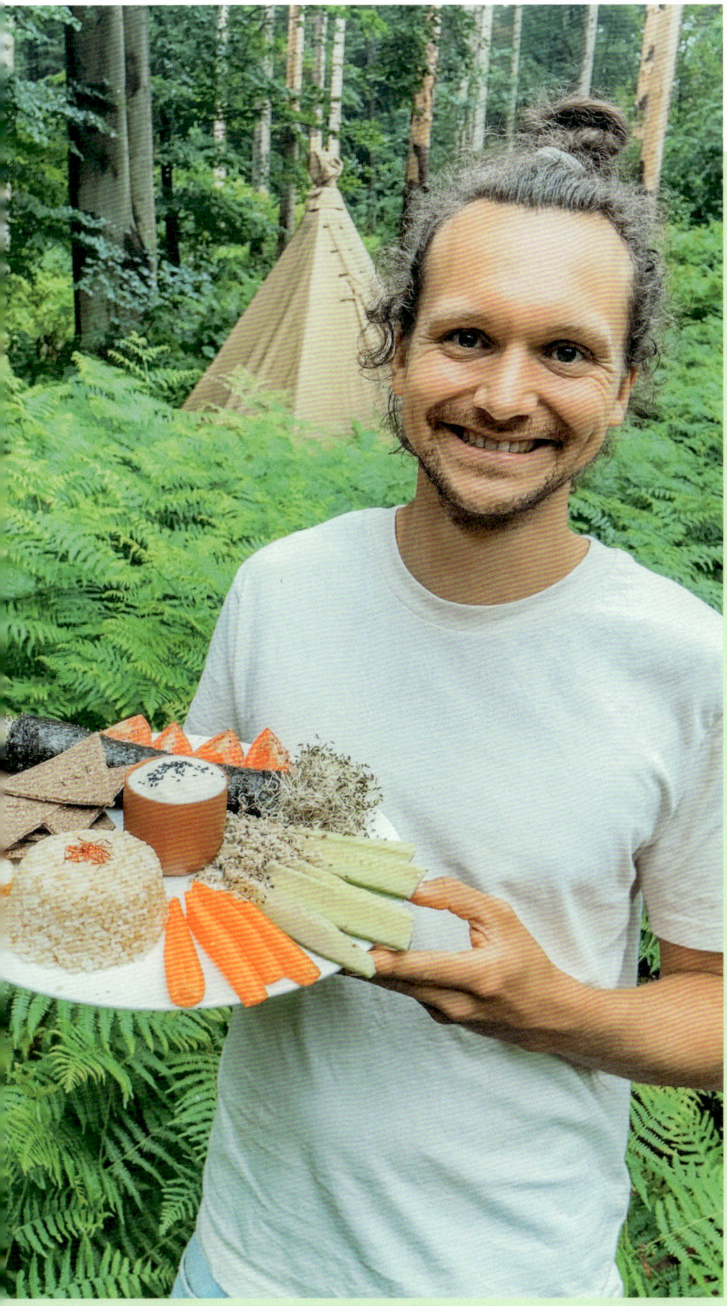

Als Grundlage meiner Ernährung verwende ich Sprossen. Auf dem Bild stehe ich auf unserem Waldgrundstück mit einem Teller voll gekeimtem GABA-Reis, Crackern aus Urdinkelsprossen, etwas Gemüse, fermentiertem Joghurt und frischen Sprossen.

Gedörrte Rohkostpizza aus gekeimtem Urgetreide und gekeimten Saaten bei einer Firmenfeier von AHO (2021).

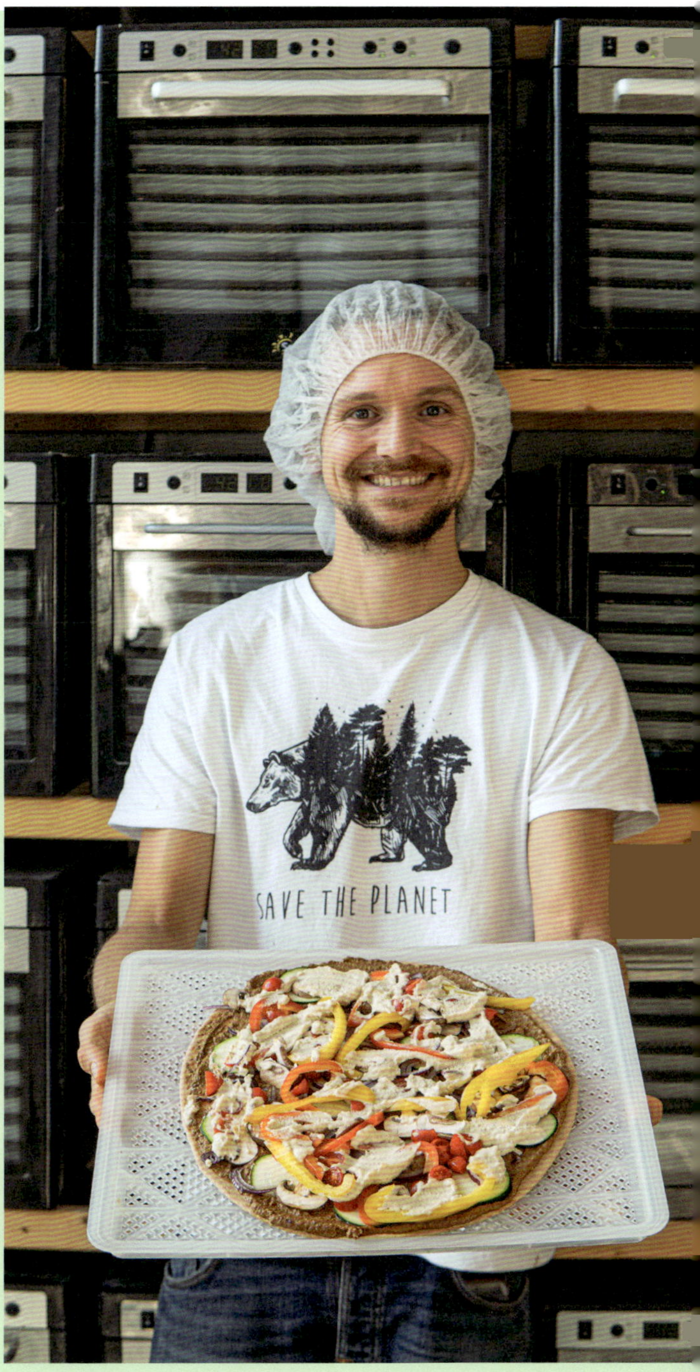

Als kulturell geprägte Individuen sind unsere Psyche und unser Körper durch unendlich viele verschiedene Parameter gekennzeichnet. Aufgrund der gesellschaftlichen Erfahrung hat jeder Mensch eine andere Konstitution.

Unsere Spezies ist schon besonders komisch. Bei anderen Tierarten gibt es die Frage nach einer optimalen Ernährung nicht wirklich und wenn es sie gibt, ist sie relativ einfach und präzise zu beantworten.

Jede Tierart hat ihre artspezifische Ernährungsform. Die einzelnen Tiere einer Art haben keine individuellen Ernährungsstile. Die dem menschlichen Körper am nahestehendsten Tiere sind Primaten. Primaten essen hauptsächlich Pflanzen in ihrer ursprünglichen Form. Sie bauen nicht an, pflegen keinen Garten und jäten kein „Unkraut". Wildkräuter und Blätter sind die Hauptnahrung der tagaktiven Primaten. Hierbei bevorzugen alle Affen die kleinsten Grünpflanzen, also Microgreens, Sprossen, grünes Blattgemüse und junge Baumblätter. Während meines dreijährigen Aufenthalts in den Tropen habe ich ständig in der Nähe von Primaten gelebt. Meist waren sie über mir in den Bäumen und aßen aufkeimende hellgrüne Blätter. Neben den potenten Grünpflanzen essen Primaten wildgesammelte Urfrüchte, Baumrinde, manchmal Insekten und in seltenen Fällen Fleisch oder Artgenossen. In der freien Natur habe ich mit meinen eigenen Augen Affen jedoch jahrelang ausschließlich nur Grünzeug essen sehen.

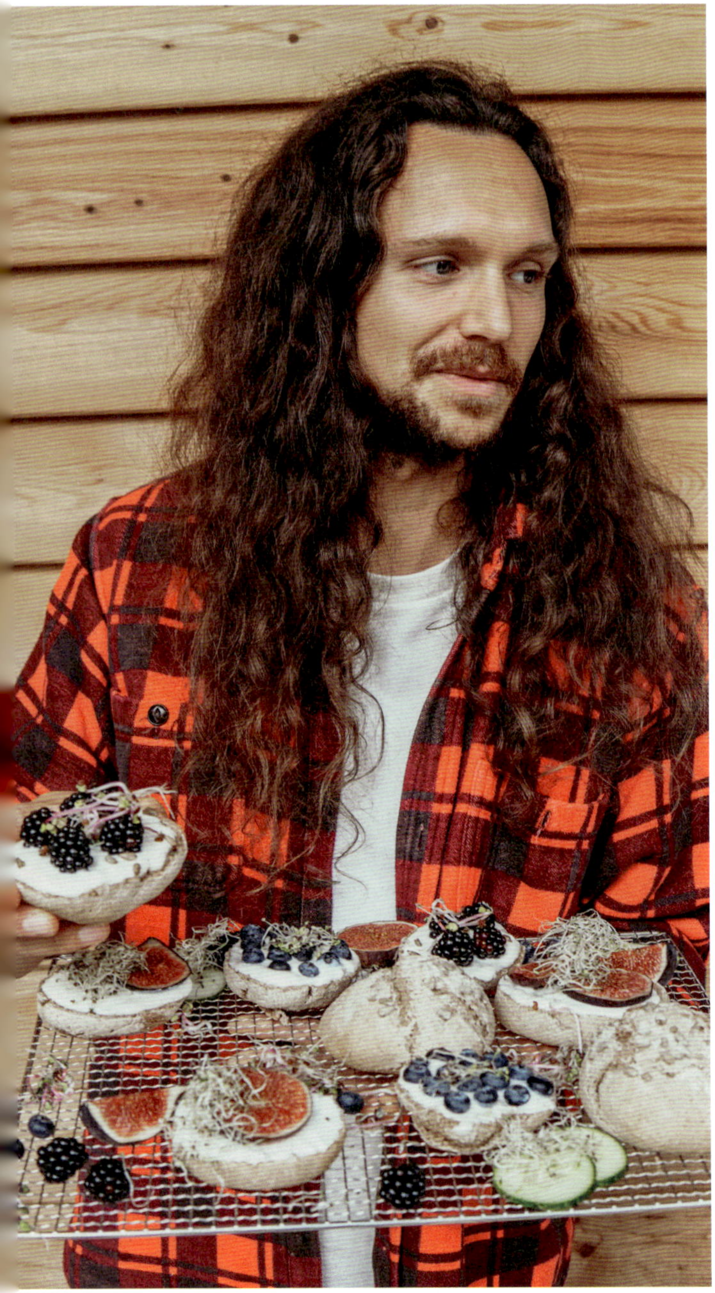

Bis der Mensch mit der Kultivierung und Züchtung begann, kannten Primaten die meisten Früchte nicht, die uns heute in den Kopf kommen, wenn wir an das Wort „Obst" denken und das Klischee eines ständig obstessenden Affen im Kopf haben.

Der Mensch ist im Gegensatz zum Affen als wohl anpassungsfähigstes Tier auf dieser Erde ein absoluter Allesfresser. Im Laufe der Jahrhunderte konnte der Mensch sich an extrem viele Lebensumstände anpassen. In vielen Lebenslagen funktionieren wir mehr oder weniger gut, obwohl wir die Nahrung bis ins Unermessliche denaturiert haben. Salzige Fleischbällchen aus der Mikrowelle, in Plastik eingepackte Tiefkühlpizza im Backofen, Wok-Nudeln mit Mononatriumglutamat, Currywurst mit Pommes aus der Fritteuse, Schokoriegel, Gummibärchen, Spaghettieis, eine kühle Limo und nicht zu schweigen von Wodka, Marihuana und dem Feierabendbier. Das ist offensichtlich alles ziemlich weit weg von „natürlich". Auf diesen wilden Mix würde kein Tier der Welt kommen. Das Positive daran: Als Menschen können wir jede Menge ab und der Körper verzeiht uns einiges.

Um unser menschliches Potential hingegen vollends auszuschöpfen und nicht bei Chips und Cola hängen zu bleiben, können wir an unserem Lebensstil jedoch einige elementare Stellschrauben drehen.

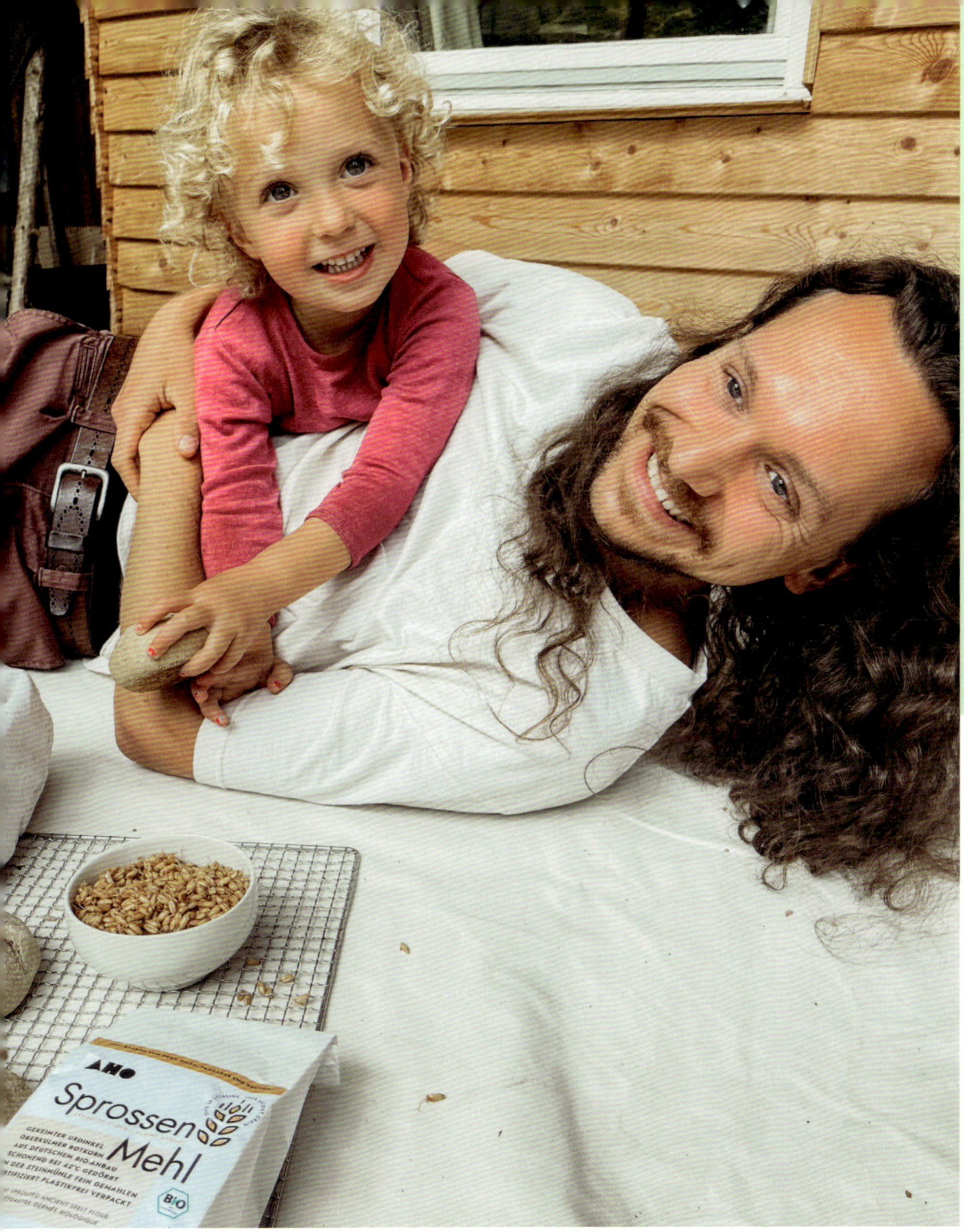

Meine Tochter Mara und ich bei einem Fotoshooting für Brötchen aus AHO Sprossenmehl (2021). Das Sprossenmehl ist aus 100% gekeimtem Bio-Urdinkel, der schonend bei 42 °C gedörrt und anschließend in einer traditionellen Steinmühle fein gemahlen wurde. Sie liebt die Brötchen.

Meine empfohlene „80% optimale Ernährung“ auf Grundlage von Sprossen und mit dem Fokus auf Wildkräutern und Beeren statt Gemüse und Obst, stellt hierbei eine der wichtigsten Stellschrauben dar. Ich hoffe, dass ich mit „Das Geheimnis der Nährstoffexplosion“ meinen kleinen Beitrag dazu leisten konnte, einen einfachen Weg zurück zu einer ursprünglicheren Lebensweise und Ernährung aufzuzeigen.

Wer nach dem Lesen dieses Buches das simple Wissen um die Aktivierung von Saaten, Hülsenfrüchten und Körnern kennt und alltäglich anwendet, kann unscheinbare Nahrungsmittel in unglaublich potente Lebensmittel verwandeln und hat das notwendige Knowhow für eine wirklich nährstoffreiche Ernährung.

Viel Spaß beim Nachmachen!

NACHHALTIGE SUPERFOODS AUS NÄHRSTOFFREICHEN SPROSSEN · WWW.AHO.BIO ·
RAWFOOD
AHO
EST. 2020

Quellennachweise

[1] Birth, Jannis: Was ein Tierleben schützenswert macht. Eine tierethische Auseinandersetzung aus vertragstheoretischer und utilitaristischer Perspektive. Hannover: 2017

[2] Nach derzeitigen Angaben der Deutschen Gesellschaft für Ernährung. Stand 2021. Letzte Überarbeitung: 2000. https://www.dge.de/wissenschaft/referenzwerte/fett/?L=0 Hierbei ist anzumerken, dass in anderen Ländern durchaus noch Omega-3 lastigere Verhältnisse empfohlen werden.

[3] PM Kris-Etherton, Denise Shaffer Taylor, Shaomei Yu-Poth, Peter Huth, Kristin Moriarty, Valerie Fishell, Rebecca L Hargrove, Guixiang Zhao, Terry D Etherton, Polyunsaturated fatty acids in the food chain in the United States, The American Journal of Clinical Nutrition, Volume 71, Issue 1, January 2000, Pages 179S–188S, https://doi.org/10.1093/ajcn/71.1.179S.

[4] A.P. Simopoulos, Evolutionary aspects of diet, the omega-6/omega-3 ratio and genetic variation: nutritional implications for chronic diseases, Biomedicine & Pharmacotherapy, Volume 60, Issue 9, 2006, Pages 502-507, ISSN 0753-3322, https://doi.org/10.1016/j.biopha.2006.07.080.

[5] Davis BC, Kris-Etherton PM (2003): Achieving optimal essential fatty acid status in vegetarians: current knowledge and practical implications. Am J Clin Nutr 78 (3 Suppl), 640S-646S.

[6] Spencer EH, Ferdowsian HR, Barnard ND. Diet and acne: a review of the evidence. Int J Dermatol. 2009 Apr;48(4):339-47. doi: 10.1111/j.1365-4632.2009.04002.x. PMID: 19335417.

[7] Fretzdorf, B.: Phytinsäure in Getreidenährmitteln und Backwaren; AID-Verbraucherdienst 38 (1993) Heft 1, S.3-12.

[8] Burkholder PR, McVeigh I. The Increase of B Vitamins in Germinating Seeds. Proc Natl Acad Sci U S A. 1942 Oct;28(10):440-6. doi: 10.1073/pnas.28.10.440. PMID: 16588576; PMCID: PMC1078512.

[9] Márton, Melinda; Mándoki, Zsolt; Kiss, Zsuzsanna Csapóné; Csapó, János. 2018: The role of sprouts in human nutrition. A review.

[10] Benincasa P, Falcinelli B, Lutts S, Stagnari F, Galieni A. Sprouted Grains: A Comprehensive Review. Nutrients. 2019 Feb 17;11(2):421. doi: 10.3390/nu11020421. PMID: 30781547; PMCID: PMC6413227.

[11] Oliver, M.H. Germinated seeds as antiscorbutics: Western use of an ancient chinese botanical medicine. Econ Bot 27, 204–209 (1973). https://doi.org/10.1007/BF02872990

[12] Yang F, Basu TK, Ooraikul B. Studies on germination conditions and antioxidant contents of wheat grain. Int J Food Sci Nutr. 2001 Jul;52(4):319-30. doi: 10.1080/09637480120057567. PMID: 11474896.

[13] Márton, Melinda; Mándoki, Zsolt; Kiss, Zsuzsanna Csapóné; Csapó, János. 2018: The role of sprouts in human nutrition. A review.

[14] Laass, Martin W.; Schmitz, Roma; Uhlig, Holm H.; Zimmer, Klaus-Peter; Thamm, Michael; Koletzko, Sibylle. Dtsch Arztebl Int 2015; 112: 553-60; DOI: 10.3238/arztebl.2015.0553

[15] Bückendorfumwelt, Claus-Hermann. Umweltbelastung, Dysbiose und Schleimhautimmunität – Der Darm als Zentralorgan der systemischen Entzündung? umwelt · medizin · gesellschaft. Ausgabe 28: S. 14 - 18. 2/2016

[16] Joly C, Gay-Quéheillard J, Léké A, Chardon K, Delanaud S, Bach V, Khorsi-Cauet H. Impact of chronic exposure to low doses of chlorpyrifos on the intestinal microbiota in the Simulator of the Human Intestinal Microbial Ecosystem (SHIME) and in the rat. Environ Sci Pollut Res Int. 2013 May;20(5):2726-34. doi: 10.1007/s11356-012-1283-4. Epub 2012 Nov 8. PMID: 23135753.

[17] Online Zugriff am 26.04.2021: https://www.oekolandbau.de/handel/marktinformationen/der-biomarkt/marktberichte/marktanalyse-bio-baeckereien-und-metzgereien/?mc_cid=9703ce0b22&mc_eid=UNIQID Quelle: AMI 2019/OL-692 AMI-informiert.de

[18] Helga Willer, Jan Trávníček, Claudia Meier und Bernhard Schlatter (Hrsg.) (2021): The World of Organic Agriculture. Statistics and Emerging Trends 2021. Research Institute of Organic Agriculture FiBL, Frick, and IFOAM – Organics International, Bonn

[19] Abdou AM, Higashiguchi S, Horie K, Kim M, Hatta H, Yokogoshi H. Relaxation and immunity enhancement effects of gamma-aminobutyric acid (GABA) administration in humans. Biofactors. 2006;26(3):201-8. doi: 10.1002/biof.5520260305. PMID: 16971751.

[20] Shimada M, Hasegawa T, Nishimura C, Kan H, Kanno T, Nakamura T, Matsubayashi T. Anti-hypertensive effect of gamma-aminobutyric acid (GABA)-rich Chlorella on high-normal blood pressure and borderline hypertension in placebo-controlled double blind study. Clin Exp Hypertens. 2009 Jun;31(4):342-54. doi: 10.1080/10641960902977908. PMID: 19811362.

[21] Winkelman JW, Buxton OM, Jensen JE, Benson KL, O'Connor SP, Wang W, Renshaw PF. Reduced brain GABA in primary insomnia: preliminary data from 4T proton magnetic resonance spectroscopy (1H-MRS). Sleep. 2008 Nov;31(11):1499-506. doi: 10.1093/sleep/31.11.1499. PMID: 19014069; PMCID: PMC2579978.

[22] Sikin AM, Zoellner C, Rizvi SS. Current intervention strategies for the microbial safety of sprouts. J Food Prot. 2013 Dec;76(12):2099-123. doi: 10.4315/0362-028X.JFP-12-437. PMID: 24290689.

[23] Meyerhoff DJ, Mon A, Metzler T, Neylan TC. Cortical gamma-aminobutyric acid and glutamate in posttraumatic stress disorder and their relationships to self-reported sleep quality. Sleep. 2014;37(5):893-900. Published 2014 May 1. doi:10.5665/sleep.3654

[24] Edden RA, Crocetti D, Zhu H, Gilbert DL, Mostofsky SH. Reduced GABA concentration in attention-deficit/hyperactivity disorder. Arch Gen Psychiatry. 2012 Jul;69(7):750-3. doi: 10.1001/archgenpsychiatry.2011.2280. PMID: 22752239; PMCID: PMC3970207.

[25] Gerner RH, Hare TA. CSF GABA in normal subjects and patients with depression, schizophrenia, mania, and anorexia nervosa. Am J Psychiatry. 1981 Aug;138(8):1098-101. doi: 10.1176/ajp.138.8.1098. PMID: 7258390.

[26] Urbano G., Lopez-Jurado M., Aranda P., Vidal-Valverde C., Tenorio E., Porres J. The role of phytic acid in legumes: antinutrient or beneficial function? Journal of Physiology and Biochemistry. 2000;56(3):283–94. doi: 10.1007/BF03179796

[27] Song M, Garrett WS, Chan AT. Nutrients, foods, and colorectal cancer prevention. Gastroenterology. 2015;148:1244–60.e16. doi: 10.1053/j.gastro.2014.12.035.

[28] Verghese M., Rao D., Chawan C., Walker L., Shackelford L., Anticarcinogenic effect of phytic acid (IP6): Apoptosis as a possible mechanism of action. LWT Food Science and Technology 2006;39,1093–1098. doi: 10.1016/j.lwt.2005.07.012

[29] Egli, I., Davidsson, L., Juillerat, M.A., Barclay, D. and Hurrell, R.F. (2002), The Influence of Soaking and Germination on the Phytase Activity and Phytic Acid Content of Grains and Seeds Potentially Useful for Complementary Feedin. Journal of Food Science, 67: 3484–3488. doi: 10.1111/j.1365-2621.2002.tb09609.x

[30] Benković ET, Kreft S. Fagopyrins and Protofagopyrins: Detection, Analysis, and Potential Phototoxicity in Buckwheat. J Agric Food Chem. 2015 Jun 24;63(24):5715-24. doi: 10.1021/acs.jafc.5b01163. Epub 2015 Jun 16. PMID: 26024291.

[31] Lee, E. and Chul-Jai Kim. "Nutritional Changes of Buckwheat During Germination." Journal of the Korean Society of Food Culture 23 (2008): 121-129.

[32] Diefenbach K. et al. (2002) Einschätzung eines phototoxischen Risikos bei Buchweizenkraut. In: Schulz V., Rietbrock N., Roots I., Loew D. (eds) Phytopharmaka VII. Steinkopff, Heidelberg. https://doi.org/10.1007/978-3-642-57528-0_18

[33] Eisenbrand, Gerhard; Schreier, Peter. RÖMPP Lexikon Lebensmittelchemie, 2. Auflage, Georg Thieme Verlag: 2006.

[34] Akaogi J, Barker T, Kuroda Y, Nacionales DC, Yamasaki Y, Stevens BR, Reeves WH, Satoh M. Role of non-protein amino acid L-canavanine in autoimmunity. Autoimmun Rev. 2006 Jul;5(6):429-35. doi: 10.1016/j.autrev.2005.12.004. Epub 2005 Dec 29. PMID: 16890899.

[35] Jia X, Zhong L, Song Y, Hu Y, Wang G, Sun S. Consumption of citrus and cruciferous vegetables with incident type 2 diabetes mellitus based on a meta-analysis of prospective study. Prim Care Diabetes. 2016 Aug;10(4):272-80. doi: 10.1016/j.pcd.2015.12.004. Epub 2016 Jan 6. PMID: 26778708.

[36] Pollock RL. The effect of green leafy and cruciferous vegetable intake on the incidence of cardiovascular disease: A meta-analysis. JRSM Cardiovasc Dis. 2016 Aug 1;5:2048004016661435. doi: 10.1177/2048004016661435. PMID: 27540481; PMCID: PMC4973479.

[37] Higdon JV, Delage B, Williams DE, Dashwood RH. Cruciferous vegetables and human cancer risk: epidemiologic evidence and mechanistic basis. Pharmacol Res. 2007 Mar;55(3):224-36. doi: 10.1016/j.phrs.2007.01.009. Epub 2007 Jan 25. PMID: 17317210; PMCID: PMC2737735.

[38] Tian M, Xu X, Hu H, Liu Y, Pan S. Optimisation of enzymatic production of sulforaphane in broccoli sprouts and their total antioxidant activity at different growth and storage days. J Food Sci Technol. 2017 Jan;54(1):209-218. doi: 10.1007/s13197-016-2452-0. Epub 2016 Dec 30. PMID: 28242918; PMCID: PMC5305717.

[39] Gu Y, Guo Q, Zhang L, Chen Z, Han Y, Gu Z. Physiological and biochemical metabolism of germinating broccoli seeds and sprouts. J Agric Food Chem. 2012 Jan 11;60(1):209-13. doi: 10.1021/jf203599v. Epub 2011 Dec 16. PMID: 22142148.

[40] Gu Y, Guo Q, Zhang L, Chen Z, Han Y, Gu Z. Physiological and biochemical metabolism of germinating broccoli seeds and sprouts. J Agric Food Chem. 2012 Jan 11;60(1):209-13. doi: 10.1021/jf203599v. Epub 2011 Dec 16. PMID: 22142148.

[41] Longo VD, Mattson MP. Fasting: molecular mechanisms and clinical applications. Cell Metab. 2014 Feb 4;19(2):181-92. doi: 10.1016/j.cmet.2013.12.008. Epub 2014 Jan 16. PMID: 24440038; PMCID: PMC3946160.

[42] Pietrocola F, Pol J, Vacchelli E, Rao S, Enot DP, Baracco EE, Levesque S, Castoldi F, Jacquelot N, Yamazaki T, Senovilla L, Marino G, Aranda F, Durand S, Sica V, Chery A, Lachkar S, Sigl V, Bloy N, Buque A, Falzoni S, Ryffel B, Apetoh L, Di Virgilio F, Madeo F, Maiuri MC, Zitvogel L, Levine B, Penninger JM, Kroemer G. Caloric Restriction Mimetics Enhance Anticancer Immunosurveillance. Cancer Cell. 2016 Jul 11;30(1):147-160. doi: 10.1016/j.ccell.2016.05.016. PMID: 27411589; PMCID: PMC5715805.

[43] Yoshinori Ohsumi: Historical landmarks of autophagy research (2014) 24:9-23, 1001-0602/14.

[44] Madeo F, Zimmermann A, Maiuri MC, Kroemer G. Essential role for autophagy in life span extension. J Clin Invest. 2015 Jan;125(1):85-93. doi: 10.1172/JCI73946. Epub 2015 Jan 2. PMID: 25654554; PMCID: PMC4382258.

[45] Kaeberlein TL, Smith ED, Tsuchiya M, Welton KL, Thomas JH, Fields S, Kennedy BK, Kaeberlein M. Lifespan extension in Caenorhabditis elegans by complete removal of food. Aging Cell. 2006 Dec;5(6):487-94. doi: 10.1111/j.1474-9726.2006.00238.x. Epub 2006 Nov 1. PMID: 17081160.

[46] Fontana L, Partridge L, Longo VD. Extending healthy life span--from yeast to humans. Science. 2010 Apr 16;328(5976):321-6. doi: 10.1126/science.1172539. PMID: 20395504; PMCID: PMC3607354.

[47] Chen G, Kroemer G, Kepp O. Mitophagy: An Emerging Role in Aging and Age-Associated Diseases. Front Cell Dev Biol. 2020 Mar 26;8:200. doi: 10.3389/fcell.2020.00200. PMID: 32274386; PMCID: PMC7113588.

[48] Nils C. Gassen, Jan Papies, Thomas Bajaj, Frederik Dethloff, Jackson Emanuel, Katja Weckmann, Daniel E. Heinz, Nicolas Heinemann, Martina Lennarz, Anja Richter, Daniela Niemeyer, Victor M. Corman, Patrick Giavalisco, Christian Drosten, Marcel A. Müller bioRxiv 2020.04.15.997254; doi: https://doi.org/10.1101/2020.04.15.997254

[49] Pietrocola, F., Lachkar, S., Enot, D. et al. Spermidine induces autophagy by inhibiting the acetyltransferase EP300. Cell Death Differ 22, 509–516 (2015). https://doi.org/10.1038/cdd.2014.215

[50] LaRocca TJ, Gioscia-Ryan RA, Hearon CM Jr, Seals DR. The autophagy enhancer spermidine reverses arterial aging. Mech Ageing Dev. 2013 Jul-Aug;134(7-8):314-20. doi: 10.1016/j.mad.2013.04.004. Epub 2013 Apr 20. PMID: 23612189; PMCID: PMC3700669.

[51] Eisenberg, T., Knauer, H., Schauer, A. et al. Induction of autophagy by spermidine promotes longevity. Nat Cell Biol 11, 1305–1314 (2009). https://doi.org/10.1038/ncb1975

[52] García-Prat L, Martínez-Vicente M, Perdiguero E, Ortet L, Rodríguez-Ubreva J, Rebollo E, Ruiz-Bonilla V, Gutarra S, Ballestar E, Serrano AL, Sandri M, Muñoz-Cánoves P. Autophagy maintains stemness by preventing senescence. Nature. 2016 Jan 7;529(7584):37-42. doi: 10.1038/nature16187. PMID: 26738589.

[53] W Fernández ÁF, Bárcena C, Martínez-García GG, Tamargo-Gómez I, Suárez MF, Pietrocola F, Castoldi F, Esteban L, Sierra-Filardi E, Boya P, López-Otín C, Kroemer G, Mariño G. Autophagy couteracts weight gain, lipotoxicity and pancreatic beta-cell death upon hypercaloric pro-diabetic regimens. Cell Death Dis. 2017 Aug 3;8(8):e2970. doi: 10.1038/cddis.2017.373. PMID: 28771229; PMCID: PMC5596561.

[54] W Gupta VK, Pech U, Bhukel A, Fulterer A, Ender A, Mauermann SF, et al. (2016) Spermidine Suppresses Age-Associated Memory Impairment by Preventing Adverse Increase of Presynaptic Active Zone Size and Release. PLoS Biol 14(9): e1002563. https://doi.org/10.1371/journal.pbio.1002563

[55] Pietrocola F, Pol J, Vacchelli E, Rao S, Enot DP, Baracco EE, Levesque S, Castoldi F, Jacquelot N, Yamazaki T, Senovilla L, Marino G, Aranda F, Durand S, Sica V, Chery A, Lachkar S, Sigl V, Bloy N, Buque A, Falzoni S, Ryffel B, Apetoh L, Di Virgilio F, Madeo F, Maiuri MC, Zitvogel L, Levine B, Penninger JM, Kroemer G. Caloric Restriction Mimetics Enhance Anticancer Immunosurveillance. Cancer Cell. 2016 Jul 11;30(1):147-160. doi: 10.1016/j.ccell.2016.05.016. PMID: 27411589; PMCID: PMC5715805.

[56] Eisenberg T, Abdellatif M, Schroeder S, Primessnig U, Stekovic S, Pendl T, Harger A, Schipke J, Zimmermann A, Schmidt A, Tong M, Ruckenstuhl C, Dammbrueck C, Gross AS, Herbst V, Magnes C, Trausinger G, Narath S, Meinitzer A, Hu Z, Kirsch A, Eller K, Carmona-Gutierrez D, Büttner S, Pietrocola F, Knittelfelder O, Schrepfer E, Rockenfeller P, Simonini C, Rahn A, Horsch M, Moreth K, Beckers J, Fuchs H, Gailus-Durner V, Neff F, Janik D, Rathkolb B, Rozman J, de Angelis MH, Moustafa T, Haemmerle G, Mayr M, Willeit P, von Frieling-Salewsky M, Pieske B, Scorrano L, Pieber T, Pechlaner R, Willeit J, Sigrist SJ, Linke WA, Mühlfeld C, Sadoshima J, Dengjel J, Kiechl S, Kroemer G, Sedej S, Madeo F. Cardioprotection and lifespan extension by the natural polyamine spermidine. Nat Med. 2016 Dec;22(12):1428-1438. doi: 10.1038/nm.4222. Epub 2016 Nov 14. PMID: 27841876; PMCID: PMC5806691.

[57] Schwarz C, Stekovic S, Wirth M, Benson G, Royer P, Sigrist SJ, Pieber T, Dammbrueck C, Magnes C, Eisenberg T, Pendl T, Bohlken J, Köbe T, Madeo F, Flöel A. Safety and tolerability of spermidine supplementation in mice and older adults with subjective cognitive decline. Aging (Albany NY). 2018 Jan 8;10(1):19-33. doi: 10.18632/aging.101354. PMID: 29315079; PMCID: PMC5807086.

[58] Wirth M, Benson G, Schwarz C, Köbe T, Grittner U, Schmitz D, Sigrist SJ, Bohlken J, Stekovic S, Madeo F, Flöel A. The effect of spermidine on memory performance in older adults at risk for dementia: A randomized controlled trial. Cortex. 2018 Dec;109:181-188. doi: 10.1016/j.cortex.2018.09.014. Epub 2018 Oct 4. PMID: 30388439.

[59] Madeo F, Eisenberg T, Pietrocola F, Kroemer G. Spermidine in health and disease. Science. 2018 Jan 26;359(6374):eaan2788. doi: 10.1126/science.aan2788. PMID: 29371440.

[60] W Atiya Ali M, Poortvliet E, Strömberg R, Yngve A. Polyamines in foods: development of a food database. Food Nutr Res. 2011 Jan 14;55. doi: 10.3402/fnr.v55i0.5572. PMID: 21249159; PMCID: PMC3022763.

AHO

FSC MIX
Papier aus verantwortungsvollen Quellen
FSC® C009051
www.fsc.org

Klimaneutral
Druckprodukt
ClimatePartner.com/10951-2111-1004

Zum Ausgleich für die entstandenen CO_2-Emissionen bei der Produktion dieses Buches unterstützen wir die Erhaltung und Wiederaufforstung des Regenwaldes in Pará, Brasilien. Das Projekt trägt zum Klimaschutz bei, indem die Bäume bei der Fotosynthese Kohlenstoff aus der Luft binden und es schützt die Biodiversität des tropischen Urwaldes.

Jannis Birth
Das Geheimnis der Nährstoffexplosion
1. Auflage Dezember 2021

ISBN 978-3-00-070863-3

MITWIRKENDE

Design & Illustration:	Johann Schröder
Rezeptentwicklung:	Jannis Birth, Nora Richter
Fotografie & Food-Design:	Johann Schröder, Nora Richter
Lektorat & Korrektorat:	Juliane Herlitze, Nora Richter, Sophia Huge, Theresa Etzold, Franziska Nufer

HERAUSGEBER

AHO.BIO GmbH
Zum Pfingstanger 3
31848 Bad Münder am Deister

Telefon:	+49 5042 949 0000
E-Mail:	hey@aho.bio
Onlineshop:	www.aho.bio

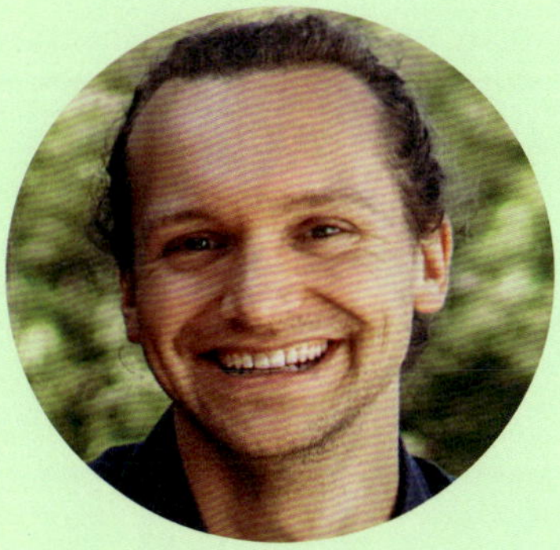

ÜBER DEN AUTOR

Jannis Birth wurde am 23.06.1990 in Hannover geboren. An der hannoverschen Leibniz Universität studierte er Sportwissenschaften (B.A.) und Politische Wissenschaft (B.A.). Nach dem abgeschlossenen Studium lebte er gemeinsam mit Alexander Wies und Johann Schröder in Lateinamerika auf einer Vulkaninsel inmitten eines Süßwassersees. Auf der Vulkaninsel absolvierte Jannis Birth ein Fernstudium der Philosophie (M.A) und spezialisierte sich auf den Themenbereich der Tierethik. Zurück in Deutschland zogen Alex, Johann und Jannis gemeinsam mit ihren Familien in ein Haus im Wald im Weserbergland in der Nähe von Hameln. In dem benachbarten Dorf im Wandel gründeten sie am 02.02.2020 die AHO.BIO GmbH. Das wachstumsneutrale Lebensmittel-Unternehmen produziert, verpackt und versendet nachhaltige Superfoods aus nährstoffreichen Sprossen.